PRÉFACE.

—

Depuis longtemps, je pense qu'il y a des maladies qui devraient être décrites seulement par des praticiens, c'est-à-dire, par des médecins ayant vu beaucoup de malades et ayant, par conséquent, beaucoup d'expérience.

Lorsque le Docteur Godlewski m'annonça qu'il voulait écrire un livre sur les Neurasthénies, où il consignerait toutes ses observations au double point de vue clinique et thérapeutique, je me suis dit que nous allions avoir enfin, sur ce sujet si difficile et si intéressant, quelque chose de fort instructif et de nouveau. J'ai vu, en effet, mon confrère à l'œuvre à Neuilly, où de nombreux malades furent examinés et traités par lui, et il n'était pas douteux qu'il ferait une très bonne récolte avec une telle moisson de faits.

Je ne me suis pas trompé, et après avoir lu ce travail, j'estime que son auteur m'a fait un grand honneur, en me demandant de le présenter aux lecteurs.

A vrai dire, le livre se recommande tout seul. Il se divise en deux parties presque égales : l'une clinique, l'autre thérapeutique. La première est très soignée, comme il convient à un excellent observateur, et il y est démontré, de la façon la plus formelle, qu'il n'y a pas une neurasthénie, mais des neurasthénies, d'où le titre très justifié de l'œuvre. Mais c'est la seconde partie sur laquelle je veux particulièrement appeler l'attention ; elle comprend 145 pages, c'est-à-dire presque la moitié du volume. Ordinairement, les œuvres dites scientifiques consacrent à peine quelques lignes ou quelques pages au traitement. Je suis d'un avis absolument contraire ; le caractère scientifique d'un livre médical se mesure à l'intérêt pratique qui s'en dégage, la thérapeutique étant le but et la raison d'être de la médecine.

C'est ce que l'auteur a parfaitement compris dans les longs et toujours intéressants développements, qu'il n'a pas craint de donner à l'étude de la prophylaxie, des exercices physiques, de l'éducation morale, de la psychothérapie, de l'hygiène alimentaire, des neurasthénies à hypertension ou à hypotension artérielle, de l'hyperchlorhydrie et de l'hypochlorhydrie, de la climatothérapie, de l'influence des voyages, du massage et de la gymnastique suédoise, de l'hydrothérapie avec toutes ses applications diverses, et de l'électrothérapie.

Cette simple énumération montre l'importance pratique de cet ouvrage, qui se recommande encore à l'attention des praticiens et des malades par cette autre qualité : la mention de peu de drogues. De celles-ci, on est trop souvent disposé à abuser, de sorte que cette boutade de Montaigne reste toujours vraie : « Pour ne guarir le cerveau au préjudice de l'estomac, les médecins offensent l'estomac et empirent le cerveau par ces drogues tumultuaires et dissentieuses. »

Et puisque notre distingué confrère a bien voulu rap-

LES
Neurasthénies

PAR

Le Dr A. GODLEWSKI

MEMBRE DE LA SOCIÉTÉ DE MÉDECINE DE PARIS

PRÉFACE

Du Dr H. HUCHARD

MEMBRE DE L'ACADÉMIE DE MÉDECINE

MÉDECIN DE L'HOPITAL NECKER

ANCIEN PRÉSIDENT DE LA SOCIÉTÉ DE THÉRAPEUTIQUE

PARIS

A. MALOINE, ÉDITEUR

25 et 27, Rue de l'Ecole de Médecine, 25 et 27

1904

LES NEURASTHÉNIES

LES NEURASTHÉNIES

PAR

Le Dʳ A. GODLEWSKI

Membre de la Société de Médecine de Paris

———✳———

PRÉFACE

Du Dʳ H. HUCHARD

Membre de l'Académie de Médecine

Médecin de l'Hôpital Necker

Ancien Président de la Société de Thérapeutique

———✦———

PARIS

A. MALOINE, ÉDITEUR

25 et 27, Rue de l'École de Médecine, 25 et 27

1904

peler qu'après Bouchut, qui, dès 1860, a remarquablement décrit « l'état nerveux aigu et chronique ou nervosisme », étudié ensuite vingt ans plus tard par Beard (de New-York), sous le nom de « neurasthénie », j'ai publié le premier travail en France sur cet état morbide (Traité des Névroses, 1882), on me permettra de citer les lignes suivantes, que j'écrivais alors en conclusion, et que j'ai reproduites encore dans mon volume (Nouvelles Consultations médicales, 1904) :

« Dans cette maladie, il faut se garder d'abuser des drogues ; il faut porter toute son attention sur l'hygiène physique et morale, en se rappelant ces paroles si sages de Tissot, que j'aime à citer : « On peut se montrer grand praticien, sans ordonner de médicament ; le meilleur remède est souvent de n'en prescrire aucun. » Dans cette maladie, le système nerveux se trouvant dans un état de faiblesse irritable, les efforts du thérapeute doivent concourir vers ce double but : calmer et fortifier. »

Tout le livre de M. Godlewski s'inspire de ces principes, qu'il développe très heureusement dans les moindres détails, en démontrant, comme il le dit si bien, que le médecin est armé de nombreux moyens pour prévenir et combattre les neurasthénies. Tout le livre est à lire, à méditer par les praticiens, qui ne croiront plus alors à leur impuissance thérapeutique, contre une maladie dont ils sont trop souvent les victimes. Après l'avoir lu jusqu'à la dernière page, ils adresseront avec moi leurs remerciements et leurs plus vives félicitations à M. Godlewski, puisqu'il a pu faire renaître l'espérance, là où il n'y avait que découragement, et donner la certitude de la guérison *aux malheureux malades, si enclins à croire à leur incurabilité.*

On répète souvent cette phrase un peu stéréotypée : « Cet ouvrage est appelé à un grand succès. » Or, rien n'est plus vrai pour le livre de « bonne foi », d'observation clinique et d'expérience thérapeutique, que nous présentons aux lecteurs. Notre pronostic est parfois en défaut ; pour cette œuvre, il se réalisera de la façon la plus complète.

H. HUCHARD.

Paris, 15 Juillet 1904.

INTRODUCTION.

On entend souvent dire sur un ton indifférent ou avec une pointe d'ironie : « C'est un neurasthénique ! » comme s'il s'agissait d'un malade imaginaire qui n'est digne d'aucune commisération. Les neurasthénies sont des maladies réelles et dignes du plus grand intérêt. Beaucoup de neurasthéniques ont été des travailleurs ardents, ont donné des preuves d'une énergie longtemps soutenue et fait l'admiration de ceux qui les ont connus, par leur intelligence et les résultats obtenus. Ils ont été de grands penseurs, des hommes de cœur, victimes souvent de l'accomplissement de leur devoir, d'une noble ambition ou de leur affection pour leurs parents ou leurs amis.

La neurasthénie vraie se déclare plutôt parmi les intelligents que parmi les sots, parmi les travailleurs que parmi les paresseux, chez les intègres que chez les escrocs. Il n'est pas de malade plus digne de la sollicitude du médecin.

Bien que l'existence des neurasthéniques ne soit pas en général compromise, les souffrances physiques et morales qu'ils éprouvent leur rendent la vie très pénible. « *La neurasthénie est le supplice des nerfs* », a dit un médecin connu, atteint de cette maladie. Comme le fait remarquer M. le Docteur Huchard dans ses *Nouvelles Consultations médicales de 1904* : « Pour les neurasthéniques, l'égalité devant la douleur n'existe pas, et il faut prendre en commisération les malaises profonds qu'ils accusent, en se rendant compte de cette exaltation réelle de la sensibilité qui leur est propre. Chez eux, tous les genres de sensibilité sont atteints ; s'ils ressentent plus vivement les impressions de l'âme, ils sont plus sensibles également aux douleurs physiques, en vertu du grand développement de leur sensibilité organique. »

Convaincu qu'on peut, presque toujours, obtenir une amélioration et souvent la guérison, j'ai tenu à consigner les résultats d'une longue pratique médicale. Les conquêtes de l'observation, comme l'a écrit M. le Professeur Bouchard, sont indestructibles. Les faits bien observés prévalent contre tous les systèmes.

A notre époque agitée et inquiète, la lutte est nécessaire ; dans le tourbillon de convoitises, de compétitions, de surmenage cérébral forcé où nous vivons, pour nous créer une position ou conserver une situation acquise, notre système nerveux est dans un état de surexcitation constante. Il faut être fort pour être résistant, et l'éducation que nous recevons en général ne nous prépare pas à la lutte pour une existence qui devient de plus en plus difficile. Aussi, le traitement des neurasthénies comporte-t-il, avant tout, une hygiène physique et une hygiène morale que je décrirai en me basant sur les dernières découvertes de la science et sur mes observations personnelles. Quant au traitement curatif, il doit être basé sur les particularités que présentent les malades. Les uns sont des intoxiqués, des déprimés irritables ; les autres sont de vrais épuisés du système nerveux ; de là, des indications différentes pour une thérapeutique rationnelle. Il faut aussi distinguer la neurasthénie constitutionnelle de la neurasthénie acquise. Il n'y a donc pas une *neurasthénie*, mais des *neurasthénies*, ayant quelques symptômes communs, mais devant être différenciées, car chacune d'elles a ses caractères propres, au point de vue des causes, du pronostic et surtout du traitement.

LES NEURASTHÉNIES.

PREMIÈRE PARTIE.

CHAPITRE I

Aperçu Historique.

Les neurasthénies ont existé de tout temps, mais elles
étaient confondues avec d'autres maladies du système
nerveux, dont elles doivent être séparées. Si cette distinction n'a pas été faite plus tôt, c'est qu'elles étaient
autrefois moins communes, tandis que, de nos jours, avec
des formes et des degrés différents, elles constituent le
syndrome le plus fréquent que le médecin ait à traiter,
soit séparément, soit dans le cours de maladies intercur-
rentes.

Beard, de New-York, dans un travail publié en 1868,
a le premier différencié la neurasthénie des nombreuses
maladies désignées sous l'expression vague de « *nervosisme* ». Ses premières observations sur la dépression du
système nerveux n'eurent pas un grand retentissement,
mais le Mémoire fondamental qu'il lut devant l'Académie
de Médecine de New-York, le 4 août 1878, obtint un
succès d'autant plus grand que la maladie devenait plus

fréquente et que les médecins pouvaient reconnaître dans la description de Beard des cas semblables qu'ils avaient eu à soigner. N'ayant eu à traiter que des Américains, il croyait que la neurasthénie n'atteignait que ses compatriotes, que c'était une maladie essentiellement américaine. Elle n'était pas malheureusement confinée dans le Nouveau Monde, qui n'avait rien à envier à l'Ancien. Bouchut, Sandras et Bourguignon, Brachet, etc., en avaient fait déjà une description, mais avec une précision moins spéciale que la monographie du médecin américain.

Après les publications de Beard, de nombreux traités ont paru. Weir-Mitchell publia, en 1882, « *Le Traitement de la Neurasthénie* »; M. Huchard, le premier en France, donna, en 1883, une excellente étude de la maladie de Beard. En 1891, Bouveret fit éditer : « *La Neurasthénie, épuisement nerveux* »; Levillain : « *La Neurasthénie ou Maladie de Beard* »; en 1892, A. Mathieu : « *Neurasthénie, épuisement nerveux* »; plus tard, Charcot décrivit les symptômes caractéristiques de la neurasthénie. Puis, vinrent les travaux de Gilbert Ballet sur l' « *Hygiène des neurasthéniques* »; ceux de Gilles de la Tourette, qui différencie les *neurasthénies* en *neurasthénie vraie* et *neurasthénie constitutionnelle;* ceux de Brissaud, etc. M. Albert Robin a, dans son « *Traité des Maladies de l'estomac* », établi une classification entre la *neurasthénie d'origine gastrique* et les *neurasthénies primitives*, qui s'accompagnent de troubles gastriques secondaires. M. Bouchard a surtout traité l' « origine des intoxications dans la neurasthénie ». M. Glénard a publié plusieurs travaux sur les ptoses abdominales, comme causes de phénomènes névropathiques analogues aux états neurasthéniques. M. Maurice de Fleury a décrit « *les grands symptômes neurasthéniques* » et a surtout insisté dans les formes de la neurasthénie sur l'état de la tension artérielle. Ces nombreuses publications prouvent l'intérêt attaché à cette maladie, qu'on a appelée, avec quelque raison, la « *maladie du siècle* », et sur laquelle planent encore bien des controverses.

CHAPITRE II
Stigmates et Classification des Neurasthénies.

Les neurasthénies se présentent sous des formes très variées, et ce polymorphisme a été une des causes du retard apporté à l'étude de ces états pathologiques. Il existe, cependant, des symptômes communs. Charcot considérait comme les vrais stigmates de la neurasthénie : *la céphalée, la rachialgie, la dyspepsie, un certain état mental, l'asthénie neuro-musculaire, un épuisement ou faiblesse irritable des centres nerveux.* De ces symptômes fondamentaux, quelques-uns sont particulièrement marqués chez le même sujet, au point d'avoir créé des formes spéciales, *formes cérébrales, dyspeptiques, génito-urinaires, cardio-vasculaires,* etc...

M. le professeur Raymond et M. Pierre Janet, étendant le domaine des neurasthénies, en ont déduit la « *psychasthénie,* « dont ils décrivent les troubles physiologiques et psychologiques : les premiers, altération de la digestion, de la respiration, de la circulation, de la nutrition, qui sont décrits chez les neurasthéniques en général ; les seconds comprennent les phénomènes de l'aboulie, de l'indifférence, de l'apathie, qui sont comme des diminutions des fonctions du réel.

« Le groupe tout entier des *psychasthénies* semble pouvoir être divisé suivant le degré de l'état morbide et suivant la variété de l'évolution.

« Au point de vue du degré, on distingue surtout cinq types de malades :

« 1° Le neurasthénique simple, avec troubles de dépression physique et morale, mais chez qui ces troubles ne déterminent encore aucun sentiment pathologique.

« 2° Le malade qui souffre de son état de dépression, qui le sent d'une manière aiguë et qui a, à ce propos, des sentiments d'incomplétude très variés, encore assez justes, mais disposés à s'exagérer et à se généraliser.

« 3° Le malade qui ajoute à ces insuffisances des agitations diffuses, surtout des agitations émotionnelles et motrices; celui qui a des crises d'agitation ou des angoisses.

« 4° Celui dont les agitations se systématisent, de manière à reproduire toujours la même forme de mouvement, d'angoisse ou le même travail mental, à propos des mêmes évènements, c'est-à-dire le malade qui présente des tics, des phobies ou des manies mentales.

« 5° Celui qui résume tous les troubles précédents par des idées obsédantes se présentant soit par crises, soit d'une manière plus ou moins continue, ce qui déterminerait encore, bien entendu, des variétés dans la gravité de l'obsession elle-même » (1).

Les trois premiers groupes font partie de la neurasthénie proprement dite; les deux derniers touchent à la vésanie. Un traitement bien compris, une hygiène physique et mentale bien dirigée contre ces états névropathiques peuvent prévenir non-seulement les complications psychasthéniques, mais même s'opposer au développement des phénomènes neurasthéniques essentiels. Les complications psychasthéniques du quatrième et du cin-

(1) Raymond et Pierre Janet, *Obsessions et Psychasthénie*.

quième groupe ne se produisent d'ailleurs jamais que sous l'influence d'une tare héréditaire et constituent la *neurasthénie constitutionnelle.*

Charcot appelait ces derniers malades des neurasthéniques *héréditaires.* Gilles de La Tourette les appelle des neurasthéniques *constitutionnels.* « Dans la neurasthénie *vraie,* le système nerveux n'est qu'accidentellement épuisé, tandis que dans la neurasthénie *constitutionnelle* il est congénitalement faible, débile, dévié même dans ses fonctions les plus essentielles ; il est, en un mot, héréditairement mal constitué pour un fonctionnement normal. Le malade, dans ces conditions, est un vésanique au petit pied, sous une forme sans éclat » (1).

J'ai tenu à reproduire les classifications de ces éminents neurologistes. Elles sont basées sur les causes et l'évolution de la maladie ; une autre classification me paraît plus pratique, surtout au point de vue du traitement. La neurasthénie, a dit Charcot, est une *faiblesse irritable* du système nerveux ; mais il y a des neurasthéniques particulièrement irritables, et il y a les vrais épuisés du système nerveux. Les premiers ne sont que des intoxiqués ayant le plus souvent de *l'hypertension artérielle ;* les seconds ont, de plus, épuisé leur pile, selon l'expression de Gilles de La Tourette, et ont de *l'hypotension artérielle.* Cette division n'est pas purement hypothétique ; elle est démontrée par les résultats thérapeutiques obtenus. La nature de la maladie est dévoilée par la médication qui produit la guérison. Or, en débarrassant l'organisme de ses toxines, on obtient des succès merveilleux dans la *neurasthénie à hypertension,* tandis que la *neurasthénie à hypotension* réclame, en outre, des moyens capables de tonifier le système nerveux.

(1) Gilles de La Tourette, *Les Etats neurasthéniques,* p. 45.

CHAPITRE III

Causes Générales.

—

*Conditions sociales. — Conséquences de l'éducation.
Troubles fonctionnels. — Intoxication.*

Les neurasthénies atteignent un dixième au moins de la
population des grandes villes. La lutte pour l'existence,
chaque jour plus grande, demande un surcroît d'activité;
les déceptions, après une fatigue excessive, sont de plus
en plus nombreuses; la civilisation, l'abandon des campagnes nous ont conduits à un surmenage continu
de nos centres nerveux, déterminant l'épuisement ou la
dépression préparés déjà par nos ascendants. La neurasthénie est surtout répandue chez les peuples civilisés;
elle est extrèmement fréquente chez les Américains du
Nord, dont l'activité tient du prodige. En Allemagne et
en France, où le travail intellectuel est intense, les cas
de neurasthénie sont de plus en plus nombreux. La race
juive et la race slave offrent une prédisposition particulière; c'est ce qui explique la fréquence considérable
des états neurasthéniques en Pologne et en Russie.

La neurasthénie constitutionnelle ou héréditaire se
manifeste de bonne heure; il est facile de s'en rendre
compte, même chez les enfants. Ils sont, en général,
taciturnes, n'aiment pas le jeu, la société des camarades,
souffrent de la tête et ont peu d'aptitude au travail. La
neurasthénie vraie ne se manifeste pas avant l'âge de
dix-huit ans, c'est-à-dire avant la période de la vie qui
demande le plus d'efforts intellectuels et sur laquelle
reposent, avec la responsabilité individuelle, les devoirs

les plus impérieux à remplir. La gaieté, l'insouciance, les espérances dorées sont le privilège de la jeunesse, et les déceptions passagères, qui peuvent survenir, sont vite, pendant l'enfance, éclipsées par la distraction, les jeux, les charmes de l'illusion.

La neurasthénie vraie est plus fréquente chez l'homme que chez la femme ; si l'on a écrit le contraire, c'est qu'on l'a confondue avec l'hystérie, à laquelle elle se trouve mêlée parfois. Sur un total de 828 neurasthéniques, on compte 604 cas masculins et 224 féminins. A prédispositions égales, cette différence se comprend ; les obligations de l'homme, sur qui repose le devoir d'acquérir au-dehors les ressources de la famille, réclament un travail cérébral plus grand, des conceptions plus étendues que les travaux de la femme, spécialement chargée des détails de l'intérieur.

La statistique des cas de neurasthénies, selon les professions, est très instructive.

Sur 604, Von Hössling a trouvé :

Commerçants et industriels.....	198
Employés......................	130
Professeurs...................	68
Etudiants	56
Officiers.....................	38
Artistes	33
Sans profession...............	19
Médecins......................	17
Agriculteurs..................	17
Ecclésiastiques	10
Savants	6
Ecoliers......................	6
Ouvriers	6

Ces chiffres nous montrent que la neurasthénie est rare chez les ouvriers et les écoliers — et encore, chez ceux-ci, il s'agit de neurasthénie constitutionnelle et non de neurasthénie vraie — et très fréquente dans les classes cultivées, dans le monde des affaires ou des classes libérales, qui sont, par état, assujetties au travail cérébral.

On a noté, avec raison, la rareté de la neurasthénie parmi les fonctionnaires des ministères et de certaines administrations publiques. L'enquête que j'ai faite à ce sujet m'a paru concluante. Les travaux de ces fonctionnaires n'ont rien d'excessif et sont d'une régularité absolue ; les heures de liberté sont largement suffisantes ; ils n'ont pas de soucis pour l'avenir, et, sans prétendre à de hauts appointements, ils ont une retraite assurée, les mettant à l'abri du besoin. Il n'y a cependant pas de règle sans exception, et j'ai eu à soigner un employé de ministère atteint de neurasthénie à forme cérébrasthénique des plus violentes. Ce malade ne s'était pas contenté du travail qui lui était donné et passait une partie de ses nuits à faire des travaux supplémentaires. Gilles de La Tourette en cite également un cas ; il le donne comme un type de neurasthénie constitutionnelle, survenu uniquement par la prédisposition héréditaire ; il ne s'agissait pas de neurasthénie vraie.

Les peines morales ont des effets plus déprimants sur le système nerveux que le surmenage cérébral, mais on comprend que ces effets sont plus marqués, quand ils sont greffés sur la fatigue du cerveau, produite par un excès de travail intellectuel.

A la vie calme et modeste des champs, on substitue la lutte effrénée des intelligences pour obtenir, soit par des concours, soit par la protection, des positions qui excluent les exercices physiques et ne font travailler que le cerveau. Le nombre des concurrents, pour obtenir un modeste emploi, augmente chaque jour. Combien de jeunes gens, qui auraient pu vivre paisibles dans leur village, arrivent à la ville avec des espérances injustifiées! Ils ont été flattés dans leur province, où on leur a inculqué l'idée qu'ils n'étaient pas dans le milieu qui leur convenait, qu'il leur fallait un théâtre plus digne d'eux, que la Capitale seule pouvait satisfaire leurs aspirations légitimes. Quelques-uns, d'une intelligence vraiment supérieure, parviennent à des situations élevées; leur exemple sert de point de mire aux ambitions de concitoyens qui se croient les mêmes capacités et ne trouvent à la ville que de cruelles déceptions.

Les causes de fatigue cérébrale sont, d'ailleurs, de plus en plus nombreuses; le développement de l'imprimerie est une des principales. « Dans le principe, dit Mosso, les livres ont eu pour effet d'aider la mémoire, et ils furent une belle découverte, car la légende, les chants et l'histoire n'avaient plus besoin d'être transmis avec une réelle dépense de mémoire, de vive voix, de père au fils. Mais le but a été dépassé, et aujourd'hui l'écriture et les livres, loin d'être un instrument de repos pour la mémoire, sont une des plus puissantes causes de la fatigue de l'intelligence, un instrument de torture pour le cerveau humain. » On favorise chez les enfants la lecture à outrance, au détriment des jeux, si utiles à leur développement physique. Comme conséquence, indépendamment de la myopie, des voussures du dos, se produit une fatigue cérébrale précoce, qui prédispose à la neurasthénie. Les adultes ont, en dehors des lectures et des écritures inhérentes à leur profession, un travail considérable, regardé comme indispensable, c'est la lecture de nombreux journaux, prenant un temps précieux, qui pourrait être consacré à des promenades hygiéniques. Mais il n'est pas possible, dans les milieux éclairés, de ne pas connaître, indépendamment des évènements politiques du monde entier, les faits divers de l'actualité, les crimes passionnels, les scandales et les exploits des Apaches. Les romans ont aussi une influence défavorable sur le système nerveux ; ils multiplient les émotions par l'image d'une vie fictive, exaspèrent la sensibilité et donnent des idées irréalisables dans la vie réelle.

« Autrefois, les classes étaient comme parquées derrière des barrières infranchissables, et bien peu, hormis les forts, cherchaient à sortir du milieu où le hasard de la naissance les avait placés. Aujourd'hui, les lois et les mœurs ont supprimé ces barrières : chacun s'efforce de s'élever plus haut que ses ancêtres ; la concurrence a grandi ; les conflits d'intérêts et de personnes se sont multipliés dans toutes les catégories d'états ; les ambitions, souvent peu justifiées, se donnent libre carrière ; une foule d'individus imposent à leur cerveau un travail au-dessus de ses forces. Viennent les soucis, les revers de fortune, et le système nerveux, sous le coup d'une excitation incessante, finit par s'épuiser » (1).

Nous traversons une période de transformation sociale qui produit un état d'équilibre instable, autant dans les cerveaux que dans les positions respectives des individus. Un jour viendra où une nouvelle classification s'étant établie par une sélection naturelle basée sur la valeur intellectuelle et morale, chacun se trouvera à la place qui lui convient, et les races civilisées, adaptées à ce nouvel état de choses, jouiront d'un calme salutaire. Mais il est à craindre que l'humanité ne souffre encore longtemps de ce manque de nivellement respectif.

En tous cas, les notions de l'hygiène, étant plus répandues, donneront une direction plus judicieuse, créeront un genre de vie plus conforme aux lois naturelles et

---

(1) Proust et Gilbert Ballet, *Hygiène du Neurasthénisme*, p. 10.

amèneront probablement l'émigration des villes à la campagne.

Il est profondément regrettable que l'hygiène physique et l'hygiène mentale ne soient pas, malgré les progrès énormes de l'instruction, enseignées avec plus de régularité. Dans les établissements publics ou privés, on apprend le grec et le latin ; l'étude des sciences mathématiques, physiques et naturelles est de plus en plus répandue, conformément aux découvertes merveilleuses de l'esprit humain ; une seule science est presque complètement délaissée, c'est l'hygiène, qui nous apprend l'art de bien nous porter. On dit : « *La santé est le premier des biens* », et on néglige les notions essentielles qui peuvent nous la faire acquérir ou nous la conserver.

Le système nerveux est à la tête de toutes les manifestations de la vie ; il préside à toutes les fonctions de l'organisme, tant aux fonctions de l'intelligence, du mouvement et de la sensibilité qu'aux fonctions de nutrition. De là, une dépendance absolue de tous les viscères, une répercussion de leurs troubles fonctionnels sur le cerveau, et réciproquement. C'est l'influence réciproque du physique sur le moral que les Anciens connaissaient bien, quand ils disaient : « *Mens sana in corpore sano.* » On comprend, d'après ces données, que l'hygiène physique et l'hygiène morale soient intimement liées et que toutes les infractions aux lois de l'une réagissent sur l'autre. C'est de cette connaissance incontestée que sont nées les différentes théories sur l'origine des neurasthénies : certains auteurs attribuant aux troubles fonctionnels des organes une action déprimante sur le cerveau ; d'autres, au contraire, déclarant que ces troubles fonctionnels sont la conséquence d'une dépression du cerveau primitive. A mon avis, les deux théories sont vraies. L'estomac, par exemple, surchargé ou intoxiqué, trouble les fonctions cérébrales ; celles-ci, troublées, s'opposent au fonctionnement régulier de l'estomac, et inversement.

Une des causes d'intoxication de l'organisme a été, à mon avis, la falsification du vin. A partir de l'année 1875, le phylloxéra a fait de tels ravages dans les vignes françaises que la récolte du vin était devenue presque nulle. Pendant vingt ans, avant la reconstitution des vignobles, nous ne buvions, en général, que du vin fraudé, et le public était tellement habitué à ce goût frelaté que, quand il a pu boire du vin naturel, les vignes étant régénérées et les commerçants n'ayant plus d'intérêt à le fabriquer, il trouvait ce dernier moins agréable à boire que le poison qu'il avait ingurgité pendant de nombreuses années. Il est facile de comprendre qu'une boisson toxique, ingérée pendant une longue période par toute une population, ait eu une répercussion néfaste sur son système nerveux. Les effets immédiats du vin frelaté pris en excès sont tangibles. Au lieu d'exciter agréablement le cerveau, comme le vin naturel, il rend l'homme méchant, hargneux. Autrefois, les ivrognes, en général, chantaient, voyaient tout en rose ; aujourd'hui, quand ils ont pris du vin frelaté ou des *apéritifs* qui ne renferment pas la moindre trace d'alcool de vin, ils vont dans les rues furieux, vociférant, brandissant le poing ou le bâton contre les murs ou des êtres imaginaires. C'est cette différence d'effet que traduisait si bien une femme qui conduisait son fils dans le service de Charcot, en 1893 : « Mon fils, disait-elle, est terrible quand il a bu ; il me menace, il me bat. Son père buvait autant que lui, mais l'effet n'était pas le même ; il était d'autant plus tendre qu'il avait bu. » Le vin frelaté a été une des causes des maladies d'estomac, qui se sont accrues concurremment avec le nombre des neurasthénies.

Une autre cause, sur laquelle a insisté M. le Docteur Huchard, est l'abus de la viande. Nous étudierons cette question quand nous traiterons de la pathogénie. D'ailleurs, le régime carné, uni à un manque d'exercices physiques, favorise l'arthritisme, terrain essentiellement favorable au développement de la neurasthénie vraie.

CHAPITRE IV

Hérédité.

La transmission héréditaire des maladies nerveuses peut s'opérer suivant deux modes : hérédité similaire (*homologue*), l'enfant héritant de la maladie des ascendants, ou dissemblable (*hétérologue*), si l'hérédité nerveuse se manifeste chez lui par une autre maladie que celle de ses générateurs.

On sait que, selon Charcot, les nerveux se recherchent, et on comprend l'influence que peuvent avoir les mariages contractés dans ces conditions ; ils créent une hérédité double, qui complique chez les descendants l'état nerveux de chacun des générateurs. Cette aggravation est encore accrue dans les mariages consanguins ; on sait combien sont fréquentes les maladies nerveuses chez les descendants de mariages contractés entre parents. « Toutefois, les antécédents héréditaires des neurasthéniques sont, en général, moins chargés que ceux de la plupart des malades atteints de névroses ou de psychoses graves » (1).

Mais la neurasthénie constitue, comme nous l'avons

(1) *Traité de médecine* de Charcot, Bouchard et Brissaud, t. VI, p. 1284.

vu, dans la *Psychasthénie* de M. le Professeur Raymond et de M. Pierre Janet, un terrain favorable au développement de maladies plus graves du système nerveux, qui peuvent se produire, si une hygiène appropriée n'est pas rigoureusement observée.

C'est souvent parmi les descendants de gens d'une intelligence exceptionnelle que l'on rencontre la neurasthénie. Le génie offre des anomalies intellectuelles et morales. Les hommes de génie sont d'une grande excitabilité et leurs conceptions ont un caractère contraire à l'état psychologique ordinaire. « *Le génie est une névrose* ». « Quel est l'état normal psychique ? Il n'existe point deux cerveaux humains qui se ressemblent, il n'en existe pas un seul qui soit symétrique ; il n'y a point, en un mot, de cerveau qui corresponde à la norme. Il en est de même au point de vue physiologique ; ce n'est que théoriquement que l'on peut décrire l'état de santé psychique. S'il y a entre le vice et la vertu, entre le génie et l'imbécillité, une situation moyenne, c'est un point idéal où personne ne peut prendre place, et les fonctions de la santé et de la maladie de l'esprit ne peuvent être qu'arbitraires » (1).

L'asymétrie cérébrale, les conditions particulières psychologiques des parents, corrigées parfois par un état anatomique et psychologique opposé du conjoint, se transmettent aux enfants. On n'est pas toujours sûr d'hériter de la fortune de son père et de sa mère, mais on est sûr d'hériter de leurs dispositions morbides. Aussi peut-on déclarer que tous les états névropathiques sont héréditaires. Pour la part qui revient à la neurasthénie constitutionnelle, je citerai quelques exemples tangibles se reproduisant chez les enfants de parents déjà

___

(1) Ch. Ferré, *La famille névropathique*, p. 54.

atteints de cette maladie. Telle est la *crampe des écrivains*, conséquence d'un état neurasthénique. Gallard en a cité un exemple typique : « Une mère eczémateuse et neurasthénique est atteinte de la crampe des écrivains, son fils et sa fille en sont également atteints ». Les *crampes professionnelles des flûtistes, des violonistes*, sont toujours provoquées par un état psychasthénique et se transmettent par l'hérédité. Il en est de même de la paralysie faciale périphérique. Elle peut être déterminée par un refroidissement subit, mais elle ne se produit que chez les sujets prédisposés par l'hérédité, comme l'a démontré Neumann (1).

Toutes les *paralysies faciales* que j'ai observées s'étaient produites chez des neurasthéniques héréditaires, à la suite d'émotions ressenties violemment. Le froid ou l'humidité n'avaient qu'une action déterminante. Les degrés de la paralysie faciale périphérique m'ont toujours paru proportionnés à l'état neurasthénique du sujet. Dans ses remarquables conférences du mardi, M. le Professeur Raymond nous a montré des exemples héréditaires de spasmes et de tremblements dûs à la neurasthénie à forme psychasthénique. Trousseau avait déjà décrit le torticolis mental, qui n'était que la conséquence d'un état névropathique, que l'on appellerait aujourd'hui neurasthénique, et provenait de l'hérédité.

Si toutes ces complications *tangibles* de la neurasthénie se retrouvent chez les ascendants d'une façon similaire, on comprend que la neurasthénie elle-même soit transmissible dans sa forme constitutionnelle. Gilles de la Tourette en cite un exemple concluant : « Il s'agit d'un homme de vingt-six ans, qui, de quatorze à dix-sept ans,

____

(1) *Du rôle de la prédisposition nerveuse dans l'étiologie de la paralysie faciale, dite a frigore.* Archives de neurologie, 1887, t. XIV, p. 10.

avait été obligé d'interrompre, à plusieurs reprises, ses études pour une maladie nerveuse qu'on avait qualifiée d'anémie cérébrale. A vingt-deux ans, sans aucun motif, il fut pris de douleurs céphalagiques qui persistent toujours. Si on l'interroge, il décrit avec beaucoup de précision la douleur en casque des neurasthéniques, laquelle acquiert chez lui une grande intensité, surtout après les repas ; elle constitue pour lui une véritable obsession. Il a de plus tous les caractères de la neurasthénie : vertiges, insomnie, lenteur des fonctions digestives, asthénie morale et physique des plus marquées et agoraphobie.

Ce cas de neurasthénie survenue dans ces conditions, sans cause apparente, précédé de troubles fonctionnels dans l'adolescence, ne pouvait être que constitutionnel. Le père n'avait pas de troubles nerveux, mais la mère, consultée, déclare qu'elle a formé son fils à son image, car, elle aussi, du plus loin qu'elle se souvienne, a constamment souffert d'un état nerveux qui rappelle singulièrement celui de son rejeton. Elle se reconnaît, dit-elle, dans son fils, dont elle a éprouvé toutes les souffrances. Toute sa vie a été tourmentée par la peur des espaces, par l'agoraphobie, qui a empoisonné son existence. Il lui est, depuis plus de quinze ans, impossible de sortir à pied ; elle ne va qu'en voiture fermée ; la trépidation du chemin de fer lui est insupportable et l'angoisse au suprême degré. Il s'agit bien là d'une transmission héréditaire similaire ».

La neurasthénie vraie ne peut-elle pas dépendre elle aussi de l'hérédité ? Dans toute maladie, il faut une prédisposition, et cette prédisposition ne peut provenir que des ascendants. Aussi Charcot avait-il l'habitude de dire : « Ne devient pas neurasthénique qui veut ». Cela signifie que, pour devenir neurasthénique, il faut une certaine prédisposition ; mais l'hérédité ne donne pas toujours naissance à une forme constitutionnelle, qui dépend d'une hérédité généralement similaire, tandis que la neurasthénie vraie se développe sur un terrain prédisposé, il est vrai, mais n'éclate que sous l'influence d'un concours tout particulier de circonstances, parmi lesquelles le surmenage intellectuel ou moral, ou les troubles fonctionnels d'organes autres que le cerveau, jouent un rôle indispensable. Ce terrain est le plus souvent l'arthritisme.

La fatigue physique, ou plutôt morale, chez des personnes qui ne sont pas neurasthéniques, peut donner lieu à des troubles passagers identiques à ceux de la neurasthénie, et ces troubles, d'après M. Ch. Ferré, peuvent se transmettre aux enfants conçus pendant cette fatigue, au point de créer chez eux une prédisposition marquée à la neurasthénie. Aussi l'état nerveux des enfants est-il souvent la conséquence de l'état psychique des parents, au moment de la conception. Hésiode recommandait de ne pas procréer au retour de cérémonies funèbres. Erasme faisait dire à sa Folie : « Je ne suis point le fruit d'un ennuyeux amour conjugal ». Tristam Shandy attribue les fâcheuses particularités de son caractère à une question faite par sa mère dans un moment très inopportun. « Un des enfants adultérins de Louis XIV, conçu pendant une crise de larmes et de remords de Mme de Montespan, que les cérémonies du jubilé avaient émue, conserva toute sa vie un caractère qui le fit nommer l'enfant du jubilé » (1).

« Les enfants qui ont été conçus et portés à certaines époques troublées offrent un grand nombre de troubles de nutrition, des malformations, et en

---

(1) P. Lucas. *Traité psychologique et philosophique de l'hérédité naturelle*, t. II, p. 504.

particulier, des altérations des fonctions du système nerveux » (1).

Tous les médecins ont pu se rendre compte de l'état psychique des enfants créés pendant la guerre de 1870-1871 ; j'ai eu à donner mes soins à plusieurs, atteints de névroses graves ; beaucoup ont été émotifs, peu résistants à la fatigue physique et morale, et plus tard atteints de neurasthénie.

CHAPITRE V
Causes Individuelles.

—

LA FATIGUE

Caractères de la Fatigue.

Toute excitation est suivie d'un certain degré de fatigue. Les instruments dont on se sert pour mesurer les phénomènes d'excitation enregistrent un affaiblissement plus ou moins rapide consécutif. Le docteur Mosso, professeur à l'Université de Turin, a inventé un appareil appelé *ergographe*, qui veut dire enregistreur du travail. Cet instrument se compose de deux parties, une qui tient la main fixée, l'autre qui inscrit les contractions sur un cylindre recouvert de noir de fumée et qui tourne lentement. Grâce à cet appareil, on peut déterminer exactement la fatigue d'un muscle isolé, ce que l'on ne peut obtenir avec le dynamomètre, qui intéresse un groupe de muscles. La main est fixée à la partie antérieure par deux tubes de laiton. Dans l'un s'introduit le doigt indicateur, et, dans l'autre, l'annulaire de la main droite.

(1) Ch. Ferré, *La Famille névropathique*, p. 21.

Dans l'espace laissé libre entre les tubes se meut le médius, auquel on attache une ficelle qui fait marcher l'appareil enregistreur.

Pour obtenir la même courbe de fatigue sur cet appareil, il est nécessaire de maintenir l'organisme dans des conditions identiques. Le *régime*, le *repos de la nuit*, les *émotions*, la *fatigue intellectuelle* ont une influence des plus caractéristiques. Il suffit qu'on digère ou qu'on dorme mal, ou qu'on fasse quelque excès, pour que, subitement, cette courbe change, non-seulement quant à la durée du travail, c'est-à-dire au nombre des contractions du muscle, mais aussi quant à la force de ces contractions.

Une différence notable se produit avec le changement de saison. En été, la chaleur modifie sensiblement la nutrition de l'organisme, qui se traduit sur l'ergographe par une diminution dans la force et la durée des contractions musculaires.

L'entrainement augmente la force et la faculté de travailler. C'est ainsi que le docteur Mosso a constaté avec son ergographe que le professeur Aducco, après un mois d'exercice quotidien, obtenait un travail double de celui qu'il produisait au commencement. Cet entraînement permet même de réparer plus facilement les forces perdues par la fatigue, tandis que les émotions, le travail intellectuel retardent cette réparation. Dans le premier cas, deux heures suffisent pour retrouver la même énergie ; dans le second, il faut attendre un temps beaucoup plus long.

Substances produites dans la fatigue. — Les expériences les plus démonstratives dans l'analyse de la fatigue sont faites sur les animaux. En excitant le nerf sciatique d'une grenouille, on voit que la patte exécute une contraction.

Cette contraction répétée un grand nombre de fois devient de plus en plus faible et tend à cesser. Or, si, à ce moment, on fait passer dans l'artère qui amène du sang aux muscles de la jambe de l'eau salée (*sept grammes de sel par litre*), pour remplacer le sang, la patte de la grenouille est complètement restaurée et capable d'une nouvelle série de contractions ; la fatigue a complètement disparu et les contractions sont aussi fortes qu'au début. Il a suffi de laver le sang et les muscles pour faire disparaître les effets de la fatigue produits par des substances nocives.

Le défaut d'énergie dans les mouvements d'un homme fatigué dépend, comme chez la grenouille, de ce que le muscle, en travaillant, produit des toxines, qui l'empêchent peu à peu de se contracter. Parmi les substances qui sont produites par l'effet de la fatigue dans les muscles ou dans le cerveau, une des plus importantes est l'acide lactique.

Ranke, pour démontrer que dans le muscle s'accumulent des produits nuisibles à la contraction, fit un extrait aqueux des muscles qui avaient travaillé, et l'injectant dans un muscle frais, vit diminuer son aptitude au travail. Dès qu'on avait lavé ce muscle, il recouvrait sa force.

Du Bois-Raymond a constaté que le muscle fatigué est acide, tandis que le muscle au repos est alcalin.

Toutes les expériences faites sur la fatigue prouvent que la substance du muscle engendre, durant le travail, des matières de rebut, des scories, qui sont toxiques.

M. A. Gautier a isolé ces matières qui dérivent des substances albuminoïdes, des cellules vivantes ; il leur a donné le nom de leucomaïnes, composés chimiques provenant de la décomposition de l'albumine.

« Ces substances produites dans l'organisme vivant, véritables déchets et scories, sont normalement brûlées au moyen de l'oxygène, détruites dans le foie ou éliminées par les reins. Si ces déchets s'accumulent dans le sang, nous nous sentons fatigués ; quand leur quantité dépasse la limite physiologique, nous devenons malades. De la même manière que les bactéries, les cellules de notre corps, celles du cerveau, par exemple, éliminent des substances nocives, et *plus est intense la vie du cerveau,* par exemple, *plus abondantes sont les déjections de ces cellules, qui souillent le milieu dans lequel elles vivent et salissent le sang* (s'il est permis de s'exprimer ainsi), qui, après avoir baigné le cerveau, vient irriguer les nerfs et les cellules des autres parties du corps. » (Mosso.)

Les toxines se produisent ou s'éliminent avec plus ou moins de facilité, selon les sujets, d'où une plus ou moins grande faculté de travail et une résistance différente pour supporter les émotions. Les neurasthéniques épuisent rapidement l'énergie de leurs centres nerveux et réparent lentement les pertes de cette énergie. A l'état normal, la fatigue est plutôt locale, selon l'organe qui a travaillé : les yeux, les muscles, etc. ; chez les neurasthéniques, on observe plus souvent des troubles généraux.

Fatigue intellectuelle. — Buffon, qui travaillait douze heures de suite, s'apercevait qu'il était fatigué, quand il avait chaud et que la sueur commençait à perler. La fatigue étant la conséquence d'une intoxication, se traduit particulièrement par des troubles circulatoires, les toxines se trouvant surtout dans le sang. Le pouls devient petit, la tête s'échauffe, les yeux s'injectent, les pieds se refroidissent. Ces phénomènes sont produits par l'*exagération de la tension des vaisseaux,* il y a de l'*hypertension.* D'autres organes à fibres lisses ont des effets analogues ; la vessie, par exemple, est excitée comme les nerfs vaso-constricteurs, et il se produit après un travail intellectuel prolongé, un plus grand besoin d'uriner souvent que pendant le repos ou les exercices physiques.

Le docteur Gley, étudiant l'influence du travail intellectuel sur la température interne du corps, observe que lorsque nous nous mettons à écrire ou lire, il y a d'abord abaissement de la température, produit par l'immobilité. Mais ce phénomène est passager, et quand le travail devient intense, la température du corps s'élève au-dessus de la normale. Or, toute élévation de température du corps est produite par une intoxication. On se rappelle l'émotion enthousiaste avec laquelle fut accueillie la nouvelle de la découverte de Koch, qui croyait avoir trouvé le moyen de guérir la tuberculose. La préparation, tenue d'abord secrète, quant à sa composition, était expédiée de son laboratoire, et, bien qu'on n'ait pu trouver l'agent actif qu'elle renfermait, on reconnut de suite qu'il s'agissait d'une toxine animale par ses effets sur l'organisme et l'élévation de la température produite après l'inoculation.

Ce sont les toxines dues à la fatigue qui, non-seulement élèvent la tension artérielle, augmentent la température, mais donnent des palpitations de cœur, et, parfois, des irrégularités et de la tachycardie, comme Mosso l'a observé sur lui-même, après un travail intellectuel exagéré.

Quand on se porte bien, la fatigue intellectuelle ne se fait pas sentir longtemps ; mais dès que l'organisme est débilité, le travail cérébral produit des effets beaucoup plus durables. Les idées surgissent lentement, la conversation même augmente la fatigue.

Cette fatigue se produit plus facilement, quand nous avons été intoxiqués par une maladie. Mosso, dont la faculté de travail était très grande, raconte qu'après avoir eu l'influenza, son travail devint plus difficile. Ayant reçu un de ses amis, professeur en Allemagne, qui lui parlait italien, il fut de suite épuisé à essayer de le comprendre dans une conversation sur les sujets les plus simples. Au bout d'une demi-heure, il lui proposa d'aller faire un tour, espérant que l'air libre suffirait pour le distraire ; mais ce fut pire, et il dut bientôt rentrer chez lui, si harassé, qu'il fut pris de vertige, dut s'étendre sur un canapé et condamner sa porte. Pendant la convalescence des maladies, cet état neurasthénique peut durer jusqu'à ce que les forces soient revenues avec l'élimination des toxines.

La fatigue intellectuelle modifie notre humeur ; nous devenons irritables, impatients, nous ne pouvons plus nous dominer. « Nous n'avons plus ni la résistance au travail intellectuel, ni la curiosité, ni la force d'attention qui distingue l'homme supérieur de l'ignorant. » (Mosso.)

On comprend que, quand cet état se répète constamment, quand le travail n'est pas suivi d'un repos proportionné à sa durée, l'organisme se trouve de plus en plus intoxiqué, l'élimination des toxines se fait lentement et incomplètement, et la neurasthénie vraie se confirme avec les caractères de la fatigue que nous avons énumérés, mais qui, de passagers, deviennent permanents.

La biologie nous donne, d'ailleurs, l'explication de l'intoxication du système nerveux par la fatigue. Sans sortir de son domaine, qui, comme le dit le docteur Grasset, fixe les frontières au-delà desquelles il n'y a place que pour les sentiments intimes et les croyances de chacun, on peut se rendre compte des troubles apportés à l'organisme par le travail intellectuel et la fatigue morale.

Les centres nerveux, composés essentiellement de cellules, ont besoin d'une quantité considérable de matériaux, et rendent aux milieux ambiants, par l'intermédiaire du sang, une grande quantité de déchets, qui sont toxiques.

L'élément nerveux exige surtout des matériaux albuminoïdes, et plus le travail intellectuel est intense, plus les déchets de la combustion des albuminoïdes sont abondants. Byasson a démontré que la quantité d'urée produite varie selon que l'activité cérébrale est nulle, d'intensité moyenne ou portée au plus haut degré. Il a de plus constaté dans les urines une augmentation du chlorure de sodium et de phosphates à la suite d'un travail intellectuel prolongé. D'après Flint (de New-York), le produit excrémentiel formé par la désassimilation du cerveau et des nerfs serait plus spécialement représenté par la cholestérine, séparée du sang par le foie et déversée dans l'intestin avec la bile.

En résumé, toute fatigue est produite par des toxines ou des déchets toxiques en excès. La neurasthénie vraie est une fatigue passée à l'état chronique.

CHAPITRE VI

**Surmenage cérébral et passions dépressives.
Emotions agréables. — Vie mondaine. — Alcool.
Café. — Tabac.**

Nous sommes presque tous plus ou moins neurasthéniques à certains moments de la vie. Ils sont rares ceux que n'atteint pas la fatigue, ceux qui sont absolument insensibles aux émotions. La colère elle-même est, en général, suivie d'un grand abattement qui présente les symptômes de la neurasthénie, tant que la réaction n'est pas produite.

Quand le travail est excessif et prolongé, quand les chagrins se répètent sans cesse, quand les déceptions succèdent aux déceptions, quand les causes d'excitation se renouvellent souvent, le système nerveux finit par ne pas réagir, l'état neurasthénique, d'abord passager, peut devenir chronique, même chez les sujets en apparence peu prédisposés par l'hérédité. Toutefois, dans ces cas, la neurasthénie n'a pas la ténacité de la neurasthénie constitutionnelle et doit être toujours curable.

La dépression nerveuse atteint surtout ceux qui se livrent aux *travaux intellectuels :* les savants, les littérateurs, les artistes, les industriels paient, comme nous l'avons vu, un tribut considérable à la maladie de Beard. Toutefois, il ne faudrait pas attribuer au travail intellectuel proprement dit la cause unique du développement de la neurasthénie. Le travailleur intellectuel qui est sans inquiétude, qui se livre même avec passion à la recherche de la vérité ou celui qui se voue ardemment à la prospérité de son entreprise, quand il réussit, trouve dans la satisfaction légitime du résultat de ses efforts un correctif puissant de la fatigue cérébrale. Mais ces satisfactions ne sont pas toujours obtenues ; loin de là, et, si on observe tant de cas de neurasthénies dans ce milieu social, c'est qu'à l'effort cérébral viennent s'ajouter des préoccupations morales plus communes et surtout plus violemment ressenties.

« Le travail cérébral qui surmène et épuise est celui qu'accompagnent le souci du lendemain, la préoccupation vive d'un but à atteindre, la crainte d'un insuccès ou d'un échec, qu'il s'agisse d'affaires industrielles ou commerciales où est engagée la fortune, d'un examen ou d'un concours d'où dépend l'avenir. La véritable cause de l'épuisement, c'est l'inquiétude et l'anxiété au milieu de laquelle le labeur a été accompli ; ce sont les préoccupations morales qui l'ont précédé, accompagné ou suivi » (1).

Les *passions dépressives* ont une action d'autant plus grande que le cerveau, déjà fatigué par un travail intellectuel excessif, est plus impressionnable ; mais elles peuvent, à elles seules, produire un état neurasthénique permanent, avec une disposition relativement peu appréciable, tandis que le travail cérébral seul ne peut produire le même état qu'avec une prédisposition héréditaire beaucoup plus chargée. Mosso a démontré expérimentalement que les émotions exercent une action beaucoup plus manifeste sur la circulation encéphalique que le travail intellectuel d'une grande intensité. On peut, d'ailleurs, se rendre compte de la différence d'effet sur le cerveau par les émotions ou le travail cérébral, en comparant l'action réflexe dans les deux cas. Même à l'état normal, quand nous nous mettons à table, si l'on nous apprend une mauvaise nouvelle, l'appétit disparaît instantanément ; si c'est aussitôt après le repas, la digestion se trouve troublée. Des effets analogues se produisent le soir à l'heure du coucher. Si, à ce moment, quelque évènement grave nous est communiqué, le sommeil ne peut se produire : nous passons *la nuit blanche*. Jamais un travail intellectuel, exempt de préoccupation, ne produira la disparition subite de l'appétit et la privation complète du sommeil.

Il est probable que si les effets du travail intellectuel ne sont pas plus violents et plus tenaces, c'est qu'il arrive un moment où on cesse forcément de travailler. Il est toujours possible de cesser son travail ; on est moins maître des causes d'émotions qui vous assaillent.

Il faut aussi tenir compte de l'influence des *conditions*

(1) Proust et Gilbert Ballet, *Hygiène du Neurasthénique.*

hygiéniques dans lesquelles vit l'homme qui travaille par la pensée. Il est presque toujours assis, enfermé, prenant rarement l'air et l'exercice, toutes conditions qui développent l'arthritisme, terrain essentiellement favorable au développement des neurasthénies. Ses combustions sont incomplètes, il élimine mal les déchets de l'organisme, *le sang s'alourdit*, comme on le dit vulgairement, et les centres nerveux, baignés par un sang intoxiqué, sont troublés dans leurs fonctions. C'est le cas des jeunes gens qui ont à subir des concours ; à l'âge où ils auraient tant de besoin d'exercice, ils travaillent assis, souvent de six heures du matin à neuf heures du soir, prenant à peine dans la journée quelques instants de repos, qu'ils emploient à faire une courte promenade dans une cour entourée de grands murs, constamment obsédés par les épreuves qu'ils doivent subir, répétant, pour ainsi dire automatiquement, le programme, ou cherchant à résoudre des problèmes inachevés. J'ai eu à soigner plusieurs jeunes gens, candidats à l'Ecole polytechnique, obligés d'interrompre pendant de longs mois la préparation à leurs examens, à cause de maux de tête violents dûs à une fatigue extrême ; plusieurs sont devenus plus tard neurasthéniques, et particulièrement ceux dont le succès n'a pas couronné les efforts.

MM. Vashide et Vurpas ont présenté à la Société de Biologie un travail relatant une série de recherches expérimentales et cliniques, entreprises sur des sujets normaux et sur des neurasthéniques. Ils ont examiné *l'attention* et le travail intellectuel dans leurs rapports avec les divers troubles sensoriels, principalement ceux de la sensibilité tactile. De ces recherches, il semble résulter que tout état d'attention provoque des modifications semblables à celles du travail intellectuel. Les mêmes modifications s'observent également chez les neurasthéniques et chez les sujets

sains. Il faut, en conséquence, tenir compte de l'attention, lorsqu'on étudie l'influence de la fatigue mentale
dans le travail intellectuel. L'attention et même *la distraction*, cette dernière arrivant à provoquer un véritable
état d'attente, comme les neurasthéniques en fournissent
des exemples typiques, sont des états physiologiques qui
agissent, soit directement, soit indirectement sur l'état
mental, et produisent une fatigue aussi grande que celle
d'un travail soutenu, ainsi que semble en témoigner la
fatigue même des oisifs.

Weir Mitchell a insisté sur une cause assez fréquente
de la neurasthénie, c'est la tendresse, la sympathie
exagérée d'une mère, d'une sœur ou d'une autre parente
dévouée. « La patiente souffre, la colonne vertébrale lui
fait mal, par exemple. On la presse de se reposer. Elle
ne peut pas lire ; celle qui s'est constituée sa garde-
malade lui fait la lecture. On craint un courant d'air,
immédiatement portes et fenêtres sont fermées, et un
dévouement toujours infatigable s'ingénie à trouver de
nouvelles sources de craintes semblables. » Il semble que
la malade, habituée à n'avoir jamais à faire d'effort de
volonté, préoccupée constamment de sa santé, fatigue son
système nerveux au même degré que si elle se livrait à
un travail excessif ou avait des émotions violentes.

J'ai eu à soigner bien des malades devenues neurasthéniques dans ces conditions. L'une d'elles était restée une
douzaine d'années sans sortir ; sa mère passait tout son
temps à la préserver de la chaleur ou du froid, la convainquant qu'elle était bien malade. On me dira qu'il
s'agissait d'un cas d'hypochondrie, mais elle avait tous
les signes de la neurasthénie : douleur en casque, plaque
sacrée, troubles digestifs, insomnie, dépression morale, etc.
La malade ayant perdu sa mère, ne recouvra pas de
suite la santé, mais son état psychique n'étant plus

entretenu par les préoccupations que lui suggérait sa garde-malade, devint meilleur, et elle consentit à sortir.

De toutes les causes de la neurasthénie vraie, les *passions dépressives* sont les plus fréquentes. La perte d'un enfant, d'un conjoint produisent bien souvent sur les facultés affectives une dépression morale des plus intenses et des plus durables; les déceptions, la perte d'une position, des revers de fortune favorisent le développement de la maladie. Un premier amour contrarié détermine un état de dépression nerveuse dont beaucoup se ressentent toute leur vie.

Tout le monde connaît les effets des émotions sur les centres nerveux. On voit des sujets succomber à leur violence. On dit que Sophocle, Denys le Tyran, Pitt moururent à l'annonce d'une nouvelle imprévue. Des hommes sont morts parce qu'on avait fait le simulacre de les tuer. Des étudiants se saisissent d'un surveillant et annoncent qu'ils vont lui trancher la tête; ils l'agenouillent et le frappent à la nuque avec une serviette mouillée; quand on le relève, il avait cessé de vivre. (*Mansell Moulin.*) Des médecins de Copenhague, voulant étudier les effets de l'imagination sur un condamné à mort, après lui avoir fermé les yeux, firent le simulacre de le saigner à blanc; il mourut sous les yeux des expérimentateurs. Un médecin reçoit d'un fou quatre coups de revolver; il tombe et a la sensation d'être traversé par quatre balles. Un confrère, appelé, le trouve inerte, ayant à peine la force de lui montrer les points qu'il croyait avoir été traversés; il cherche en vain; le revolver n'était chargé qu'avec de la poudre. Il fallut longtemps pour convaincre le prétendu blessé, qui s'alita et devint neurasthénique. J'ai donné mes soins à un ouvrier tombé d'un échafaudage du haut d'une église, en même temps que deux de ses camarades, dont l'un avait été tué sur le coup et le

second avait eu la colonne vertébrale fracturée. Phénomène étrange, mais qui se rencontre parfois, mon malade
n'avait aucune lésion. Terrifié par la chute et la vue de
ses compagnons, il resta deux mois au lit, ne pouvant
croire, malgré mon assertion, qu'il était absolument
indemne et pouvait se lever. Il passa encore de longs mois
préoccupé, anxieux, déprimé, neurasthénique.

J'ai soigné un malade atteint de neurasthénie à la suite
de peur. Passant la nuit seul, dans une maison isolée des
environs de Paris, il crut entendre du bruit et pensa
à une invasion de cambrioleurs ; sa frayeur fut telle qu'il
tomba sans connaissance ; il ne sait combien de temps
il resta dans cet état. Le lendemain matin, il examina la
maison avec soin et ne trouva aucune trace d'effraction,
mais la secousse morale avait été si violente qu'il fut en
proie à un état neurasthénique qui l'obligea à cesser tout
travail pendant six mois ; ses nuits étaient sans sommeil,
ses digestions pénibles, il avait des maux de tête en
casque et des douleurs à la colonne vertébrale. Sa famille,
effrayée de son état, crut devoir le faire entrer dans une
maison de santé, mais la société de malades énervés
comme lui, n'avait fait qu'exaspérer son état. Sous l'influence d'un séjour à la campagne, où il fit de la
bicyclette, il put reprendre ses occupations dans les assu-
rances. Depuis lors, il a fait de la gymnastique, s'est
soumis au régime lacto-végétarien et sa santé est redevenue
parfaite.

Les incendies, les accidents de chemins de fer, les
naufrages, les grandes catastrophes, le traumatisme,
c'est-à-dire l'ébranlement physique et moral, sont souvent
la cause de neurasthénie, mais on observe surtout dans
ces cas l'association de l'hystérie et de la neurasthénie,
l'*hystéro-neurasthénie* décrite par Charcot. Il est à noter
que cette forme se remarque beaucoup plus souvent chez

les hommes que chez les femmes, et, contrairement à ce qu'on observe dans la neurasthénie vraie, à laquelle les professions, dites libérales, paient le plus lourd tribut, ce sont surtout les ouvriers, les manœuvres, qui deviennent les victimes de ce complexus symptomatique.

Les *excès génitaux* sont une cause de fatigue du système nerveux, mais il est une circonstance qui favorise particulièrement la neurasthénie, c'est l'émotion que donne l'acte vénérien lui-même, quand il a été longtemps désiré ou qu'il est pratiqué clandestinement, la crainte qu'il ne soit connu augmentant l'émotion. Aussi les rapports conjugaux n'ont pas, en général, les conséquences déprimantes des relations extra-conjugales. J'ai observé, cependant, un cas de neurasthénie des plus pénibles chez un jeune marié. Il avait épousé une jeune fille qu'il entourait autant de respect que d'amour. Plusieurs obstacles s'étaient opposés à leur union et il avait obtenu enfin gain de cause. Aussitôt après le mariage, il fut pris de maux de tète en casque des plus violents, de rachialgie, d'inappétence absolue, d'un abattement physique et moral tel qu'il dut garder la position horizontale. Les soins tendres et assidus de sa femme et de sa mère amenaient chez lui une dépression encore plus grande. Il se produisit un amaigrissement extrême. Point de fièvre, le pouls était lent, hypotendu. Cet état dura plus de trois mois. Il n'y avait aucun signe de maladie organique ; les pupilles étaient égales et avaient conservé leur faculté d'accommodation, les reflexes étaient intacts. Malgré le pronostic favorable que j'avais porté, pour satisfaire la famille très inquiète de cet état, j'eus un grand nombre de consultations pour ce malade, d'abord avec des médecins des hôpitaux, puis avec des médecins réputés pour faire de la médecine extra-didactique. Enfin la famille se décida à suivre le conseil que je donnais depuis longtemps, et à envoyer le malade à la campagne, séparé des siens. L'amélioration ne tarda pas à se produire, la céphalée disparut, l'appétit revint, il se produisit même un certain embonpoint, et le cortège de symptômes, en apparence graves et alarmants, n'a pas reparu, malgré le retour à la ville et la vie en famille.

Emotions agréables. — Ce ne sont pas seulement les émotions pénibles qui peuvent produire les états neurasthéniques. Les émotions vives et répétées du plaisir peuvent être la cause de dépression nerveuse.

Le plaisir, en général, est un excitant du système nerveux. Or, quand il est répété trop souvent, comme toute excitation fréquente, il peut diminuer l'influx nerveux. Cela est vrai, surtout, pour les gens impressionnables ; chez eux, l'atonie se produit avec la même facilité que la fatigue physique chez les sujets faibles auxquels on donne un travail au-dessus de leurs forces.

La musique a été reconnue de tout temps comme ayant une action sédative sur le système nerveux. On connaît l'histoire de David, qui avait le pouvoir de calmer les emportements et les colères de Saül. De nos jours, plusieurs médecins ont introduit la musique dans le traitement des névroses ; c'est ainsi qu'on a attaché à la Salpêtrière un professeur qui vient régulièrement jouer quelques morceaux de musique dans les services de vésaniques, et ces procédés amènent des résultats satisfaisants.

Mais, dans certains cas, cette action de la musique sur le moral peut entraîner des troubles nerveux. C'est surtout sur les gens émotifs, impressionnables, par conséquent, prédisposés à la neurasthénie, qu'on observe ces effets. Berlioz, dont la sensibilité était extrême, a justement décrit les désordres profonds qu'il ressentait à l'audition d'un morceau pathétique ; c'était d'abord une sensation d'extase voluptueuse et de ravissement, bientôt suivie d'une agitation générale avec palpitations, oppression, sanglots, tremblements, et, quelquefois, terminée par une syncope qui le plongeait dans un état de véritable torpeur. La Malibran, à la première audition de la symphonie en *ut mineur* de Beethoven, fut prise d'un accès convulsif et dut être entraînée hors de la salle.

Fort heureusement, ces effets se rencontrent rarement, la sensibilité poussée à ce point extrême étant exceptionnelle ; il n'en est pas moins vrai que tous les gens nerveux sont vivement impressionnés par la musique et éprouvent, à l'audition d'un morceau favori, de vives sensations qui se traduisent par des larmes et de l'oppression. La musique savante, si recherchée de nos jours, les grands orchestres, les bruyantes combinaisons harmoniques ont plus particulièrement cet effet. M. Féré a étudié l'influence de la hauteur du son ; la fatigue arrive d'autant plus vite que le son est plus élevé (1). On comprend que, dans ces conditions, la musique doit être déconseillée à beaucoup de personnes impressionnables.

Les théâtres, les spectacles ont des effets analogues. Il est des spectacles récréatifs, comme certaines comédies amusantes, les vaudevilles ou opérettes. Mais les drames sur la scène, comme la lecture des romans, donnent des sensations déprimantes consécutives à une excitation d'attente produite par le sujet, et, à mon avis, on rencontre dans la vie courante assez de causes d'émotions, sans aller en chercher de fictives.

Il ne s'en suit pas que je condamne les théâtres d'une façon absolue, mais il est nécessaire de faire un choix des pièces, selon l'état d'esprit dans lequel

(1) *Société de biologie, séance du 29 novembre* 1902.

on se trouve, et ne pas consacrer la plupart de ses soirées au théâtre, selon les usages énervants de la vie mondaine.

Vie mondaine. — On dit qu'il n'y a pas de gens plus occupés que ceux qui ne font rien. Ce dit-on, paradoxal en apparence, repose cependant sur l'observation. Dans le milieu parisien, surtout, la société mondaine, à laquelle une fortune indépendante devrait permettre de vivre paisible et heureuse, se crée une vie des plus pénibles par des obligations factices. Les visites, les bals, les soirées, auxquelles les relations obligent, ne laissent pas de répit. Le médecin le plus occupé ne fait pas plus de visites qu'une dame du monde. Elle tient un carnet agenda avec une régularité aussi grande que le praticien le plus recherché. Chaque jour est pris par les réceptions d'amies, aussi exigeantes pour la ponctualité que le malade vis-à-vis de son médecin. Après une journée de visites, aussi fatigantes que nombreuses, il faut se presser d'aller dîner en ville. Autre cause de fatigue, au moins pour l'estomac. Les dîners mondains, aussi longs que copieux, pourvus de mets succulents dûs aux meilleurs cuisiniers, de vins exquis, dans des salles souvent surchauffées, sont une source de dyspepsie et d'oppression. Après le dîner, soirée dans des salons encombrés, où l'air est raréfié, où l'acide carbonique est en excès, et où les lumières éblouissent. Après la soirée, il faut aller successivement à plusieurs bals, dont les cotillons se terminent souvent à l'aube. On se couche, quand le jour se lève. Une sorte d'entrainement empêche, en général, les mondains de s'apercevoir de la fatigue, et on continue sans trève, sans arrêt, ce surmenage pendant toute la *saison*, privé du grand air, d'exercice physique, obligé de consacrer le peu de temps de liberté qui reste chez les couturiers ou couturières en renom. Aucune liberté ; il ne reste pas un moment pour se délasser paisiblement dans son *home*, avec des vêtements amples, facilitant la respiration. On comprend qu'une existence semblable, si contraire aux lois de l'hygiène, soit une cause de fatigue et même d'épuisement. Le manque d'exercices physiques, les repas copieux, l'air confiné doivent fatalement développer le neuro-arthritisme et produire une dépression du système nerveux, greffée sur cet arthristisme.

Malgré l'entraînement, quelques personnes s'aperçoivent de leur fatigue et font appeler le médecin, qui conseille le repos, mais il n'a pas toujours gain de cause, les obligations mondaines étant souvent plus impérieuses que la santé. Une de mes clientes dyspeptique, atteinte de troubles fonctionnels du cœur de nature neurasthénique, était terrifiée, dans l'après-midi, à l'approche des dîners mondains et des soirées auxquelles elle devait assister, et me déclarait que l'appréhension était encore plus pénible que la fatigue consécutive ; sur mes conseils, elle eut le courage de couper court à ces obligations ; un séjour dans un climat de montagne et un traitement minéral ont triomphé d'un état qui menaçait de s'aggraver. Un autre de mes clients, de tempérament arthritique, ayant eu des crises de rhumatisme articulaire aigu et une péricardite, mais complètement guéri de ces maladies, entraîné par ses nombreux amis et ses succès dans les salons, me racontait qu'il n'avait même pas le temps de dormir. Il rentrait se coucher vers sept heures du matin ; vers neuf ou dix heures, des amis venaient le réveiller, et il devait renoncer au repos. Une maladie grave, qui faillit lui coûter la vie, fut la conséquence de ce surmenage continu. Après sa guérison, au lieu de recommencer son existence mondaine, il fit le tour du monde et revint frais et dispos. Il s'était moins fatigué dans son voyage autour de la terre que dans les salons de Paris ; il n'avait éprouvé qu'une saine fatigue.

Il y a, cependant, aujourd'hui, une tendance à imiter les habitudes anglaises. Depuis quelques années, on a pris le goût des promenades au grand air et des exercices de sport dans la matinée. Cet usage hygiénique corrige en partie les effets de la vie mondaine, mais, pour qu'il fût réellement profitable, il faudrait qu'il ne fût pas établi au détriment du sommeil, aussi nécessaire que l'exercice. Et pour se livrer avec fruit aux exercices physiques dans la matinée, il faudrait avoir dormi dans la nuit, ce qu'il est bien difficile d'obtenir des exigences mondaines. J'ai entendu dire dans les milieux parisiens : « Se coucher tard, c'est prolonger l'existence ». Il serait plus juste de dire que c'est la raccourcir.

Alcool et Café. — Comme nous l'avons vu, l'usage du vin frelaté a intoxiqué toute une génération ; actuellement, nous buvons, en général, du vin naturel, beaucoup moins dangereux, mais l'abus de l'alcool a pris des proportions inquiétantes. L'Académie de Médecine, consultée par les Pouvoirs publics, a, dans des discussions mémorables, fait ressortir les dangers, surtout de l'alcool avec essences, qui est de plus en plus en usage, sous forme de prétendus apéritifs. Les alcools employés dans ces préparations ont leur goût voilé par les amers, et leur action est douze fois plus toxique que celle des alcools rectifiés, *d'après les expériences de M. le docteur Lancereaux.* On comprend l'influence nocive que ces boissons doivent avoir sur les cerveaux. Toutefois, j'ai remarqué que les neurasthéniques, par cela même qu'ils sont dyspeptiques, ne font pas, en général, abus de l'alcool, qui serait une nouvelle cause de souffrances pour leurs digestions.

Il n'en est pas de même du café. Etant dans un état de

dépression presque continue, ils prennent volontiers du café pour les stimuler. Or, l'abus du café, *d'après M. Brocq et M. Faisans*, serait aussi dangereux que l'alcoolisme et peut non-seulement aggraver la neurasthénie, mais la provoquer, comme j'en ai vu un exemple typique chez un jeune homme de vingt-trois ans, employé des contributions indirectes. Travailleur et désireux d'arriver à une situation meilleure, il avait déjà obtenu la licence en droit et préparait le doctorat. Toute la journée, occupé par ses fonctions, il n'avait que la nuit pour travailler à ses examens. Il était parvenu à vaincre le sommeil par des doses croissantes de café. Cette excitation continue du système nerveux fut suivie d'une telle dépression qu'il fut pris d'une syncope de longue durée. C'est alors que je lui donnai mes soins. Les contractions du cœur étaient devenues d'une telle faiblesse que le pouls disparaissait dès qu'on élevait le bras. Il fut pris, en même temps, de tous les signes de la neurasthénie : maux de tête, dyspepsie, douleurs à la colonne vertébrale, faiblesse musculaire et dépression morale. Dès qu'il voulait faire le moindre effort, il était repris de syncope. Le séjour à la campagne, la cessation de l'usage du café, l'emploi des glycéro-phosphates, l'hydrothérapie triomphèrent de cet état, mais il dut interrompre ses fonctions pendant dix-huit mois et renoncer à ses examens. La caféine produit parfois une telle excitation qu'elle peut provoquer le délire et des hallucinations. M. le docteur Blanc Champagnac en a publié trois observations concluantes (1). Toute excitation exagérée et souvent répétée étant suivie d'une dépression, on comprend que l'abus du café et même du thé soit une cause de neurasthénie.

(1) *Journal des Praticiens*, 24 août 1901, p. 543.

Le tabac. — Les avis, au sujet de l'action du tabac sur le système nerveux, sont des plus variés. Les uns considèrent cette plante comme « la cause du dérèglement des mœurs, des progrès de l'alcoolisme, du dépeuplement de la France ; c'est elle qui répandrait dans les masses l'esprit de dissipation, relâcherait les liens de la famille et travaillerait, en un mot, au suicide national (1) ». Fonssagrives déclare que le tabac tue la mémoire et abrutit l'intelligence. Jolly rapproche l'accroissement de la consommation du tabac de l'augmentation du nombre des aliénés, et le fait étant bien plus vrai encore pour ce qui est de l'alcool, il rend cette plante responsable de l'alcoolisme, en concluant que « l'on boit parce que l'on fume ».

D'autres déclarent que le tabac entretient la faculté du travail, stimule l'imagination, et ils citent, à l'appui, des hommes de talent, de grands écrivains, qui ont été de grands fumeurs et semblaient trouver une nouvelle activité dans l'inhalation de la fumée.

Il y a, dans les deux opinions, une exagération réelle. Il existe, comme pour l'alcool, des susceptibilités différentes. Les effets sont variés selon les sujets ; mais, en général, l'abus du tabac est dangereux.

Pour se rendre compte de ses effets, il suffit de constater son action sur les personnes qui en usent pour la première fois ; elles éprouvent de vrais symptômes d'empoisonnement : malaise général, nausées, maux de tête, pâleur, sueurs froides, vertiges, vomissements et même des syncopes. Sans doute, l'accoutumance ne tarde pas à se faire, mais ses effets sur l'organisme n'en persistent pas moins.

M. le Docteur Gosc, médecin de la Manufacture de Tonneins, a recueilli des observations très intéressantes

---

(1) *Société contre l'abus du tabac.*

sur les ouvriers qui manient le tabac et sont soumis constamment à ses émanations ; il a constaté que les maladies nerveuses sont très communes chez eux et que les enfants des ouvrières portent presque tous des tares névropathiques. Les physiologistes ont, d'ailleurs, établi que la nicotine à haute dose produit une contraction des muscles et du tremblement. C'est aussi par son action sur le système nerveux que se produisent les troubles circulatoires si fréquents chez les grands fumeurs : intermittences du pouls, palpitations, douleurs précordiales et surtout angine de poitrine. Leroy de Méricourt a cité son propre exemple : « Subitement, dit-il, j'étais pris de palpitations de cœur, telles que le pouls devenait insensible. La radiale ne donnait plus au toucher que la sensation d'un frémissement presque imperceptible. Le corps était inondé de sueur froide : il y avait une sorte d'état lipothymique. » Ces accidents disparurent quand il cessa de fumer.

« L'action du tabac est physiquement et chimiquement excitante, et l'abus de ces excitations répétées a pour conséquence l'épuisement, l'abatardissement en quelque sorte du système nerveux. Et ces résultats sont d'autant plus accentués qu'ils se produisent chez des sujets déjà prédisposés par leur névropathie à ce nouveau genre de surmenage par le tabac (1) ».

La plupart des auteurs ont reconnu que cette plante affaiblit la mémoire et diminue la puissance d'attention. Elle est particulièrement nuisible aux jeunes gens, qui voient, par son usage, diminuer leur activité cérébrale et leur faculté de travail, produisant, par suite, une dépression qui peut être la porte ouverte à la neurasthénie. D'autre part, il n'est pas rare de voir les neurasthéniques

(1) Levillain, *Hygiène des gens nerveux.*

en abuser. Enclins à la tristesse, au pessimisme et au découragement, ils cherchent dans la fumée une distraction, un passe temps. C'est une nouvelle cause d'intoxication, qui peut aggraver les troubles cardio-vasculaires.

CHAPITRE VII

Maladies organiques et infectieuses.

Les maladies organiques et infectieuses sont fréquemment des causes de neurasthénie. La plupart des auteurs ont rangé les états infectieux parmi les causes les plus déterminantes. C'est ainsi que l'on constate l'épuisement nerveux dans les affections chroniques du poumon, de l'estomac et de l'intestin, « dans toutes les maladies qui entraînent les troubles de la nutrition générale » (Charcot.)

Il s'agit de savoir quelle est la part de l'intoxication de l'organisme et celle des émotions produites par la maladie. Ces deux causes peuvent exister simultanément; mais j'ai constaté que la plupart des neurasthénies que j'ai eu à soigner dans ces conditions étaient accompagnées d'hypertension artérielle, qui indique une cause toxique.

L'influenza paraît particulièrement prédisposer à la neurasthénie. J'en ai soigné un cas relativement grave avec MM. les Docteurs Huchard et Potain, chez un malade âgé de 55 ans. Il paraissait guéri d'une influenza qui avait donné lieu à de la congestion pulmonaire, quand il fut pris de maux de tête, de dépression irritable du système nerveux, d'irrégularité des pulsations, de faiblesse des battements du cœur et, plus tard, de crises d'angine de poitrine d'une intensité alarmante : constriction précordiale angoissante, irradiation dans le bras gauche, sensation de la fin, etc. Ces crises, contrairement à l'angine vraie, duraient six à huit heures ; elles se répétèrent tous les jours ou tous les deux jours, pendant trois semaines. La caféine pour soutenir le cœur, la théobromine et les laxatifs pour éliminer les toxines, triomphèrent enfin de ces crises, mais le malade resta encore quelque temps déprimé et irritable.

J'ai soigné aussi une malade qui, à la suite d'une atteinte d'influenza grave, fut prise de neurasthénie se traduisant par des maux de tête, une grande tristesse, de la dyspepsie hyperchlorhydrique et de la colite muco-membraneuse. La dyspepsie surtout a été tenace. La malade avait conservé de l'appétit, mais les digestions étaient si pénibles qu'elle hésitait à manger. Le lait même était difficilement digéré. Son état s'est cependant amélioré sous l'influence de laxatifs répétés, de grands lavements, d'un traitement alcalin et du massage.

La fièvre typhoïde est parfois suivie de dépression neurasthénique tenace. J'en ai soigné plusieurs cas, dont un des plus rebelles et qui n'a guéri qu'après plusieurs années, sous l'influence d'un traitement éliminateur des toxines et de la psychothérapie.

M. le Professeur Kowalewski (de Kharkow) admet une neurasthénie d'origine hérédo-syphilitique. On comprend que les descendants des syphilitiques offrent une résistance moindre du système nerveux, comme de tout l'organisme en général. Cette question demande de nouvelles études, mais il est rationnel d'admettre que l'hérédo-syphilis prédispose à la neurasthénie.

M. le Professeur Fournier a signalé l'influence de la syphilis acquise ; la crainte seule d'avoir contracté cette maladie a une action des plus violentes sur le système nerveux. Dans un remarquable travail présenté à l'*Académie de Médecine, dans sa séance du 19 mars 1903*, M. Fournier a cité plusieurs cas de suicide chez des sujets apprenant brusquement qu'ils ont un chancre induré. Ces cas sont relativement rares, mais ils font comprendre combien le système nerveux est ébranlé par une semblable nouvelle et les conséquences neurasthéniques qui peuvent en résulter. La plupart des syphilitiques, surtout depuis les découvertes récentes des nombreuses maladies consécutives à la syphilis, sont continuellement en proie aux préoccupations les plus pénibles. Ils lisent avec avidité les livres de médecine traitant de cette maladie et de ses conséquences sur l'organisme. Cette lecture augmente leur terreur, tant pour leur santé respective que pour celle de leurs descendants, et cette pensée obsédante conduit à l'épuisement du système nerveux, indépendamment de l'action directe que la syphilis peut avoir sur la nutrition.

On a noté aussi une neurasthénie d'origine paludéenne. M. Triantaphyllidès (1) consacre une description spéciale aux troubles du système cérébral consécutifs au paludisme ; il a constaté que, très souvent, les paysans du Caucase, à la suite d'intoxication paludéenne, deviennent neurasthéniques ; ils sont en proie à de la céphalagie, de la rachialgie, des douleurs périphériques d'origine centrale, de la dyspepsie, des troubles cardio-pulmonaires et surtout des vertiges. « La neurasthénie causée par le paludisme peut être seulement d'origine paludéenne, et elle est alors plus ou moins indépendante du paludisme, mais d'autres fois la neurasthénie est de nature paludéenne, et elle est alors une des formes du paludisme. »

---

(1) *Gazette médicale de Syra*, 1902.

DEUXIÈME PARTIE.

CHAPITRE I
Symptômes.

—

Céphalée. — Insomnie. — Physiologie du sommeil.
Théorie de l'intoxication.
Action de la circulation sur le sommeil.

Céphalée. — Charcot appelait les neurasthéniques des *galeati*, de « *galeatus* », casque. Les maux de tête qu'ils ressentent leur donnent une sensation de constriction, comme celle que produirait une coiffure trop lourde et trop serrée : c'est le *casque neurasthénique*. Lafosse, dans sa thèse inaugurale, l'a signalé quarante une fois sur quarante cinq malades. La douleur est surtout localisée à la nuque et à l'occiput, mais elle peut atteindre le front, les yeux, la racine du nez et les fosses temporales. Beaucoup de malades éprouvent dans la tête une sensation de vide, qui exige un effort considérable pour fixer l'attention. Il se produit souvent des élancements et de véritables paroxysmes.

Les maux de tête apparaissent surtout au réveil, ou plutôt au lever, et cessent à peu près complètement pendant la nuit, ce qui les distingue de douleurs d'une autre nature.

Tout travail intellectuel prolongé, la conversation, surtout la controverse, les exaspèrent. Il en est de même du bruit, du séjour dans la foule. La fixation d'un objet, la fatigue de la vue dans un musée, par exemple, la réflexion du soleil sur un mur blanc, comme une lumière trop vive, produisent une exacerbation des plus marquées. Il est des malades qui souffrent constamment de la tête ; cette douleur obsédante augmente leur découragement et leur tristesse.

Elle s'accompagne parfois d'hyperesthésie du cuir chevelu, telle que l'attouchement des cheveux devient insupportable. (Beau.)

La douleur s'étend le plus souvent au cou et jusque sur les épaules. Les malades traduisent généralement leurs sensations douloureuses par les expressions les plus variées. Les uns disent que leur crâne est trop petit pour son contenu ; d'autres, que leur cerveau bouillonne, et se plaignent d'une sensation de chaleur intense au front. L'expression de leur physionomie traduit leur souffrance, et, par un geste instinctif, ils portent, en parlant, presque toujours la main sur le point douloureux. Ce geste, uni à l'expression de la physionomie, indique au médecin le degré de souffrance du malade.

Insomnie. — La privation de sommeil est un des symptômes les plus fréquents qu'éprouvent les neurasthéniques ; c'est une des causes principales de la fatigue ressentie le lendemain. Plus la nuit aura été mauvaise, plus la dépression ou l'irritabilité sera grande la journée suivante.

Après les heures du jour passées dans l'anxiété d'une demi-somnolence, le neurasthénique prend son repas du soir, et, pendant le dîner, il éprouve un bien-être relatif ; mais aussitôt après le repas, il ressent une grande lassitude et un besoin impérieux de dormir. Généralement, aussitôt au lit, il s'endort profondément, mais deux ou trois heures après le premier sommeil, vers minuit ou une heure du matin, se produit une insomnie des plus pénibles. L'infortuné tourne et retourne, cherchant en vain une position favorable; il éprouve des inquiétudes dans les membres inférieurs et souvent une sensation d'inertie généralisée, tandis que les impressions de la veille, poussées à un pessimisme d'autant plus grand qu'il est nocturne, torturent le cerveau et sont un obstacle au retour du sommeil. Beaucoup de neurasthéniques sont de plus tourmentés pendant l'insomnie par des douleurs intercostales, des élancements et des démangeaisons.

Après plusieurs heures passées dans cet état, le sommeil finit par se produire, mais il est lourd, pénible, hanté de rêves incohérents. Beaucoup de malades, au moment du passage de la veille au sommeil, éprouvent dans les membres inférieurs des secousses soudaines qui retardent le repos désiré et sont une nouvelle cause de préoccupation. M. Daraszkiewicz a décrit ces secousses, qu'il attribue à un relâchement subit de toutes les pièces du squelette, suivi d'une contraction brusque de tous les membres, les centres nerveux reprenant subitement le pouvoir qu'ils étaient sur le point de perdre sur le tonus musculaire. Ce phénomène peut se passer aussi dans les muscles de l'oreille moyenne et donner lieu à des bruits subjectifs que M. Daraszkiewicz a observés sur lui-même. De plus, le sommeil est souvent interrompu par des envies d'uriner, liées uniquement à l'état névropathique, car elles se produisent sans aucune altération prostatique ou rénale. Cette pollakurie n'a rien d'organique; elle est proportionnée à l'état neurasthénique du malade et se modifie avec lui. J'ai remarqué qu'elle était plus marquée dans la neurasthénie à hypertension. La pollakurie est, d'ailleurs, un des symptômes de l'hypertension artérielle.

On comprend qu'une nuit passée dans ces conditions n'ait rien de réparateur; aussi le malade ressent-il une grande torpeur à son réveil; il est comme brisé et éprouve de l'hésitation à sortir du lit ; il lui semble qu'il pourra à peine se tenir debout.

Après un effort pénible pour se lever, il se sent encore plus fatigué que quand il s'est couché, et ce n'est que peu à peu qu'il revient à l'état de la veille.

D'autres neurasthéniques passent toute la nuit dans l'anxiété. Le soir, après le dîner, s'ils vont se coucher, le sommeil, qui semblait devoir se produire, ne se montre pas. Aussi ces malades, prévenus de ce qui les attend, retardent autant que possible le moment de se mettre au lit, et ce n'est que brisés de fatigue qu'ils consentent à se coucher. Ces neurasthéniques sont, en général, les épuisés du système nerveux, des hypotendus.

Comment expliquer l'insomnie chez les neurasthéniques ? Pour répondre à cette question, il est nécessaire de connaître d'abord ce qu'est le sommeil normal.

Bien des théories ont été émises sur la physiologie de cette fonction. Mais les publications de M. Mathias Duval, les expériences de Demoor, Querton, Mlle Stefanowska, Pouchet, nous ont donné une notion précise de l'état du cerveau pendant le sommeil.

Les neurones, qui constituent le système nerveux, ne s'anastomosent pas entre eux ; ils ne sont que contigus, et cette contiguïté n'existe qu'à l'état de veille. Dans ce cas, la communication se fait par des terminaisons épaissies des deux pôles de la cellule nerveuse, dont le contact assure le passage du courant nerveux (1). Les neurones communiquent ainsi entre eux et agissent avec ensemble pour donner lieu au fonctionnement du cerveau ; mais quand le contact n'a pas lieu, les cellules ont une vie propre, indépendante, limitée au neurone ; toute action combinée cesse : c'est le sommeil. C'est ce que l'on

(1) *Congrès de Bruxelles* 1903, Mlle Stefanowska.

constate chez les marmottes et les loirs décapités pendant le sommeil hivernal, ainsi que chez les animaux qui sont sous l'influence de l'éther, du chloroforme ou de la morphine (1).

Dans le sommeil profond, il n'existe aucun contact entre les neurones ; leurs extrémités sont toutes séparées. Quand il se manifeste des rêves ou de l'agitation, ces phénomènes sont dûs à la rencontre de quelques filaments qui troublent le repos absolu de la cellule et empêchent le sommeil d'être profond et réparateur.

Quelle est la cause de cette rétraction des appendices de la cellule? Elle serait dûe, d'après la plupart des physiologistes modernes, à une intoxication du cerveau et, plus particulièrement, des arborisations cellulaires par des poisons, produits de la fatigue. « Le sommeil, né de la fatigue, est une intoxication des centres nerveux ; le réveil se fait de lui-même, quand les poisons sont éliminés (2) ».

Mais alors comment expliquer l'insomnie chez les neurasthéniques, qui sont, en général, des intoxiqués? Pour répondre à cette question, il faut savoir que les toxines ont une action différente selon la quantité renfermée dans le torrent circulatoire, et nous pouvons nous en rendre compte par la différence d'action des poisons en général, selon les doses absorbées. Le chloroforme, avant de produire le sommeil, par conséquent, à faible dose, produit de l'excitation ; l'alcool est d'abord stimulant, et son action est tout opposée à dose plus considérable, comme le prouve l'homme ivre que l'on rencontre au bord du chemin et qu'on ne peut réveiller.

(1) Mathias Duval. *Revue d'Anthropologie de Paris*, 15 février 1900.

(2) Maurice de Fleury, *Les grands symptómes neurasthéniques*, page 107.

On connaît les nuits agitées de l'ivrogne, si bien décrites par M. le Docteur Lancereaux. L'ivrogne est un intoxiqué chronique, qui ajoute chaque jour une nouvelle dose d'alcool à son intoxication. C'est un hyper-intoxiqué, pour ainsi dire, et cet empoisonnement accumulé l'empêche de trouver, en se couchant, le sommeil, qu'il n'obtient qu'après de longues heures d'agitation, si l'on peut appeler sommeil un état somnolent rempli de cauchemars et de terreurs. Il semble que chez lui les arborisations cellulaires ne peuvent jamais parvenir à se rétracter simultanément. Le *delirium tremens* est l'apogée de l'empoisonnement alcoolique. Ce délire est dû à l'excitation extrème des cellules par le poison, et l'on sait combien il est difficile dans ce cas d'obtenir par les soporifiques à haute dose le sommeil et le calme désirés.

J'ai soigné une jeune fille de quinze ans, à laquelle la mère avait fait prendre par erreur quinze grammes de laudanum. C'est un genre d'empoisonnement qui n'est pas à recommander à ceux qui sont fatigués de la vie. Pendant huit jours, cette malheureuse enfant poussa des cris affreux, en proie à des terreurs atroces, sans pouvoir trouver un instant de répit. Quelques gouttes de laudanum auraient pu produire le sommeil ; la quantité énorme qu'elle ingéra l'avait mise dans un état aussi anxieux que le *delirium tremens*.

Il se produit des phénomènes analogues chez les neurasthéniques, quoique dans des proportions moindres. L'homme sobre, bien portant, qui ne produit que des toxines en petite quantité par une fatigue légère de la journée, obtient un sommeil calme, réparateur, pendant lequel les toxines sont éliminées. Il n'en est pas de même chez la plupart des neurasthéniques, qui sont des intoxiqués chroniques, comme les alcooliques, quoique par des poisons différents.

Même chez un homme d'une bonne santé, on peut se
rendre compte de l'action des toxines, en plus ou moins
grande quantité, produites par la fatigue, quand, accidentellement, il s'est livré dans la journée à un travail
prolongé ; quand il n'est pas entraîné, il n'obtient pas, la
nuit venue, le sommeil réparateur que trouve l'homme
qui fait le même travail chaque jour et dont l'organisme
élimine régulièrement un excès de toxines.

Action de la circulation sur le sommeil. — L'état de la circulation est depuis longtemps invoqué pour expliquer le
sommeil. M. Maurice de Fleury s'est particulièrement
occupé de cette question ; il a mesuré la tension artérielle
chez les sujets sains et chez les neurasthéniques pendant
la veille et pendant le sommeil (1) : « A l'état de veille,
pour un adulte bien portant, la pression artérielle moyenne
est de 16 à 17 centimètres ; elle est de beaucoup inférieure
pour le même sujet à l'état de sommeil normal ; *elle
oscille, selon les cas, entre 8 et 12 centimètres de mercure.* Le sommeil normal coïncide donc avec un état
marqué d'hypotension artérielle à la radiale. Le sommeil
calme est incompatible avec un certain degré d'hypertension. Il n'y a donc rien d'étonnant à ce que tous les
excitants de la cellule cérébrale et du bulbe, qu'il s'agisse
d'alcool, de café ou d'émotions vives, produisent l'insomnie. »

Toutefois, il ne faut pas que l'hypotension soit trop
accentuée, car dans ce cas on observe aussi de l'agitation
et de l'insomnie. En physiologie et en pathologie, les
états extrêmes produisent des effets opposés à l'état
moyen.

M. Maurice de Fleury cite le cas d'un de ses malades

(1) Maurice de Fleury, *Les grands symptômes neurasthéniques,*
p. 125 et suivantes.

chez lequel, la nuit venue, la tension tombait à 5 ou 6 centimètres de mercure. D'où insomnie, idées tristes, craintes chimériques. Pour produire le sommeil, il suffisait de faire des frictions sèches sur la peau, d'allumer une bougie ou de placer près de l'oreille un métronome au bruit tenace.

On rencontre des sujets qui ne peuvent dormir qu'avec la lumière ; pour d'autres, la moindre lueur provoque le réveil. Les premiers sont des malades à hypotension, les seconds sont des malades à hypertension.

D'après M. Maurice de Fleury, entre 20 et 25 centimètres de pression artérielle, le cerveau, non-seulement ne peut pas s'endormir, mais il est excité. Entre 16 et 20 centimètres, la pression sanguine est normale pour un homme éveillé, mais cette tension, nécessaire pour l'activité du jour, ne permet pas le sommeil pendant la nuit.

Quant aux neurasthéniques à hypotension artérielle, aux vrais déprimés du système nerveux, l'intoxication, qui peut avoir été au début une des causes principales de la maladie, ne paraît pas être la seule cause de l'insomnie ; chez eux le système nerveux demande à être de plus tonifié, pour relever la tension artérielle et produire le sommeil. C'est pour cette raison que l'on rencontre des personnes qui ne s'endorment facilement que quand ils ont pris du café après le dîner.

M. Bruce admet encore que l'insomnie survient aussi bien dans les cas où la pression sanguine est trop élevée ou trop basse, mais il donne d'autres chiffres que M. de Fleury, *les limites de la normale étant pour lui de 11 à 13 centimètres.*

Le sommeil ne doit pas seulement être étudié dans sa quantité, mais dans sa qualité. Mickelson a démontré que, normalement, le sommeil présente le maximum de la profondeur au troisième quart d'heure de la deuxième heure. Elle est très faible, le matin, à l'approche du réveil. Chez les neurasthéniques, l'augmentation et la diminution sont lentes à se produire et la profondeur du sommeil n'existe jamais complètement.

Un médecin de caractère jovial, bien portant, sans soucis, me disait : « Quatre ou cinq heures de sommeil me suffisent, parce que je *dors vite*. » Il traduisait ainsi le repos salutaire qu'il trouvait dans un sommeil calme et réparateur. La qualité du sommeil peut donc remplacer la quantité : la réciproque est en partie vraie.

Sans être dans un état satisfaisant, les neurasthéniques sont moins fatigués, ont l'esprit moins nébuleux, quand ils ont dormi assez longtemps, même sans profondeur.

Le sommeil est plus nécessaire que l'alimentation. Manacéine a démontré par des expériences que l'on peut encore sauver de l'inanition de jeunes chiens au vingtième et même au vingt-cinquième jour, après qu'ils ont perdu 5o % de leur poids, mais qu'une insomnie absolue les tue en 96 à 120 heures, alors même qu'on les nourrit suffisamment. On connaît le supplice infligé en Chine aux condamnés que l'on prive complètement de sommeil. Ils ne survivent pas plus de huit jours à cette privation, tandis que nous avons vu des jeûneurs, comme Succi et Merlati, résister pendant deux mois à une diète absolue.

Agostini a observé, au cours d'insomnies ayant duré six à neuf jours, un délire qu'il dénomme « *délire transitoire agrypnique* », se traduisant par de la confusion, des actes désordonnés, des hallucinations incohérentes et s'accompagnant d'amnésie. Ce délire, qui guérit par le repos de quelques heures à quelques jours, nous fait comprendre combien la privation de *bon sommeil*, de sommeil réparateur, influe sur l'état mental des neurasthéniques.

M. N. Vaschide tend à démontrer que toutes les fois que le sommeil est profond, les rêves se réfèrent à des souvenirs latents, à des faits anciens n'ayant aucun rapport appréciable avec l'activité journalière du sujet ; au contraire, dans le sommeil léger et superficiel, les rêves concernent des faits tout récents et paraissent puiser leur genèse dans la vie quotidienne.

D'après M. Vaschide, les psychopathes et les névropathes ne dorment jamais d'un sommeil profond ; aussi les rêves ne sont-ils chez eux qu'une continuation de la mentalité existant à l'état de veille et alimentent-ils d'une manière continuelle les préoccupations, les obsessions, les phobies de ces malades (1).

On pourrait presque, d'après le degré d'insomnie des neurasthéniques, calculer le degré d'intoxication ou de dépression. Aussi le médecin doit-il interroger particulièrement ses malades sur la durée et la qualité de leur sommeil, savoir à quelle heure ils s'endorment, à quelle heure ils se réveillent, s'enquérir des caractères que présente leur sommeil, de l'agitation de la nuit, de l'état de somnolence de la journée. Avec ces données et la connaissance de la tension artérielle, le praticien pourra, par les moyens que nous examinerons plus loin, quand nous nous occuperons du traitement, redonner le plus souvent à son malade le sommeil perdu et, par cela même, améliorer considérablement son état.

CHAPITRE II

—

Dépression cérébrale, état mental. — Impressionnabilité.
Agoraphobie. — Anxiété.

L'état mental des neurasthéniques est, en quelque sorte, la caractéristique de la maladie, les neurasthénies étant surtout de nature psychique, que les troubles d'ordre

(1) *Académie des Sciences,* 13 juillet 1903.

moral ou intellectuel soient la cause des troubles fonctionnels somatiques ou déterminés par ces derniers.

L'activité cérébrale est plus ou moins atteinte, selon la forme ou le degré de la maladie, mais elle est surtout entravée plutôt que diminuée dans la neurasthénie vraie. « Toute occupation intellectuelle devient un lourd fardeau ; mais s'il existe réellement une dépression générale des facultés mentales, l'analyse de celles-ci ne révèle pas moins qu'aucune d'elles n'est abolie : la mémoire, quoique paresseuse, est intacte, le jugement, dans son ensemble, reste sain. S'il veut faire un effort, le neurasthénique est capable, au moins pour un instant, de recouvrer sans lacunes la plénitude de ses fonctions intellectuelles. A l'inverse du mélancolique, qui puise sa tristesse et son abattement dans les interprétations délirantes, véritables perversions mentales, ou du paralytique général, qui ne jouit plus de son propre contrôle, le neurasthénique se rend un compte exact de son état mental, de la dépression psychique dans laquelle il se trouve. Il s'en rend compte et il s'en afflige, et c'est même cette conscience exagérée de son état qui le plonge dans la tristesse (1) ».

Il faut au neurasthénique un certain effort pour se rappeler les faits les plus récents. Il n'a pas confiance dans ses souvenirs et craint toujours d'oublier l'essentiel. C'est « l'homme aux petits papiers » de Charcot ; il vient consulter son médecin avec une série de notes, de peur d'oublier le moindre détail. Ce manque de confiance dans les souvenirs est poussée, chez quelques malades, au suprême degré. C'est ainsi qu'après avoir mis une lettre à la poste, ils se retournent pour voir si elle est bien dans la boîte. J'en ai connu qui, après avoir descendu cinq

(1) Gilles de La Tourette, *Les états neurasthéniques*, p. 26.

étages, remontaient pour voir si la porte est bien fermée, et, en redescendant, doutaient encore.

La raison n'est pas atteinte dans la neurasthénie vraie. Les malades, dans leur appréciation, font preuve de bon sens, mais l'affaiblissement de leur personnalité les rend impuissants à résister à l'envahissement de certaines idées qui les subjugue. Dans les circonstances graves, les déprimés irritables sont capables d'étonner leur entourage par la justesse et la promptitude de leurs actes. Mais ces efforts ne peuvent longtemps être soutenus et sont suivis d'une fatigue très pénible. Ces actes réflexes sont dûs à l'extrême émotivité du malade et à l'irritabilité des centres nerveux.

La volonté est presque nulle chez les neurasthéniques; ils ne peuvent pas prendre une décision, consultent toutes les personnes qui leur inspirent une certaine confiance et les chargent de prendre la décision elles-mêmes. L'énergie leur faisant tout-à-fait défaut, ils acceptent même parfois cette décision, bien qu'elle ne leur paraisse pas juste.

L'attention est pour eux d'une grande difficulté ; ils lisent des pages entières sans comprendre ce qu'ils ont lu ; ils s'en aperçoivent, recommencent la page, saisissent par un effort passager quelques lignes, mais leur esprit est bientôt distrait, et ils lisent de nouveau sans attention.

Il leur arrive de s'interrompre subitement pendant une conversation et d'oublier ce qu'ils veulent dire, ou bien ils n'écoutent pas ce que racontent les autres personnes et sont tout-à-fait étrangers, pendant un certain temps, à ce qui se passe autour d'eux. Fixer l'attention sur un objet ou un sujet déterminé et d'une manière soutenue est pour eux une cause de grande fatigue, qui se traduit surtout par une exacerbation des maux de tête.

Chez les neurasthéniques qui n'ont pas atteint l'épuisement, chez les déprimés irritables, la faculté d'attention n'est pas abolie, mais on remarque chez eux comme une claudication du cerveau, comme un rêve à l'état de veille. Pendant qu'ils s'occupent d'un sujet même important, une idée généralement triste s'empare de leur esprit, une question de détails remplace la question principale, et l'intelligence du malade erre loin du sujet qui l'occupait d'abord. De là, la difficulté de se livrer d'une façon suivie à un travail intellectuel d'une certaine durée ; ils ont le désir de travailler, de se livrer à des sujets d'études utiles, mais ils sont vite fatigués, incapables de persévérance dans l'effort, et ils abandonnent leurs projets.

Aussi voit-on beaucoup de neurasthéniques obligés de renoncer à leur profession. Toutefois, ils ne se décident que tardivement, car pour eux une décision, surtout une décision grave, est encore plus difficile que l'effort pour le travail.

« Notre cerveau est d'autant plus puissant qu'il peut se brûler, puis se réparer plus vite, les nerfs excitateurs de l'attention auraient le pouvoir de hâter les désintégrations chimiques et d'en obtenir l'énergie. » (Mosso.)

On comprend, d'après ces données, que les neurasthéniques, dont les centres nerveux sont intoxiqués ou déprimés, aient de la difficulté à obtenir les désintégrations et les réparations nécessaires.

Les neurasthéniques éprouvent de la difficulté à se pénétrer des sujets auxquels ils prêtent avec effort leur attention. C'est le même effet que celui produit par la fatigue. Cette lenteur rend le travail plus difficile, moins fécond. C'est ainsi que, dans une conférence, le professeur a déjà passé à une autre idée, avant que le neurasthénique ait saisi la précédente. J'ai soigné un malade fort intelligent, qui, devenu neurasthénique, se plaignait de la difficulté qu'il avait à comprendre de suite les choses les plus simples. Quand il voyait passer un omnibus et qu'il lisait sa direction, il lui fallait un certain temps pour se rendre compte de cette direction, et, quand il l'avait comprise, l'omnibus était déjà loin.

Des expériences ont été faites à ce sujet avec des chronomètres qui marquent le millième de seconde. La fatigue exerce une grande influence sur la durée de réaction ; ainsi, s'il faut 134 millièmes de seconde avant qu'un sujet touché au pied fasse un signe avec la main, il faut, lorsque l'attention s'épuise, 200 à 250 millièmes de seconde. Suivant Obersteiner, les bruits extérieurs, ainsi que toutes les autres distractions, allongent le temps de réaction physiologique. Il est facile de s'en rendre compte quand, par exemple, nous écoutons une conférence ; le moindre bruit retarde notre perception de ce que dit l'orateur ; le silence favorise, au contraire, considérablement la moindre durée de la réaction. C'est une notion utile à connaître pour les neurasthéniques, qui n'ont que trop de tendance à la distraction et fixent difficilement leur attention. Aussi pour leur travail le silence leur est-il absolument indispensable. Le moindre bruit, le moindre incident, les énerve et interrompt la faculté, déjà très réduite, d'attention qu'ils possèdent. Une expérience d'Obersteiner met bien en évidence l'influence du silence, au point de vue de la durée de la réaction : on frappe la main gauche d'un individu qui doit répondre de la main droite. Au milieu du silence, la main droite répond après 100 millièmes de seconde ; quand on fait résonner un petit orgue, il faut 144 millièmes.

Impressionnabilité. — Comme le dit le Docteur A. Mathieu dans son livre sur la *Neurasthénie*, l'impressionnabilité est un défaut de volonté, d'empire sur soi-même, de *self-control*, suivant la belle expression anglaise. « L'homme vraiment fort ne doit s'émouvoir de rien ; c'est le juste d'Horace, que les ruines du monde frapperaient sans l'émouvoir. Un semblable degré d'impassibilité était chez les philosophes anciens le degré supérieur de la vertu. Plusieurs ont su, mettant en œuvre leurs principes, mourir sans faiblesse, sortir de la vie ainsi que d'un banquet. » L'impressionnabilité exagérée est la marque d'une véritable faiblesse nerveuse.

L'émotivité des neurasthéniques peut être poussée à l'extrême ; ils perçoivent toutes les causes d'émotion en multipliant leur importance et sont émus même de celles qui seraient insignifiantes pour une personne bien portante. Aussi sont-ils toujours dans un état de crainte ; ils se préoccupent des évènements, avant qu'ils se soient manifestés, au point que *beaucoup d'entr'eux souffrent plus des éventualités qui peuvent se présenter que de celles qui se produisent en réalité,* car, dans les circonstances graves et subites, ils sont capables d'une grande énergie, au moins momentanée.

Cette appréhension est un des caractères essentiels des neurasthéniques ; aussi sont-ils d'une grande tristesse, constamment inquiets, pessimistes, misanthropes, humbles et timides. D'après Lange, Ribot, Georges Dumas et la plupart des psycho-physiologistes, la tristesse est un symptôme de l'appauvrissement de la circulation et du ralentissement de la nutrition.

Les neurasthéniques se préoccupent outre mesure de leur santé et croient avoir une maladie grave, une lésion organique, qu'ils déduisent des troubles fonctionnels éprouvés. Cette hypochondrie n'a pas les caractères de l'hypochondrie vésanique avec son caractère d'inconscience et sa ténacité. Leur raisonnement est basé sur une souffrance réelle, et ils ne demandent pas mieux que d'être rassurés.

Comme conséquence de l'état mental, on voit se développer chez beaucoup de neurasthéniques des peurs systématiques, des phobies accompagnées d'anxiété, de vraies terreurs : l'*agoraphobie* ou peur de l'espace, la *claustrophobie* ou peur des endroits clos, l'*anthropophobie* ou peur des foules, des réunions d'hommes, la *stasophobie*, peur de la station verticale, etc.

Agoraphobie. — L'agoraphobie est la maladie la plus commune de celles que je viens d'énumérer ; elle est surtout caractérisée par la peur d'avoir peur de l'espace. Cette crainte seule, à l'idée de traverser une place, un champ et même une rue, remplit le malade de terreur. J'en ai observé un cas des plus intéressants. Un de mes clients et amis, littérateur de talent, de tempérament ar-thritique, à la suite de la perte cruelle de sa femme qu'il adorait, devint neurasthénique et agoraphobe. Pendant plusieurs années, il pouvait à peine sortir de chez lui pour se rendre au restaurant situé dans une maison contiguë à la sienne. Peu à peu, il s'habitua à franchir une plus grande distance, mais toujours dans la même direction. Il acquit même une certaine confiance en lui, au point de traverser le Bois-de-Boulogne, situé près de son domicile ; mais dans la direction opposée au bois, il lui était impossible de franchir l'avenue. Un jour, un de ses amis prit son bras et le conduisit sur cette avenue jusqu'à la rue voisine ; le malade, terrifié à l'idée d'aller plus loin encore, pâlit, tremble de tous ses membres, et dans cet état d'asthénie apparente, il se précipite d'un bond, avec des jambes alertes, jusqu'à son domicile. Il marchait si vite qu'il était impossible à son ami de le suivre.

Du côté du Bois-de-Boulogne, comme je viens de le dire, il pouvait s'aventurer sans crainte et se rendait souvent au Jardin d'Acclimatation, où se trouvait un ballon captif. Quelle ne fut pas la stupéfaction de tous ceux qui le connaissaient d'apprendre que cet agoraphobe,

qui ne pouvait traverser l'avenue, avait fait avec plaisir et
confiance l'ascension du ballon à quatre cents mètres. Le
plaisir fut même si grand qu'il la répéta souvent, y
trouvant le même attrait, sans malaise, sans vertige,
heureux, à cette altitude, de contempler le panorama qui
se déroulait sous ses yeux.

Ces ascensions donnèrent au malade une certaine confiance, et son état s'améliora, au point qu'il consentit, sans
difficulté, à faire de longues promenades en automobile
dans toutes les directions. Il est même allé en tramway
à Marly-le-Roi. Son agoraphobie, sans avoir complètement disparu, lui permet de traverser aujourd'hui
l'avenue sans appréhension, et il s'aventure même à
pied à une assez grande distance dans cette direction,
qui, au début, était pour lui une cause d'angoisse et de
terreur.

Cette observation est instructive au point de vue de la
nature même de la neurasthénie. On a discuté la question
de savoir si la faiblesse musculaire du malade est apparente ou réelle. Nous venons de voir que notre malade,
dont les jambes chancelaient, trouva subitement une
énergie telle qu'il était impossible de le suivre à la course.
Il s'agit donc d'effets de nature surtout psychique. Cette
nature psychique de la maladie est encore démontrée par
l'action qu'ont produite sur le moral les ascensions en
ballon. Ces ascensions ont redonné la confiance perdue
depuis de nombreuses années, triomphé en grande partie
des craintes, des phobies, et donné à notre malade comme
un nouvel essor. Les neurasthéniques ne sont pas hypno-
tisables, mais la persuasion peut amener chez eux les
résultats les plus favorables, et ces résultats peuvent
d'autant plus facilement être obtenus qu'il s'agit de
malades intelligents et désirant guérir. C'est bien le cas
de notre malade, qui est doué d'une grande intelligence,

et, malgré son agoraphobie, a produit des œuvres remarquables.

M. le Docteur Chauffard, dans une conférence faite à l'Hôpital Cochin sur les difficultés de diagnostic dans les maladies nerveuses, cite le cas d'un homme de 31 ans, syphilitique, qui ne pouvait se tenir sur ses jambes et présentait tous les signes de la paralysie syphilitique. Or, ce paraplégique montait à bicyclette, et, une fois sur son véhicule, il partait et courait aussi bien qu'un bicycliste de profession. Aucune appréhension ne l'arrêtait sur sa machine ; ce n'est que debout, et quand il s'agissait de marcher, que l'anxiété le prenait. Il s'agissait d'un cas d'astasie abasie, se rapprochant de l'agoraphobie. Le malade a été guéri par un traitement psychique (1).

Anxiété. — L'état d'anxiété est porté à son apogée chaque fois que le malade se trouve placé dans les circonstances qui lui rappellent l'origine de sa neurasthénie. C'est ainsi que, quand la cause est afflictive, la perte d'une personne chère, par exemple, tout ce qui rappelle son souvenir, un objet lui ayant appartenu, la vue d'un enfant du même âge, s'il s'agit de la perte d'un enfant, donnent des angoisses poignantes. S'il s'agit d'un surmenage professionnel, toute question ayant trait à la profession augmente les préoccupations et l'anxiété. Dans les neurasthénies de cause traumatique, une allusion même à l'accident est une nouvelle cause de terreur.

L'influence du milieu entretient l'état neurasthénique. C'est ainsi que les soins assidus, les questions souvent renouvelées, les recommandations affectueuses que prodiguent les personnes de l'entourage, ne font souvent que développer l'irritabilité du neurasthénique et augmenter

(1) *Journal des Praticiens*, 16 janvier 1904.

sa dépression. De là, la nécessité de placer le malade dans des conditions différentes.

On comprend combien, dans ces cas, les conseils médicaux sont précieux, tant au point de vue psychique que physique, mais c'est une question de doigté, que nous examinerons en traitant de la psychothérapie.

***

CHAPITRE III

Asthénie neuro-musculaire.

L'affaiblissement de l'énergie motrice est un des symptômes les plus fréquents des neurasthénies. Le plus souvent, et surtout dans la neurasthénie à hypertension, on n'observe qu'un certain degré de lassitude qui empêche les malades de faire une longue marche ou de se livrer à un travail manuel. Il s'agit de symptômes subjectifs, plutôt qu'objectifs. On est étonné de voir au dynamomètre ou à l'ergographe que la force de ces neurasthéniques n'est pas diminuée, du moins au début de l'expérience, mais l'effort fait par les malades ne peut se prolonger longtemps.

Dans un cas grave, ils peuvent déployer une grande force, mais, après un effort spontané, ils retombent exténués, à moins que l'intérêt du sujet qui a motivé l'élan ne continue. C'est ainsi que l'on voit une mère neurasthénique, qui passe habituellement son temps sur une chaise longue, sans force apparente, retrouver une énergie étonnante, si son enfant tombe subitement malade et lui donne des inquiétudes pour son existence. Combien ai-je vu de mères, dans ce cas, faire des prodiges d'énergie et même d'endurance, quand un être cher menace de lui être enlevé. Sans force apparente, épuisée, accablée, elle est stimulée par la crainte du danger, passe des nuits entières sans repos, debout au chevet de son enfant, elle qui ne pouvait auparavant quitter sa chaise longue. Tant que dure le danger, elle ne songera pas à elle, comme la perdrix qui expose sa vie pour sauver ses petits, mais quand le danger a cessé, elle retombe exténuée. Il ne faudrait pas croire qu'il s'agit dans ces cas d'un état hystérique. Les mères que j'ai vues, avec cette énergie, n'avaient aucun symptôme hystérique ; il s'agissait de neurasthénie vraie, produite parfois par la perte d'un premier enfant, souvenir qui augmentait leurs terreurs et donnait une énergie d'autant plus grande que le choc nerveux qu'elles avaient éprouvé d'abord, était dû à une situation semblable.

Selon l'expression imagée de M. le docteur F. Raymond, l'état neurasthénique est « à cheval » sur les névroses et sur les psychoses. Dans son excellent ouvrage « *L'hygiène du neurasthénique* », M. Gilbert Ballet déclare que, « dans la majorité des cas, l'amyosthénie neurasthénique, tout en étant plus ou moins continue, varie, s'atténue, se dissipe ou s'accroît du jour au lendemain, on pourrait dire d'un instant à l'autre, et cela sous l'influence de causes qui sont principalement d'ordre moral. »

Je me rappelle un neurasthénique retiré à la campagne, très fatigué après une journée de chaleur, déclarant, après son diner, qu'il est exténué, sans force, incapable de se mouvoir. Au même instant, on lui annonce qu'une de ses fermes est en feu, à une distance de trois kilomètres de son domicile, d'où il peut apercevoir les flammes. Mu comme par un ressort improvisé, il part en toute hâte, franchit au pas accéléré la distance qui le sépare de l'incendie, prête son concours à l'extinction du feu, reste deux heures debout et revient à pied sans éprouver de fatigue apparente pendant tout le trajet. Mais après cet effort, un abattement succède à ce déploiement instinctif de force, et il passe une nuit sans sommeil. Il y avait eu chez lui une excitation soudaine des centres nerveux psychiques réagissant sur le système moteur, qui lui avait donné un renouveau d'énergie et même de résistance pendant un certain temps. On ne peut donc pas dire que dans les neurasthénies il s'agisse d'une faiblesse réelle, d'une incapacité musculaire proprement dite, comme dans les états organiques. La faculté d'excitation, au contraire, peut être exagérée, et l'impressionnabilité se traduire momentanément par une grande activité qui amène malheureusement plus tard une dépression d'autant plus marquée que l'émotion a été plus forte.

Cette excitation avec production de forces momentanées, ne se produit que par des causes extérieures. Quand le neurasthénique n'est ému que par ses propres pensées, toujours tristes, cet effet ne se produit pas; il est, au contraire, dans un état de fatigue musculaire des plus pénibles, augmenté par son état psychique. Cette sensation de fatigue chez quelques malades est telle qu'ils éprouvent comme une pesanteur douloureuse, de l'inertie de tout leur être, et sont obligés de faire des efforts de volonté pour se tenir debout ou monter les étages. Aussi, dès qu'ils le peuvent, ils s'empressent de s'asseoir, de s'étendre sur un fauteuil ou un canapé, les jambes allongées, pour que les muscles n'aient aucun effort à faire.

Un des caractères les plus fréquents et sur lequel je ne saurais trop insister, c'est que, à moins d'excitation extraordinaire, subite, tout effort de volonté pour accomplir un acte quelconque nécessitant un déploiement de force musculaire, est pénible pour les neurasthéniques, au

point que tous vous diront qu'ils se sentent plus fatigués
à l'idée de se mouvoir, de faire une course indispensable,
qu'ils ne le sont quand cette course est effectuée. J'ai
connu un médecin neurasthénique plus épuisé en apparence au moment de partir pour voir ses malades, quand
il se représentait les étages qu'il avait à monter, que
quand il rentrait chez lui après ses visites. Il éprouvait
même un certain soulagement d'avoir fini sa journée,
mais il était bientôt pris d'une nouvelle angoisse, à l'idée
qu'il devait recommencer le lendemain.

J'ai lu, dans plusieurs ouvrages traitant de la neurasthénie, que l'on trouvera probablement plus tard, avec des
microscopes perfectionnés, des lésions anatomiques du
système nerveux expliquant les troubles fonctionnels de
cette maladie. Je ne crois pas, dans la neurasthénie vraie,
à l'existence de lésions, mais à des modifications dans
la nutrition des cellules, dans leur tonus ; je crois à une
intoxication des éléments nerveux, qui expliquerait la
possibilité de ces alternatives fonctionnelles. Une lésion
anatomique constante produirait des phénomènes cons-
tants.

Il existe des degrés différents d'asthénie neuro-musculaire ; dans les formes légères, les malades peuvent encore
vaquer à leurs occupations habituelles, mais ils travaillent
sans énergie et se plaignent de fatigue, surtout au réveil.
A un degré plus avancé, le malade, suivant la remarque
de Beard, est toujours en imminence de fatigue musculaire : tout l'abat. « Rester debout, marcher, parler est
pour lui une cause de fatigue (1) ».

Les troubles dépendant spécialement du cerveau, comme
la céphalée, ont reçu le nom de troubles *cérébrasthéni-
ques ;* les phénomènes provenant de la moëlle épinière

____

(1) Proust et Gilbert Ballet.

s'appellent *myélasthéniques*. Ces derniers sont accompagnés de douleurs localisées particulièrement sur la colonne vertébrale. Elles sont surtout marquées au niveau de la région lombaire à son union avec la portion sacrée *(plaque sacrée)*. Ces douleurs, qui donnent une sensation de courbature des plus pénibles, s'étendent parfois et s'irradient jusqu'à la partie supérieure des membres inférieurs, de même que la céphalée pèse sur les épaules.

L'asthénie neuro-musculaire intéresse également les fonctions végétatives. Beaucoup de neurasthéniques respirent avec une ampleur médiocre et ne déplissent qu'incomplètement leurs poumons, la voix est souvent voilée et une longue conversation les fatigue, autant par la parole elle-même que par la tension d'esprit. J'ai donné mes soins à un conférencier, devenu neurasthénique à la suite de chagrins et d'excès de travail, dont la parole était restée forte et vibrante au début de ses conférences, mais s'affaiblissait progressivement ; après quelques instants, le timbre de sa voix était tellement modifié qu'on aurait dit qu'un autre orateur avait pris sa place. Le repos et un traitement éliminateur des toxines lui rendirent le pouvoir de ne plus éprouver ainsi cette fatigue de la voix.

Weir-Mitchell a particulièrement décrit l'asthénie féminine ; les malades sont dans un état de dépression morale profonde ; le découragement, l'impuissance à vouloir, l'asthénie musculaire sont tellement accusés chez ces malades qu'elles sont incapables de tout effort ; elles languissent dans une inactivité perpétuelle, gardent constamment le lit ou la chaise longue. Si quelques-unes ont conservé un certain embonpoint, la plupart sont anémiées et amaigries ; car, étant ou ayant été dyspeptiques, elles se sont accoutumées peu à peu à manger insuffisamment, soit parce qu'elles redoutent les malaises qui accompagnent le travail de la digestion, soit parce qu'elles n'ont plus le courage de manger. Weir-Mitchell a eu le mérite de reconnaître les deux éléments fondamentaux du syndrome de la neurasthénie féminine : l'asthénie mentale et la dénutrition organique par insuffisance d'apport alimentaire, « qui se prêtent un mutuel appui et concourent l'une et l'autre à entretenir indéfiniment l'épuisement nerveux. » C'est sur ces données qu'il a institué le traitement systématique qui porte son nom et compte à son actif de nombreux cas de guérison.

J'ai soigné une malade qui n'était pas sortie depuis quinze ans. Elle était devenue neurasthénique à la suite de ses dernières couches, qui, cependant, n'avaient rien présenté d'anormal. Aucune cause morale apparente n'avait pu produire cet état, car elle avait toute raison d'être heureuse ; elle avait une famille charmante, une mère remplie, trop remplie d'attentions, un mari bon et dévoué, des filles qui la chérissaient. Aucun signe objectif, si ce n'est une légère augmentation de volume du foie. Il s'agissait d'une forme à la fois cérébrasthénique et myélasthénique : céphalée caractéristique et plaque sacrée. Elle ne parlait qu'à voix basse et ne pouvait supporter qu'on ne parlât pas de même devant elle. La moindre émotion, le moindre bruit produisaient chez elle une rougeur subite de la face, par vaso-dilatation des capillaires. D'une lassitude extrême, elle déclarait ne pouvoir marcher et était toujours couchée sur son lit ou sur la chaise longue. A la suite d'un traitement du foie par le calomel, du massage, de l'hydrothérapie et aussi de la psychothérapie, j'obtins qu'elle descendît dans son jardin, où elle passait l'après-midi sous les ombrages, quand le temps était beau. Mais je voulais obtenir davantage. Son mari acheta pour elle une belle propriété dans les environs de Paris. Après de longues hésitations, elle consentit à y aller, mais à la condition que je l'accompagnerais. Nous partîmes la veille du 14 juillet, par un temps relativement beau, mais avec un vent assez fort. Par une vraie fatalité, sur notre parcours, un drapeau, dressé pour la fête, se détacha d'un poteau et vint tomber devant le cheval qui se cabra. La malade en éprouva une vive émotion et voulait revenir chez elle. Sur mes instances, elle consentit cependant à continuer le voyage ; cette vive émotion fut la cause d'un nouveau séjour au lit. Cependant, sous l'influence de l'air de la campagne et surtout du changement de milieu, il se produisit dans la suite une amélioration relative.

Cet exemple montre à quel degré d'asthénie morale et physique peut conduire la neurasthénie. Cet état si longtemps prolongé avait été entretenu, selon la juste remarque de Weir-Mitchell, par la tendresse, la sympathie exagérée des parents de la malade, de sa mère surtout, qui était à ses petits soins, la plaignant des douleurs vagues qu'elle éprouvait, lui recommandant, au début de la maladie, de ne pas se fatiguer, de ne pas s'exposer au froid, transmettant à sa fille ses craintes chimériques. Après quinze ans, il était bien difficile d'obtenir une guérison radicale ; mais les premières années, il eût été possible, par le traitement de Weir-Mitchell, de triompher de cet état,

La lassitude, la dépression musculaire se font sentir surtout le matin au réveil. Elles paraissent dépendre, du moins en partie, du manque de sommeil ou d'un sommeil agité. L'asthénie neuro-musculaire s'atténue généralement après les repas, mais cette amélioration apparente est de courte durée.

La neurasthénie prend souvent la forme *myélasthénique*, sous l'influence de la profession qui oblige le malade à se tenir debout et explique sa localisation médullaire. M. Gilles de la Tourette cite le cas d'un jeune peintre qui préparait un grand tableau pour le salon et passait des journées entières debout devant une grande toile. N'ayant pas obtenu la récompense qu'il espérait, il fut pris de neurasthénie, localisée surtout aux membres inférieurs. Au début, bien qu'il fût un grand marcheur, il rentrait harassé de courtes promenades, éprouvant dans la région sacrée une souffrance très pénible (plaque sacrée de Charcot), et, plus tard, il pouvait à peine se mouvoir.

L'éloignement de son atelier, où s'était développée son affection nerveuse, produisit déjà une amélioration, et un voyage en Algérie le rétablit complètement, au point que, cinq ans après, la guérison ne s'était pas démentie. Il avait même pu reprendre ses occupations, mais en ayant soin de ne pas rester si longtemps debout.

La cause de cette forme neurasthénique était, en partie, due à la position verticale que le malade était forcé de conserver de longues heures, mais la cause essentielle de la neurasthénie elle-même était un effet moral consécutif à l'insuccès du Salon. Si le peintre avait obtenu la récompense qu'il espérait, il est probable qu'il ne serait pas devenu neurasthénique et serait resté un bon marcheur comme auparavant.

CHAPITRE IV
Troubles digestifs.

—

Dyspepsie hypersthénique ou hyperchlorhydrique. — Dyspepsie hyposthénique ou hypochlorhydrique. — Journée des neurasthéniques. — Théorie des troubles digestifs.

La plupart des neurasthéniques sont dyspeptiques. Les troubles digestifs qu'ils accusent, qu'ils soient une des causes ou la conséquence de leur état nerveux, contribuent grandement à accroître leurs souffrances. Pour se rendre compte de leurs effets, il suffit de se représenter les malaises, les inquiétudes, l'état d'esprit provoqués par une indigestion accidentelle, même chez un homme habituellement bien portant. Il est comme rompu, agacé, incapable de travailler, de fixer son attention. Sa circulation est troublée ; il a mal à la tête, passe la nuit sans sommeil ou, s'il parvient à s'endormir, il est en proie à des rêves pénibles. Ce sont les symptômes d'un état neurasthénique passager.

La dyspepsie peut revêtir des formes différentes qu'il est utile de connaître, car elles réclament des traitements différents. M. A. Mathieu décrit trois formes de la dyspepsie :

1º Dyspepsie nervo-motrice avec ou sans hypochlorhydrie ;

2º Hyperchlorhydrie ;

3º Hypochlorhydrie et stase gastrique permanente avec ou sans hyperacidité organique.

M. le Docteur A. Robin établit trois grands groupes de dyspepsies, qui sont :

1º Les dyspepsies par exagération de la fonction ou dyspepsies hypersthéniques ;

2º Les dyspepsies par insuffisance de la fonction ou dyspepsies hyposthéniques ;

3º Les dyspepsies par perversion fonctionnelle ou fermentations gastriques.

Dans la *dyspepsie hypersthénique* chronique, il y a hypersécrétion avec hyperchlorhydrie, sous l'influence d'un état d'irritation devenu permanent. M. Robin estime que la dilatation proprement dite est rare, tandis que la distension de l'estomac est le symptôme le plus fréquent. Cette distension est causée par la difficulté que l'estomac éprouve à se vider par suite de la contracture du pylore qui, de transitoire, devient peu à peu permanente. De là, une hypertrophie du muscle pylorique, séjour prolongé du bol alimentaire dans l'estomac, et comme conséquence, fermentations compliquant d'hyperacidité de nouveaux acides, l'hyperacidité chlorhydrique.

M. Hayem a constaté que chez les malades faisant de la rétention chlorurée, qui n'éliminent pas suffisamment de chlorures, le type chimique est celui de l'hyperchlorhydrie la plus franche, et l'on est en droit de se demander si l'hyperchlorhydrie n'est pas liée généralement à une élimination insuffisante de chlorure de sodium.

La *dyspepsie hyposthénique* est due à une insuffisance des éléments secréteur, nerveux ou moteur ; d'abord, cette insuffisance peut n'intéresser qu'un de ces éléments, mais bientôt l'estomac tout entier est entrainé dans un état pathologique : les secrétions sont insuffisantes, les nerfs et les muscles sont dans un état de dépression morbide.

Cette forme de dyspepsie hyposthénique se rencontre chez les neurasthéniques vraiment déprimés.

Les *fermentations gastriques* peuvent n'être qu'occasionnelles, à la suite d'une ingestion d'aliments aptes à fermenter facilement, dans des cas de mastication ou de salivation imparfaites, mais le plus souvent elles compliquent les deux premières formes de dyspepsies.

D'après M. A. Robin, elles peuvent aussi être la cause d'hypersthénie secondaire, dont les accidents se superposent à ceux de fermentation.

Caractères de la dyspepsie hypersthénique ou hyperchlorhydrique. — C'est une erreur de croire que l'hypersthénie ou l'hyperchlorhydrie gastrique est rare dans les neurasthénies. J'en ai observé bien des exemples. Elle est souvent liée à l'hypertension artérielle et est la conséquence de l'excitation des fibres de l'estomac, de même que l'hypertension artérielle provient de l'excitation des fibres artérielles.

Dans l'analyse faite après les repas d'épreuve, on trouve une hypersécrétion continue et un excès d'acide chlorhydrique.

Les symptômes de la dyspepsie hypersthénique ou hyperchlorhydrique sont très pénibles et proportionnés au degré de l'hypersthénie ou de l'hyperchlorhydrie. M. A. Mathieu en distingue trois aspects principaux :

« 1º La simple exagération de l'acidité chlorhydrique pendant la période de digestion. Dans ce cas, il y a de la pesanteur au creux de l'estomac, des bouffées de chaleur, un peu de somnolence, des renvois acides et une sensation de brûlure au creux épigastrique quatre ou cinq heures après le repas, aussi bien la nuit que le jour ;

» 2º Les crises d'hypersécrétion chlorhydrique s'accompagnent habituellement de vomissements ;

» 3º Si l'hypersécrétion continue avec dilatation de l'estomac et stase permanente (*Maladie de Reichmann*), elle constitue une forme grave, et l'ulcère rond vient souvent compliquer cette gastropathie. »

Caractères de la dyspepsie hyposthénique ou hypochlorhydrique. — Dans cette forme, le malade est généralement privé d'appétit ; il mange surtout pour se soutenir, sentant ses forces épuisées. Après le repas, il a une sensation de bien-être, se sentant réconforté, et oublie momentanément ses angoisses. « C'est le moment qu'il choisit pour effectuer des travaux qui demandent le plus de lucidité et de liberté d'esprit. » (Bouveret.) Mais cette période d'accalmie ne dure pas longtemps. Une demi-heure environ après le repas, le malade est pris de douleur vague et de pesanteur à l'estomac, de ballonnement de l'abdomen avec des renvois gazeux inodores et sans aigreurs. La tête est lourde, le malade éprouve un malaise général et les idées sont confuses.

On constate à l'examen que l'estomac est distendu, au point que sa forme se dessine en soulevant les parois abdominales. A la percussion, on perçoit une sonorité très marquée. Le plus souvent, le gonflement s'étend à tout l'abdomen. L'intestin, comme l'estomac, est dans un état d'atonie.

Par la percussion ou la succussion hypocratique, on perçoit un clapotement qui disparaît après cinq ou six heures dans le cas de moyenne intensité, mais persiste dans les cas plus graves. Il n'y a que distension avec stase dans le premier cas ; il y a une vraie dilatation dans le second.

Dans les repas d'épreuve, pour les formes moyennes, l'acidité du suc gastrique varie de 1.60 à 2 pour 1,000. On trouve de 0.30 à 0.70 pour 1,000 d'acide chlorhydrique libre. La quantité des acides organiques de fermentation n'est pas sensiblement accrue.

Dans les formes plus graves, l'acide chlorhydrique disparaît ou il en reste combiné aux peptones.

Ces troubles des fonctions digestives peuvent produire un amaigrissement considérable, qui caractérise les cas les plus graves de la dyspepsie neurasthénique.

Dans l'hyperchlorhydrie, l'appétit est généralement conservé, tandis que dans l'hypochlorhydrie il peut y avoir une inappétence absolue. Dans cette dernière forme, le creux épigastrique est très sensible à la pression au-dessous et un peu en dehors de l'appendice xiphoïde, « mais les douleurs sont plus précoces et moins intenses que celles que l'on rencontre dans l'hyperchlorhydrie. » (A. Mathieu.)

Quand la stase du bol alimentaire est peu accentuée, quand l'estomac se vide en temps voulu et qu'il n'y a pas de stase persistante, l'acidité totale est très inférieure à la moyenne, mais il n'en est pas de même quand il y a stase permanente ; dans ce cas, il se produit des fermentations anormales exagérées, et l'acidité totale est supérieure à la normale. Quand l'atonie est très prononcée, on trouve avec la sonde, six ou sept heures après le repas, des aliments dans la cavité de l'estomac, avec des produits acides de fermentation qui peuvent être résorbés et intoxiquer l'organisme.

Telles sont les formes de la dyspepsie. En général, voici comment se comporte la journée des neurasthéniques au point de vue digestif.

Journée des neurasthéniques. — Le premier repas étant, en général, peu copieux et d'une facile digestion est suivi d'une période de calme relatif ; mais peu de temps après, la faiblesse se fait sentir et avec elle le besoin de manger.

Le repas de midi est d'autant plus copieux que le malade ressent la nécessité impérieuse de réparer ses forces ; il éprouve, en mangeant, une accalmie, mais l'ingestion d'une quantité considérable d'aliments devient bientôt pour lui une cause de souffrance. Après le repas, il a un malaise général, une sensation de lourdeur tant physique que morale qui l'invitent à se coucher ; aussi, quand il est libre de ses actes, il se porte péniblement sur une chaise longue, où il reste plus ou moins longtemps, avec une sensation de chaleur à la face, l'abdomen ballonné, la respiration courte, la tête douloureusement serrée, et il se laisse aller à un sommeil lourd, pendant lequel la digestion se poursuit lente et pénible.

S'il ne se couche pas, il éprouve les mêmes malaises et a de plus à lutter contre une somnolence pénible qui persiste plus ou moins longtemps et rend tout travail intellectuel difficile, sauf, comme nous l'avons vu pour les hypochlorhydriques qui ont, après le repas, quelques instants moins défavorables, se sentant un peu tonifiés par les aliments. Si le neurasthénique a le courage de sortir, la période digestive est moins longue, car, comme on l'a dit avec juste raison, on digère autant avec ses jambes qu'avec son estomac.

Ces sensations pénibles finissent cependant par disparaître, mais la faiblesse reparaît, et le malade éprouve le besoin de réparer ses forces en prenant un peu de nourriture. Le goûter de quatre ou cinq heures étant peu copieux lui apporte un certain soulagement, comme le déjeuner du matin.

Le moment le moins désagréable de la journée est, en général, celui qui précède le dîner. Restauré par le goûter dont la digestion n'est pas très pénible, le malade attend patiemment l'heure du repas. Entre six et sept heures, la somnolence a à peu près disparu, les idées sont plus lucides, la faiblesse, sous l'influence du goûter, a été atténuée, et, à ce moment, quelques neurasthéniques manifestent un bien-être relatif.

Pendant le dîner, comme d'ailleurs pendant tous les repas, le malade éprouve une certaine satisfaction, mais il est bientôt repris des mêmes malaises qu'il a ressentis après le second déjeuner. La lenteur de la digestion ramènera la somnolence, et les poussées de chaleur au visage. S'il ne se met pas au lit, il a à lutter péniblement comme l'après-midi contre l'assoupissement, et cette angoisse est accrue des troubles digestifs : ballonnement, renvois de gaz, sensation de plénitude, etc. S'il succombe au besoin de se coucher, après une heure ou deux d'un sommeil lourd, survient l'insomnie et toutes les inquiétudes, les souffrances que nous avons déjà décrites. D'autres, au contraire, malgré ce besoin de dormir en apparence impérieux, ne peuvent trouver le sommeil, même en se couchant.

De ce qui précède, nous voyons que le neurasthénique, pour réparer ses forces, fait toujours appel à son estomac ; malheureusement, cet organe, malade lui-même, en le secourant, lui inflige des souffrances aussi pénibles que la sensation de faiblesse éprouvée antérieurement.

Théorie des troubles digestifs. — M. Bouveret attribue la dyspepsie neurasthénique à l'atonie musculaire et à l'appauvrissement de la secrétion. Cela est vrai pour les hypochlorhydriques, qui n'ont pas d'appétit, qui sont de suite rassasiés, chez lesquels les fibres musculaires de l'estomac, comme celles du reste du corps, sont atones, chez les vrais épuisés du système nerveux. Chez ces malades, les appareils glandulaires de l'estomac secrètent une faible proportion d'acide chlorhydrique et de pepsines, le foie donne peu de bile, le pancréas est insuffisant. Mais, comme nous l'avons déjà dit, beaucoup de neurasthéniques sont, au contraire, hyperchlorhydriques ; les causes et les symptômes sont tout à fait opposés ; au lieu d'asthénie, nous avons de l'hypersthénie.

Comment expliquer cette antithèse chez des malades atteints de la même maladie ? C'est bien le cas de dire qu'il n'y a pas une neurasthénie, mais des neurasthénies, dont les caractères sont parfois tout à fait opposés et réclament un traitement différent.

Nous savons que l'impressionnabilité chez les neurasthéniques est souvent portée à l'extrême ; ils sont non seulement irritables, mais ils réagissent avec rapidité et même soudaineté. Cet état est presque aussi fréquent que l'épuisement vrai. Dans les évènements graves, dans les dangers, les neurasthéniques s'excitent d'autant plus qu'ils ressentent plus vivement les émotions ; les reflexes chez eux sont exagérés. Ce qui se passe pour la vie de relation est vrai aussi pour la vie végétative.

« La secrétion gastrique est le résultat d'un reflexe, dont le primum movens consiste dans l'excitation des nerfs du goût, de l'olfaction, de la vision, des nerfs masticateurs et vraisemblablement aussi dans les opérations purement psychiques de l'écorce cérébrale. Cette excitation est plus importante que l'irritation de la muqueuse gastrique (1). »

Les expériences de Pawlow et celles de Khighine sont, à ce sujet, tout à fait concluantes : On fait mâcher de la viande à un chien porteur d'une fistule œsophagienne, de sorte que la viande mastiquée s'élimine après déglutition par la fistule; on constate que cette alimentation fictive suffit à provoquer une abondante secrétion gastrique et pancréatique. — Khighine introduit par cette fistule de l'albumine d'œuf dans l'estomac d'un chien sans que l'animal s'en aperçoive, et il ne se produit aucune secrétion.

Bidder et Schmidt ont montré que la vue des aliments, Richet que la mastication des substances sapides, Balme que l'irritation de la muqueuse du rhino-pharynx provoquent la secrétion reflexe de l'estomac.

Les neurasthéniques irritables, sous l'influence de leur extrême impressionnabilité pour toutes les causes d'ordre psychique ou physique, peuvent donc stimuler par action reflexe les fibres de l'estomac et avoir de l'hypersécrétion de cet organe, de même qu'ils versent des larmes dans des circonstances qui ne produisent pas en général cet effet.

Voilà, à mon avis, l'explication de la fréquence considérable de l'hyperchlorhydrie chez les neurasthéniques; pour la même raison, les neurasthéniques vraiment dé-

(1) Docteur Julien. *Le régime des Dyspeptiques, Journal des Praticiens*, 18 avril 1903.

primés, les épuisés du système nerveux, beaucoup plus déprimés qu'irritables, ont des secrétions insuffisantes, une dyspepsie hyposthénique ou hypochlorhydrique. Pour le traitement, nous tiendrons compte de ces notions, qui renferment un côté essentiellement pratique.

CHAPITRE V

Autres troubles des voies digestives.

—

Diarrhée. — Obstruction intestinale. — Œsophagisme. Constipation. — Entérite muco-membraneuse.

Diarrhée. — Quoique plus rare que la constipation, la diarrhée est parfois un symptôme neurasthénique. Cette diarrhée nerveuse survient surtout à la suite d'une émotion ; comme nous l'avons dit, la neurasthénie est à la fois une névrose et une psychose. M. Bouveret cite le cas d'un homme de 45 ans qui, à la suite de grandes pertes d'argent ayant amené une ruine presque complète, est pris de tous les signes de la neurasthénie : insomnie, céphalée, troubles digestifs. « Toutes mes émotions, dit-il, je les éprouve dans le ventre. C'est un malaise indéfinissable, comme lorsque j'ai très faim, puis j'entends des gargouillements, et je sens le besoin d'aller à la selle ; j'y vais, et le plus souvent je rends une grande quantité d'eau. » Or, cette crise intestinale se produit toutes les fois que le patient rencontre dans la rue une des personnes auxquelles il attribue la perte de sa fortune. Il doit rentrer précipitamment chez lui pour satisfaire un besoin pressant.

Il s'agit dans ces cas d'une secrétion intestinale analogue à la secrétion rénale, au besoin impérieux d'uriner qu'éprouvent bien des gens à la suite d'une émotion. Au début des épidémies de choléra, on a constaté que la crainte de contracter cette maladie produit des phénomènes diarrhéiques. Aussi a-t-on dit avec juste raison que, quand cette maladie sévit dans une ville, tous les habitants n'ont pas le choléra, mais presque tous ont la cholérine.

Obstruction intestinale. — M. Cherchewski (1) a signalé une autre névrose de l'intestin chez les neurasthéniques. C'est une sorte d'iléus nerveux. A la suite d'un travail intellectuel exagéré, d'une fatigue physique ou encore d'une préoccupation morale vive où domine le sentiment de la responsabilité, les malades sont pris de phénomènes d'obstruction intestinale. Les signes d'obstruction éclatent brusquement, se traduisent par des douleurs violentes, des nausées et des vomissements qui durent souvent plusieurs jours, sans que le malade puisse aller à la garde-robe. On cite des laparotomies pratiquées pour des contractures intestinales que l'on croyait de nature organique et qui n'étaient que des spasmes d'origine neurasthénique.

J'ai eu à soigner plusieurs cas d'obstruction intestinale de cette nature. Mme M..., âgée de 40 ans, neurasthénique à la suite de chagrins domestiques, est prise de douleurs abdominales des plus violentes, avec localisation au-dessus du nombril, nausées, vomissements, altération des traits de la face et algidité, impossibilité d'aller à la garde-robe. Cet état dure six jours et finit par céder à plusieurs lave-

(1) *Revue de Médecine* 1883, pages 878 et 1033.

ments d'eau de seltz. La convalescence fut facile, et depuis vingt-cinq ans la maladie ne s'est pas reproduite, les causes morales qui l'avaient provoquée ayant disparu.

Mlle X..., 26 ans, à la suite de déceptions des plus émouvantes, est prise de neurasthénie : maux de tête, insomnie, troubles fonctionnels cardiaques, tachycardie, douleurs précordiales, hypertension artérielle. Dès le début, les troubles névropathiques s'étaient portés sur les nerfs du cœur et des vaisseaux. Ils paraissaient s'atténuer, quand la malade fut prise de douleurs violentes à l'abdomen, avec nausées, vomissements, impossibilité d'aller à la garde-robe. Les troubles nerveux avaient quitté le cœur et les vaisseaux pour se porter sur l'intestin. M. le Professeur Raymond, appelé en consultation, confirme le diagnostic d'obstruction intestinale. Le massage, les lavements à l'eau de seltz n'obtiennent aucun résultat. Enfin, au huitième jour, j'obtins une débâcle en employant l'électricité faradique, un pôle promené sur le côlon et l'autre placée à l'anus. La convalescence fut longue, les causes morales persistant. Cependant, malgré de nouvelles causes d'émotions des plus pénibles, cet accident ne s'est pas renouvelé, mais il a fallu lutter de nouveau contre les troubles fonctionnels cardiaques. J'ai soigné longtemps la famille de cette malade : le père et le frère sont goutteux ; la mère, très nerveuse, a eu des troubles fonctionnels cardiaques et intestinaux.

M. Cherchewski a remarqué que, dans ces cas de contracture intestinale névropathique, les purgatifs aggravent l'état des malades et qu'ils ne peuvent aller à la garde-robe qu'avec des narcotiques et surtout la codéine. J'ai eu à soigner une malade, neurasthénique irritable à hypertension, qui prenait depuis de nombreuses années, pour aller à la garde-robe, du sirop pectoral opiacé, dont l'effet, chez tout autre malade, eût été diamétralement opposé.

Œsophagisme. — Quand les spasmes se produisent à l'œsophage, ils constituent l'œsophagisme. Dans ce cas, ils sont souvent déterminés, chez les prédisposés, par une irritation locale, tantôt à la suite d'une angine, tantôt à la suite de provocation, telle que le passage d'une sonde ou d'un instrument chirurgical. J'en ai vu plusieurs cas présentés par M. le Professeur Raymond à ses conférences de la Salpêtrière.

Mme A.... âgée de 30 ans, est depuis cinq ans atteinte d'œsophagisme. Son père ayant perdu une somme considérable d'argent, elle en éprouva une grande dépression nerveuse. Obligée de travailler pour vivre, elle songea à tirer parti de sa voix et voulut entrer à l'Opéra; elle aurait réussi sans un léger enrouement qu'on lui conseilla de soigner en lui donnant l'espoir de l'admettre à l'Académie de Musique quand il aurait disparu. Dans ce but, elle s'adressa à presque tous les médecins laryngologistes de Paris. Ils lui cautérisèrent les cordes vocales. Elle se rappelle que l'un d'eux provoqua chez elle une douleur violente au niveau de l'œsophage; elle attribue cette douleur à ce que le praticien aurait suivi le trajet œsophagien, au lieu d'introduire l'instrument dans le larynx. En tout cas, c'est depuis lors que le spasme de l'œsophage se produisit, durant au début deux ou trois jours seulement et se reproduisant tous les quinze ou vingt jours.

A la suite d'émotions, et notamment de sa non admission, sans espoir de retour à l'Opéra, elle resta vingt-quatre jours sans pouvoir rien avaler; de là, un amaigrissement énorme et un état en apparence cachectique. Depuis lors, les spasmes, sans être d'une aussi longue durée, sont devenus plus fréquents.

« L'œsophagisme est lié au nervosisme du sujet. Ce spasme apparaît souvent à un âge avancé. Dans ce cas, on est tenté de croire à un rétrécissement d'origine néoplasique ou à une compression exercée par un anévrisme (1). »

Il n'en est rien. Une fois l'alerte passée, que causaient l'arrêt du bol alimentaire et les vomissements consécutifs, la déglutition redevient normale. Il s'agit d'une dysphagie spasmodique sans lésion organique. L'âge arrivant, les combustions deviennent moins actives, les déchets s'accumulent dans le sang. Il en résulte une excitation nerveuse qui, dans le domaine psychique, donne naissance à une certaine irrégularité de caractère et à une vivacité toujours inquiète. C'est la neurasthénie de la cinquantaine, décrite par M. Huchard. Dans les muscles, on constate des douleurs, des crampes, des spasmes, qui se localisent souvent à l'œsophage.

Constipation. — La constipation, très fréquente chez les neurasthéniques, a une influence considérable sur les troubles digestifs et l'état nerveux des malades.

Elle peut être absolue ou relative. L'homme adulte bien portant, pour une alimentation mixte, doit rendre, en moyenne, de 130 à 150 grammes de résidus en vingt-quatre heures.

Dans une première période, il se produit une irritation de la muqueuse intestinale avec un peu de diarrhée que la nature provoque pour se débarrasser de produits toxiques. C'est une irritation salutaire. A un degré plus avancé, on observe un état congestif, provoqué par le séjour prolongé dans l'intestin de matériaux résiduels stagnants, desséchés, adhérents à la muqueuse. Cette congestion envahit bientôt toute la trame du tissu muqueux, qui devient turgescente et dont les vaisseaux se dilatent. Cet état est dû à un engorgement veineux. Ces modifications de la muqueuse amènent des altérations de la sécrétion intesti-

(1) *Journal des Praticiens*, 14 novembre 1903, page 743.

nale. A l'état normal, cette secrétion est assez abondante et constitue un milieu défavorable à la flore bactérienne intestinale ; elle protège l'épithélium muqueux et favorise l'élimination des résidus. Quand la muqueuse est le siège d'un état congestif permanent, quand les secrétions intestinales sont modifiées et n'ont plus leur pouvoir bactéricide, les micro-organismes se développent en plus grande quantité, les agents de putréfaction sont plus actifs, les matières albuminoïdes ont beaucoup plus de facilités à se transformer en agents nocifs (A. Gautier).

Toutes ces considérations trouvent leur justification dans l'examen des selles des constipés et des gaz fétides qui les accompagnent.

A un troisième degré, les extrémités des filets nerveux des tuniques musculaires sont altérées dans leur texture, d'où les dilatations si communes chez les constipés, la tendance au volvulus (Potain).

Dans la constipation, l'abdomen présente du ballonnement, les flancs font saillie, le trajet du côlon transverse, prédomine souvent ; le ventre est fréquemment globuleux, revêt le type du ventre gravide. Une palpation superficielle provoque une certaine défense musculaire qui indique la souffrance intestinale. La palpation profonde détermine une douleur vive, qui paraît dépendre de la lésion des filets nerveux. On trouve ces zones douloureuses dans les flancs, au niveau des fosses iliaques, la droite de préférence, au niveau de la région ombilicale et aux deux angles latéraux du colon. La pression détermine à droite une sensation pénible, qui paraît se prolonger sous le foie et atteindre même la région profonde de l'hypochondre. A gauche, on observe une sensibilité analogue, qu'il ne faut pas confondre avec la douleur stomacale, qui est plus superficielle et irradie surtout de dehors en dedans. Ces deux zones se retrouvent chez tous les malades.

Bien des estomacs fonctionnent mal, parce que le tube
intestinal est malade, et ce qui le prouve, c'est qu'il suffit
souvent de traiter l'intestin pour obtenir la disparition de
troubles gastriques. Toutes les dyspepsies gastriques n'ont
pas cette origine. « Mais quand à la dyspepsie intestinale
primitive succède la dyspepsie gastrique, celle-ci est due,
partie à l'auto-intoxication, partie à un trouble dynamique
reflexe du plexus solaire, des ganglions semi-lunaires et de
la chaîne ganglionnaire spéciale à l'estomac (1). »

La fétidité de l'haleine est d'autant plus marquée, plus
intense, que la constipation est plus invétérée, que les
fonctions intestinales sont plus irrégulières (Coyon); elle
peut être saburrale, parfois acide, aigrelette, même
fécale (Potain).

Les complications sont multiples, et elles sont facilement explicables d'après les troubles apportés à la
circulation, à l'innervation et à la résorption toxique.
Le foie augmente de volume, devient sensible, douloureux. Nous savons qu'une des principales fonctions
du foie est de servir de barrière aux poisons qui ont
pénétré dans la circulation et de les détruire. On comprend
les conséquences de l'insuffisance de fonctionnement
de cet organe ; les toxines non détruites sont transportées
dans le torrent circulatoire et peuvent être déposées sur
tous les autres organes. La rate, soit par intoxication
directe, soit par contre coup des troubles de la circulation
du système porte, peut être lésée, rarement augmentée de
volume (Janein), sensible spontanément ou au palper.
« Son mauvais fonctionnement entraîne des altérations
importantes dans la crase du sang et joue un rôle dans ces
variétés de chloro-anémie d'origine auto-toxique à point
de départ intestinal. » (Breton.) Quand le tube digestif re-

(1) Docteur A. Breton. *Journal des Praticiens,* 28 mars 1903.

prend son action physiologique, on voit rapidement cesser ces désordres, sans avoir recours à l'usage du fer, qui ne fait qu'aggraver l'état du malade, en augmentant la constipation et ses suites.

Les reins sont aussi troublés dans leurs fonctions et peuvent même s'enflammer. On sait qu'ils ont pour mission de rejeter au-dehors de l'organisme les matières extractives et les toxines. Si les ptomaïnes ou les leucomaïnes (Lancereaux), si les acides plus ou moins nocifs, produits par la constipation et entretenus par elle d'une façon permanente, sont toujours en excès, on comprend que les reins, constamment irrités et surmenés, s'enflamment, et Lolder a même signalé la dégénérescence parenchymateuse des reins consécutive à la constipation.

Comme le foie, le pancréas peut aussi être troublé dans ses fonctions. « Certaines dyspepsies intestinales, caractérisées par des borborygmes, de la pesanteur, des selles fétides, peuvent être rattachées à un trouble de la secrétion pancréatique. » (Lancereaux.) La digestion pancréatique ne peut se faire sans la secrétion intestinale.

M. le Docteur Huchard a démontré dans ses cliniques que la résorption des toxines intestinales conduit à l'hypertension artérielle. Les pseudo-angines d'origine viscérale qu'il a décrites en sont souvent la conséquence.

La constipation, soit par action reflexe, soit par intoxication, et souvent sous l'influence de ces deux causes réunies, affecte le système nerveux central et périphérique autant au point de vue psychique que physique. On dit irrévérencieusement, mais assez justement, d'un homme acariâtre, qu'il est « constipé » et, ironiquement, « gai comme un constipé ». L'état mental est souvent lié à la vacuité ou à la réplétion du tube intestinal, d'où inaptitude au travail intellectuel, défaut de mémoire, irritabilité, tendance à la dépression, tristesse, propension à voir tout en noir, apathie, etc. (Devay). D'autres phénomènes accompagnent la constipation : les maux de tête, les vertiges (Leube), les bourdonnements d'oreille, l'insomnie, le sommeil agité, interrompu par des cauchemars, certaines névralgies, etc. Tous ces symptômes constituent un état neurasthénique ; il est facile d'en déduire l'importance que l'hygiène intestinale a dans les neurasthénies.

Le traitement doit être basé sur l'hygiène, l'exercice, le régime composé surtout de légumes et de fruits, l'hydrothérapie, le massage et, dans certains cas, l'électrothérapie. Une cure aux eaux thermales est indiquée : Plombières, Luxeuil, Carlsbad ou Miers ; ces deux dernières ont l'avantage de continuer leur action laxative même quand on a cessé d'en prendre.

Les lavements huileux, les laxatifs seront employés quand l'indication se présente. On aura recours aussi aux grands lavements avec la sonde Nélaton, pour débarrasser et désinfecter l'intestin.

Une recommandation essentielle est de se présenter à la garde-robe à heure fixe ; les fonctions intestinales se régularisent souvent par l'habitude.

Quand la constipation est due au relâchement de la paroi abdominale (étalement en ventre de batracien dans la position horizontale, proéminence de la région hypogastrique dans la station verticale), M. Froussard (1) recommande, indépendamment du massage, de la gymnastique, de l'escrime et de l'équitation, une ceinture serrée dans sa partie inférieure, lâche, au contraire, dans sa partie supérieure, de sorte que l'abdomen repose sur un plan incliné.

Entérite muco-membraneuse. — La constipation, liée à un trouble d'innervation du grand sympathique, produit

____

(1) *Traitement de la Constipation*, 1903.

très souvent une complication des plus tenaces et des plus douloureuses des neurasthénies ; c'est l'*entérite muco-membraneuse*. Elle se produit surtout chez les neurasthéniques à hypersthénie gastrique ou hyperchlorhydrique. (Robin.)

MM. Maurice Soupault et Jonault ont déterminé expérimentalement l'entérite muco-membraneuse. Se basant sur la production de l'entérite par l'irritation des nerfs intestinaux, ils ont provoqué artificiellement une secrétion identique chez les lapins : 1° en injectant du lait de bismuth dans la vésicule biliaire ; 2° dans la trompe gauche ; 3° dans l'appendice, après malaxation de l'intestin. Dans les trois cas, ils ont observé une hypersécrétion de mucus et des selles rappelant les garde-robes des entéritiques muco-membraneux. Le traumatisme plus prononcé a augmenté les glaires (1).

L'anatomie et l'histologie pathologiques de l'entérite muco-membraneuse ont encore besoin de nouvelles recherches, selon le rapport de M. Mannaberg au *XIII*ᵉ *Congrès International (Paris 1900)*. Le nombre des autopsies est très restreint. D'après les travaux de Max Rothmann (2) et du Docteur Jagic (3), il existe une lésion caractéristique de certaines colites muco-membraneuses intéressant les glandes de Lieberkühn et le tissu interglandulaire qui est infiltré de leucocytes.

Les coliques sont parfois d'une grande violence, au point qu'elles peuvent être prises pour des coliques hépatiques ou néphrétiques. Elles se reproduisent à intervalles plus ou moins longs et persistent quelquefois plusieurs jours de suite. C'est que l'expulsion des matières est très

(1) *Société de Biologie*, séance du 25 avril 1903.

(2) *Zeitsch f. Klin Med.* 1893.

(3) *Wiener Klin. Rundschau.*

difficile, et les coliques ne sont que rarement suivies d'évacuation. M. le Docteur A. Roussel, de Saint-Etienne, explique cette difficulté par l'atonie du côlon et un spasme de la portion terminale de l'intestin (1).

Ces matières ont un aspect particulier. D'un volume plus ou moins grand, elles sont pénétrées ou entourées de mucosités qui ont la forme de rubans, de bandelettes, et sont prises souvent par les malades pour des tœnias. Quand ces glaires sont évacuées pour la première fois, le neurasthénique affolé fait généralement appeler son médecin et lui montre le prétendu ver solitaire; un examen de courte durée suffit pour le détromper.

« Ces masses glaireuses sont parfois expulsées au milieu d'une crise de pseudo-diarrhée, tout à la fois douloureuse et fébrile. La fièvre peut atteindre 40 et même 41 degrés (2).

On comprend que cet état puisse simuler une appendicite, d'autant plus que la pression sur le gros intestin produit une sensation douloureuse au niveau du cœcum. Mais elle n'est pas limitée à cette localisation; le coude droit du côlon et l'S iliaque sont également sensibles à la pression.

La fièvre, due à l'absorption probable des fermentations intestinales par des érosions de la muqueuse, peut durer plusieurs jours et être prise pour une fièvre typhoïde, d'autant plus que la diarrhée peut persister après l'évacuation des matières glaireuses. Les suites de la maladie ne tardent pas cependant à éclairer le diagnostic.

C'est souvent pour elle seule que le médecin est appelé. En questionnant le malade, il voit qu'il se trouve en présence d'un neurasthénique, dont il doit, en même

(1) *Semaine médicale*, 25 novembre 1903, page 383.

(2) Bouveret. *La Neurasthénie, épuisement nerveux*, page 172.

temps, soigner les autres signes névropathiques. J'ai eu à en soigner bien des cas, et chaque fois j'ai remarqué combien cette maladie influe sur le moral. Une de mes malades ne parlait de rien moins que de suicide, à cause des douleurs atroces qu'elle ressentait et de la difficulté qu'elle avait à expulser les gaz. Un massage méthodique de l'anus et de l'abdomen a produit un bon résultat.

M. le Docteur Albert Robin recommande les irrigations intestinales, auxquelles il fait ajouter cinq ou six gouttes de teinture de sauge par litre d'eau tiède ; une serviette trempée dans de l'eau tiède et recouverte de taffetas gommé sera appliquée sur le ventre deux heures après le dernier repas ; on emploiera le massage par effleurage sur l'abdomen, et on le pratiquera également à l'anus pour obtenir une dilatation progressive.

M. Enriquez a obtenu une grande amélioration, dans cinq cas, en faisant arriver directement au contact de la muqueuse intestinale de l'acide tartrique enrobé dans une enveloppe épaisse de gluten ; il a, dans sept cas, par le même procédé, triomphé de constipation opiniâtre (1).

On obtient de bons résultats également avec les eaux de Plombières et de Châtelguyon.

Le régime est celui des dyspepsies que nous décrirons plus tard. On emploiera, de préférence, les féculents ; ils empêchent les putréfactions azotées de l'intestin.

CHAPITRE VI

Vertige. — Troubles de la sensibilité générale.

Le vertige est fréquent chez les neurasthéniques. On l'a attribué aux troubles digestifs si communs dans les neurasthénies, mais les maladies d'estomac, quoique graves,

(1) *Séance de l'Académie de Médecine* du 16 février 1904.

ne donnent pas toujours lieu à des vertiges. J'ai constaté ce syndrome surtout chez les déprimés arthritiques, et ce qui prouve sa nature arthritique, c'est qu'il cède généralement à un traitement anti-arthritique. M. Gilbert Ballet reconnaît comme très vraisemblable que la plupart des vertiges, chez les neurasthéniques, sont d'origine centrale et dépendent directement des troubles des centres nerveux. Cela est vrai, mais ils se produisent surtout quand ces troubles sont causés par l'uricémie.

D'ailleurs, le vertige, chez les neurasthéniques, se présente avec les mêmes caractères que celui des arthritiques. Il n'est pas constitué, comme dans la maladie de Ménière, par un manque d'équilibre soudain, occasionnant la chute du malade; c'est plutôt une sensation de vide cérébral, de déplacement du sol. La vue se trouble, obscurcie, comme recouverte d'un voile; le malade voit des points noirs, des mouches volantes; les objets situés à une grande distance sont confondus avec ceux placés à proximité, comme par un vrai trouble de l'accommodation. Le vertige est surtout marqué quand le malade regarde de côté ou en haut, en marchant, et particulièrement pendant l'ascension.

Le vertige se manifeste généralement dès le réveil; il se calme pendant les repas et disparaît pendant le repos au lit. Quelquefois, il se développe par accès, tantôt avant, tantôt après le repas. Dans ce cas, le malade se sent poussé en divers sens; il lui semble que le sol s'abaisse ou s'élève alternativement, et il titube comme un homme ivre. Cette sensation peut même devenir continue. J'ai soigné plusieurs neurasthéniques obligés de rester couchés un certain nombre de jours consécutifs. Dès qu'ils levaient la tête au-dessus de l'oreiller, ils éprouvaient un vertige des plus pénibles. Un traitement anti-uricémique triomphait de cet état beaucoup plus facilement que l'emploi des bromures ou de la valériane.

J'ai vu le vertige disparaître subitement sous l'influence d'une crise de goutte, d'eczéma ou d'érythème polymorphe, ce qui démontre bien son origine arthritique ou toxique.

Troubles de la sensibilité générale. — Les troubles sensitifs peuvent affecter toutes les parties du corps. C'est ainsi que l'on observe fréquemment une sensibilité douloureuse du cuir chevelu au toucher, et, comme signe subjectif, la sensation de cheveux ayant pris un mauvais pli, des picotements aux extrémités ou sur le tronc, des démangeaisons agaçantes, comme si elles étaient produites par un insecte.

On observe souvent les caractères de la névralgie générale de Valleix, des douleurs intercostales, particulièrement logées à la région précordiale ; de là, la préoccupation du malade, qui croit avoir une maladie organique du cœur. Quand nous avons étudié l'asthénie neuro-musculaire, nous avons signalé les douleurs à la nuque et à la région sacrée ; je n'y reviendrai pas, mais je tiens à insister sur des douleurs que j'ai constatées personnellement chez mes malades. L'un d'eux accusait une souffrance des plus aiguës au niveau du front, tantôt à droite, tantôt à gauche, survenant sans cause appréciable. Cette douleur était calmée par la pression du doigt. Elle était d'une telle violence que le patient me déclarait que, s'il n'avait pas le pouvoir de la calmer instantanément, il lui serait impossible de la supporter. J'ai constaté chez d'autres malades des élancements qui rappellent les douleurs fulgurantes de l'ataxie ; ces élancements se produisent surtout à la partie supérieure et interne des cuisses ; ils ne suivent pas le trajet d'un nerf et paraissent localisés. On pourrait prendre ces douleurs pour des douleurs d'origine tabétique, mais la localisation et l'absence d'autres signes ataxiques feront rejeter cette hypothèse.

La plupart des neurasthéniques ont une sensibilité exagérée pour la chaleur et pour le froid. La chaleur, surtout dans un endroit confiné, dans une salle renfermant beaucoup de personnes, leur font éprouver un grand malaise. Quelques-uns ne peuvent supporter la moindre sensation de froid ; ils se surchargent de vêtements pendant l'hiver et ont de la peine à les quitter pendant l'été. De plus, ils sont, comme les arthritiques, d'une grande sensibilité aux variations atmosphériques et déclarent eux-mêmes qu'ils sont de vrais baromètres vivants. Le vent, l'humidité, l'orage leur font éprouver des sensations pénibles et augmentent leurs idées pessimistes. Les neurasthéniques à hypertension, les intoxiqués se distinguent particulièrement par le froid aux extrémités, dû à la contraction des vaisseaux.

Un des symptômes les plus fréquents des troubles de la sensibilité se traduit chez eux par des sensations d'engourdissement. Il leur semble que tel ou tel segment de membre est *comme mort* ou *en bois* ou d'une légèreté étrange, ou bien encore d'une *lourdeur de plomb*. Cette impression se manifeste surtout la nuit, quelquefois à l'heure du coucher, mais le plus souvent au premier réveil. C'est une cause de souffrance qui frappe l'imagination et augmente encore la difficulté de recouvrer le sommeil. Dans la journée, les malades éprouvent plutôt une sensation d'agacement des membres qui les incite à les tendre, à les frictionner ou à les plonger dans l'eau. C'est un malaise indéfinissable, augmentant avec les préoccupations. De là, l'expression de « supplice des nerfs » donné à la neurasthénie, indépendamment de l'état psychique, qui est aussi un supplice pour ces malheureux patients.

Contrairement à ce qu'on observe dans l'hystérie, on ne trouve pas d'anesthésie objective chez les neurasthéniques ; on ne rencontre de zone anesthésiée que quand l'hystérie est mêlée à la neurasthénie.

CHAPITRE VII

Troubles circulatoires.

—

*Palpitations. — Accélération et ralentissement des batte-
ments du cœur. — Température du corps. — Angine
de poitrine.*

Les troubles cardiaques observés dans les neurasthénies
ont parfois une telle intensité qu'ils dominent les autres
symptômes.

Palpitations. — Les neurasthéniques sont sujets à des
palpitations se renouvelant par accès, sous l'influence
d'une émotion, d'un effort physique ou du travail de la
digestion. Le retour de la pensée à un fait ancien ou l'idée
d'un évènement problématique futur suffit à provoquer
ces palpitations. Elles se produisent souvent la nuit, sous
l'impression d'un rêve, et se continuent au réveil, entrete-
nues par l'émotion qu'elles donnent au malade. Ces palpitations sont souvent accompagnées de battements artériels, surtout au cou, qui sont une nouvelle cause
d'insomnie. La pression de l'oreiller les augmente, et le
malade cherche longtemps une position pour ne plus les
sentir. Il ne parvient à s'endormir que quand il l'a
trouvée.

Tachycardie et tachyarythmie. — L'accélération des battements du cœur est un symptôme très commun dans les
neurasthénies; elle peut être permanente avec des exacerbations provoquées par des émotions plus vives ou par
des troubles digestifs plus accentués. Elles paraissent
dues à une asthénie du nerf pneumo-gastrique, dont

l'action à l'état normal ralentit les battements du cœur.
Une de mes malades, de tempérament arthritique, que j'ai
soignée avec M. le docteur Huchard, a présenté au point
de vue tachycardique un exemple des plus tenaces. Elle
était devenue neurasthénique à l'âge de trente-cinq ans, à
la suite de la perte de son mari, et avait déjà une tendance
à une accélération des battements du cœur, mais elle
ne dépassait pas quatre-vingt-dix pulsations à la minute.
Plus tard, elle eut un rhumatisme articulaire et une
phlébite consécutive. A partir de la convalescence de
ces maladies, elle n'avait jamais moins de cent dix pulsations, et, sous l'influence d'une cause morale, le pouls
s'élevait jusqu'à cent quatre-vingts pulsations à la minute.
Un évènement grave étant survenu dans sa famille,
il devint si fréquent qu'il pouvait à peine être compté.
La malade en éprouvait les sensations les plus pénibles,
qui aggravaient encore son état moral; elle redoutait
une maladie grave du cœur. Il ne s'agissait que de troubles
fonctionnels. Les injections d'huile camphrée, des applications de glace à la région précordiale modifièrent, mais
ne firent pas disparaître cet état. Un traitement antiuricémique, des bains tièdes prolongés ont amené peu à peu une
sédation plus marquée, et le pouls est descendu au-dessous
de cent pulsations.

La tachycardie peut ne pas être permanente et ne se
produire que par accès. Une de mes malades, également
arthritique (rhumatisme ankylosant de la hanche), était
devenue neurasthénique à la suite de peines de famille, à
l'âge de cinquante ans. Son pouls, à l'état normal, était de
soixante-douze pulsations. Sous l'influence d'émotions, de
troubles digestifs, de maladie aiguë, de la grippe notamment, ou de l'ingestion de certains médicaments, elle était
en proie à une crise des croissantes de tachycardie;
le pouls atteignait s[ouvent] [e]t un nombre de pulsations

impossible à compter. L'anxiété était extrême, le facies décomposé, et, après une durée variant de cinq à trente-six heures, instantanément tout rentrait dans l'ordre ; la malade avait la sensation d'un ressort se détendant subitement, le pouls retombait à soixante-douze pulsations, le calme reparaissait. Chez cette malade, pendant la crise, l'injection sous-cutanée de caféine est la médication qui m'a le mieux réussi. Sous l'influence d'une hygiène diététique et morale, en proscrivant tout médicament qui avait pour action de déterminer des crises, celles-ci se sont espacées de plus en plus, pour ne pas reparaître.

La tachycardie peut être arythmique. J'en ai observé un cas des plus violents. Un malade, également arthritique (rhumatisme tendineux, se répétant tous les ans, à l'épaule ; congestion pulmonaire de nature arthritique), devenu neurasthénique à la suite de surmenage cérébral et de peines afflictives, est pris, vers quatre heures du matin, de tachyarythmie avec algidité. Il s'était surmené la veille plus que d'habitude. L'application de sinapismes souvent renouvelés, des infusions chaudes de tilleul, la diète hydrique aidée d'un laxatif firent cesser cette crise après vingt-quatre heures, et, depuis cinq ans, elle ne s'est pas renouvelée, grâce au régime lacto-végétarien, à l'usage d'eaux minérales laxatives et diurétiques et à un repos physique et moral.

Dans quelques cas, la tachyarythmie peut durer plusieurs mois et même devenir permanente, mais, généralement, elle cède à un traitement rationnel. Elle est due, à mon avis, à une intoxication des centres nerveux, comme le prouve le succès de la médication éliminatrice. M. Bouveret admet qu'elle peut se présenter sous une forme grave, aboutissant à l'affaiblissement du myocarde, la dilatation des cavités du cœur et la mort par asystolie. Il est probable que, dans ces cas, il ne s'agit pas seulement de troubles fonctionnels, mais d'une myocardite méconnue.

Ralentissement des battements du cœur. — Le ralentissement des battements du cœur est plus rare que la tachycardie. Le nombre des pulsations peut tomber à cinquante et au-dessous. On voit que dans les phénomènes de la vie végétative, comme dans ceux de la vie de relation, on peut observer des effets en apparence opposés : la dépression et l'irritabilité. Il ne faudrait pas croire que ce ralentissement est toujours accompagné d'hypotension artérielle. M. Chauffard, dans une leçon qu'il a faite à l'hôpital Cochin, a montré un malade n'ayant que trente-deux à trente-six pulsations à la minute, le chiffre du repos étant de trente-six et celui de trente-deux pendant la marche ; chez ce malade, la tension artérielle est augmentée et mesure de vingt à vingt-deux au sphygmomano-mètre (1). Le ralentissement du pouls peut, d'ailleurs, être dû à une intoxication. C'est ce que l'on observe dans l'ictère, dans les maladies infectieuses aiguës, et, particulièrement, dans la grippe. M. Chauffard cite le cas d'un homme jeune encore qui, dans la convalescence d'une infection grippale, avait vu les battements du cœur se ralentir brusquement. Au repos, le pouls donnait quarante-cinq à cinquante battements, mais, dès que le malade sortait, le pouls descendait à trente-six et même trente-deux pulsations, étant, par conséquent, hypertendu. Le tout guérit peu à peu avec l'élimination des toxines grippales. De même, la bradycardie neurasthénique peut être d'origine toxique et être soignée comme telle.

Il ne faut pas la confondre avec le pouls lent naturel et physiologique. Il existe des gens, comme Napoléon Ier par exemple, qui, dès leur naissance, ont en permanence le

(1) *Journal des Praticiens*, 12 septembre 1903, p. 585.

pouls ralenti ; on en rencontre qui n'ont que soixante pulsations à la minute ; il est exceptionnel d'en trouver qui ont cinquante et au-dessous, mais ils existent. On ne confondra pas non plus la bradycardie neurasthénique avec le syndrome de Stokes-Adams, caractérisé par le groupement des trois signes primordiaux : 1° la lenteur du pouls ; 2° les attaques syncopales ; 3° les crises épileptiformes. On sait que ce syndrome était considéré comme étant d'origine bulbaire par Charcot.

Le ralentissement des battements du cœur chez les neurasthéniques peut être compliqué d'arrêt momentané des battements. J'ai soigné, avec M. le docteur Lancereaux, un cas des plus intéressants, présentant ce caractère. Je connaissais bien le malade, ayant été son médecin pendant plus de vingt ans, et j'avais pu ainsi suivre toutes les phases de sa maladie. De tempérament arthritique, ayant eu plusieurs atteintes de goutte légère, sans concrétions tophacées, il était devenu neurasthénique à l'âge de quarante ans, à la suite de chagrins domestiques (céphalée, vertige, insomnie, troubles digestifs), le pouls variait de cinquante-deux à soixante pulsations depuis de nombreuses années, quand, à la suite d'un triste évènement survenu dans sa famille, le vertige, d'ailleurs léger, prit un caractère de soudaineté, simulant le vertige de Ménière. Plusieurs fois par jour, le malade se sentait sur le point de tomber ; il n'y avait ni surdité ni autre symptôme du côté des oreilles. Ce vertige subit, avec pâleur de la face, était dû à un arrêt dans les battements du cœur, donnant une sensation des plus pénibles. Cet arrêt se produisait, généralement, lorsqu'une pensée triste traversait le cerveau et surtout pendant le travail de la digestion. Le malade dut s'aliter. J'ai souvent constaté, montre en main, les arrêts variant de quarante à cinquante-cinq secondes. Il n'y avait pas de traces d'albumine dans les urines, l'urée était normale, et un examen minutieux, plusieurs fois répété avec M. le docteur Lancereaux, ne nous fit découvrir aucune lésion organique. Le diagnostic devint plus tard d'autant plus difficile, qu'il se produisit, trois mois après le début des accidents, un œdème des membres inférieurs et des parois de l'abdomen très prononcé. Malgré ce nouveau symptôme, dans une nouvelle consultation, nous portâmes encore un pronostic favorable, concluant à des troubles purement fonctionnels. Les suites ont confirmé ce diagnostic. Sous l'influence de l'éloignement des causes psychiques qui avaient amené cet état, grâce aussi au régime lacto-végétarien, le malade a guéri. Les arrêts dans les battements du cœur ne se sont pas reproduits depuis cinq ans. Le malade est dans un état relativement satisfaisant, il fait même de longues promenades sans fatigue.

Température du corps. — M. le professeur Hayem a étudié les différences de température chez les neurasthéniques (1). Il a constaté que chez eux elle est abaissée d'un demi-degré, parfois d'un degré entier (36° 1/2, 36°). Contrairement à ce qu'on observe à l'état normal, c'est le matin, au réveil, qu'ils ont le plus chaud ; ils se refroidissent dans la journée, et c'est le soir que leur température atteint son minimum. M. Hayem estime que ces troubles de la thermogenèse devraient être rangés parmi les stigmates de la neurasthénie.

Angine de poitrine. — *Caractères distinctifs de l'angine vraie et de la fausse angine.* — Les crises d'angine de poitrine sont très fréquentes dans les neurasthénies, mais ce sont de fausses angines. L'angine vraie tue, la fausse angine doit toujours guérir. La connaissance des signes

(1) *Journal de Médecine interne*, 15 mars 1904.

distinctifs intéresse au plus haut degré le praticien, et il est utile de les décrire avec un certain développement. Il faut avoir été aux prises autrefois avec les difficultés de porter un pronostic certain, en présence de symptômes semblables en apparence, pour comprendre les progrès accomplis depuis lors, progrès dus pour une grande part à M. le docteur Huchard, qui a établi des lois fondamentales permettant un diagnostic différentiel.

Voici le résumé de ses observations, prises autant dans ses leçons de l'hôpital Necker que dans ses publications :

« Il n'y a qu'une *angine vraie*, c'est la coronarienne ; elle est due au rétrécissement et à l'oblitération des coronaires.

» L'angine de poitrine *vraie* est toujours le résultat d'une ischémie du myocarde, et cette ischémie est le résultat organique ou fonctionnel des artères coronaires. »

Au point de vue séméiologique, les crises d'angine vraie peuvent être toujours provoquées par un effort et surtout par la marche précipitée, « claudication intermittente douloureuse du cœur », selon la remarque de Potain. Pour établir un diagnostic certain entre les angines vraies et les angines fausses, M. le docteur Huchard a l'habitude de poser cette question à ses malades : « Pourriez-vous rattraper un omnibus en marche ? » Le vrai angineux répond invariablement : « Cela me serait absolument impossible ; dès que je voudrais accélérer la marche, je serais pris d'une douleur en avant et au milieu de la poitrine qui me clouerait sur place ». Cette douleur est angoissante, pongitive, surtout constrictive, et peut être ainsi distinguée des autres douleurs thoraciques. Elle est rapportée le plus souvent en arrière du sternum, à gauche, à l'union du tiers supérieur de cet os et du tiers moyen. Cette douleur irradie généralement au bras gauche. Elle est accompagnée d'une sensation de mort imminente, de fin prochaine.

M. le docteur Huchard a formulé la loi suivante :

« 1° Toute angine de poitrine produite par un effort quelconque, par la marche rapide, etc., est une angine vraie ;

» 2° Lorsqu'un malade, ayant des crises provoquées par l'effort, en a de spontanées pendant la nuit, il s'agit d'un angineux vrai. »

Dans la *fausse angine*, les symptômes sont différents :

L'angine vraie se montre surtout à l'âge de l'artériosclérose, le plus souvent après quarante ans ; la fausse angine s'observe à tous les âges. Au lieu d'être provoquée par une effort, par la marche précipitée, contre le vent, sur un plan incliné ou par une ascension des marches d'un escalier, les accès de fausse angine sont le plus souvent « spontanés, ils surviennent dans le calme d'une conversation, au repos, et parfois sous l'influence d'une simple émotion. Souvent périodiques, nocturnes, revenant à la même heure, sujets à répétition et pouvant former pendant un mois ou deux des crises d'accès auxquelles succède le plus souvent une période d'accalmie plus ou moins longue » (1).

Dans la fausse angine, la douleur est moins angoissante que dans l'angine vraie. Elle est accompagnée d'une sensation de distension du cœur et ne donne pas l'impression d'un étau, comme l'angine coronarienne ; son

(1) Huchard, *Traité clinique des maladies du cœur et des vaisseaux,* p. 733.

siège est franchement cardiaque et est souvent limité à la pointe, au lieu d'être retro-sternal. Elle s'amende pendant quelques minutes pour reprendre encore, et c'est ainsi que l'on constate des accès subintrants qui durent plusieurs heures. L'angine vraie ne dure que quelques instants.

Les angineux vrais sont silencieux, évitant tout effort, osant à peine respirer, attendant « avec une anxiété muette la fin de cette agonie de douleurs. »

Les faux angineux sont, au contraire, agités, ne craignent pas l'effort, ils répètent qu'ils vont mourir, mais ne meurent pas. Leurs souffrances sont réelles, violentes, anxieuses, mais ne présentent pas de danger.

Ce n'est pas la douleur qui constitue la gravité de l'angine vraie, ce n'est pas par elle que les malades succombent, mais c'est l'état permanent d'ischémie myocardique qui place le malade dans une imminence de syncope mortelle. Dans l'angine névropathique, la douleur est, au contraire, le symptôme essentiel.

J'ai observé bien des cas de fausse angine de poitrine dans les neurasthénies, et j'ai remarqué qu'ils étaient bien plus fréquents chez les déprimés surtout irritables, chez les intoxiqués ou uricémiques, en un mot, chez les hypertendus, plutôt que chez les vrais épuisés du système nerveux ; un traitement éliminateur des toxines et de l'acide urique en a triomphé.

Mme M..., âgée de quarante ans, fille d'une mère arthritique, a eu plusieurs atteintes de coliques hépatiques. Elle est devenue neurasthénique à la suite de la perte de son mari, ingénieur distingué, et de sa sœur qu'elle adorait. Sous l'influence de rêves ou de pensées pénibles, elle est prise de crises d'angine de poitrine, se renouvelant presque toutes les nuits. La nuit, le pessimisme chez les neurasthéniques est encore plus accusé que pendant la journée, l'impulsion du cœur est moins forte, et ces conditions semblent expliquer comment la fausse angine débute surtout pendant la nuit. Chez notre malade, elle se traduisait par une douleur au cœur et à la pointe du sternum des plus violentes, avec angoisse et irradiation dans les deux bras. Les crises, d'abord nocturnes, devinrent diurnes, et il m'a été donné d'assister à l'une d'elles des plus pénibles. La face est pâle, les traits tirés, la malade est en proie à la terreur, elle répète qu'elle est bien malheureuse, la respiration est courte, accélérée, tantôt ralentie, les extrémités sont froides, le pouls est petit, serré, le pouls de l'hypertension artérielle ; elle accuse une douleur précordiale violente, va et vient dans sa chambre, angoissée par « le cœur qui lui rompt la poitrine et la sensation de la mort ». J'obtins un soulagement en faisant prendre à la malade de la trinitrine, mais les accès ne disparurent que par l'usage du régime lacto-végétarien et une cure aux eaux de Miers. Depuis dix-huit mois, les crises de fausse angine n'ont pas reparu.

Mme L..., institutrice, quarante-quatre ans, d'une bonne constitution ; sauf une coqueluche très violente à huit ans et l'influenza à trente-quatre, n'a jamais eu de maladie sérieuse.

En 1898, sous l'influence d'un travail exagéré et de peines morales, elle est prise de neurasthénie : idées noires, claustration volontaire, toute idée de sortir lui étant très pénible, dyspepsie avec dilatation d'estomac, constipation opiniâtre, oppression, crises de fausse angine de poitrine survenant presque toutes les nuits, hypertension artérielle.

C'est dans cet état qu'elle est envoyée à Miers, au mois d'août 1898. Les eaux de Miers étant essentiellement éliminatrices des toxines, laveuses du sang, du rein, des voies digestives et par suite du système nerveux, l'amélioration s'est fait sentir dès les premiers jours du traitement ; pendant les quatorze jours qu'elle est restée à Miers, elle n'a eu qu'une légère crise angineuse, au début.

Depuis son retour de Miers, jusqu'au mois de mai suivant, son état a été très satisfaisant, à l'abri de toute souffrance, malgré le travail assidu et l'énervement qu'auraient pu lui donner les nombreuses élèves auxquelles elle faisait la classe. Au mois de mai 1899, le moral est de nouveau atteint et tout le cortège des souffrances anciennes se reproduit, quoique avec une intensité moindre. Elle prend alors de l'eau de Miers à domicile ; il y a une légère atténuation, mais l'anxiété, l'état nerveux persistent, et, avec lui, quelques crises d'angine de poitrine.

Au mois d'août, elle revient à Miers, où elle reste douze jours. Après ce traitement à la source, elle passe un excellent hiver et, en 1900, elle se trouve si bien qu'elle remplace sa cure par un voyage à l'Exposition.

L'année suivante se passa assez bien ; quand elle se sentait menacée de nouvelles crises de fausse angine, elle avait recours à l'usage de l'eau de Miers à domicile.

En 1901, elle revient à Miers au mois d'août ; elle n'y passe que cinq jours qui suffisent à la remettre.

Depuis lors, elle s'est bien portée. Les crises angineuses ont complètement disparu, le moral est excellent, les digestions sont faciles ; il ne reste que de la constipation, qui disparaît dès qu'elle prend de l'eau de Miers.

Ces deux observations de neurasthénies à hypertension prouvent leur nature toxique et l'action bienfaisante d'un traitement éliminateur des toxines, particulièrement pour guérir la fausse angine de poitrine.

CHAPITRE VIII.

—

**Troubles de la circulation périphérique. — Tension artérielle.
Hypertension et Hypotension.**

Tension artérielle. — Qu'est-ce que la tension artérielle ?
La tension artérielle, dit M. Huchard, peut être définie :
« La pression exercée par la masse sanguine contre les
parois vasculaires plus ou moins contractiles, et cette
pression est mesurée par la force plus ou moins grande
avec laquelle le sang s'échapperait hors du vaisseau. »

Quel est son mécanisme ? Elle est due : 1° à la masse
sanguine ; 2° à l'impulsion cardiaque ; 3° au degré de
tonicité des artères, effet de leur élasticité et de leur
contractibilité.

De ces trois éléments, il est démontré que le dernier a
surtout une grande valeur.

Dès 1863, Marey écrivait : « La tension artérielle est,
en général, réglée par l'état de contraction ou de relâchement des vaisseaux capillaires ; cette tension s'élève
quand les petits vaisseaux sont contractés, elle s'abaisse
quand les vaisseaux se relâchent. »

L'étude de la tension artérielle chez les neurasthéniques
présente le plus haut intérêt, car elle sert à diagnostiquer
les degrés et les formes des neurasthénies et peut servir
de base à un traitement différent, selon que l'on a à
soigner un malade à hypertension ou un malade à hypotension.

Hypertension artérielle. — M. le docteur Huchard a
décrit la neurasthénie d'origine rénale, qu'il appelle la
neurasthénie de la cinquantaine, neurasthénie toujours à

hypertension artérielle, par intoxication de poisons urinaires. Ces malades offrent tous les caractères de la neurasthénie classique : « ils ont de l'asthénie musculaire, sont accablés, incapables du moindre effort ; des crampes, des secousses musculaires, des douleurs vagues, de la céphalée, de l'insomnie accusent la mauvaise nutrition des muscles et du système nerveux » (1). Il s'agit bien là d'une intoxication, car le régime lacto-végétarien, facilitant l'élimination des toxines et des déchets de l'économie, triomphe de cet état. Les neurasthénies à hypertension sont surtout fréquentes à partir de quarante-cinq à cinquante ans, à l'âge de la presclérose, mais les phénomènes d'intoxication et, par suite, d'hypertension artérielle, peuvent se produire, malgré une perméabilité rénale relative, si les toxines ou les déchets de l'économie sont en excès, comme nous l'avons vu, quand nous avons étudié la fatigue, les effets du surmenage intellectuel, des émotions et de certaines maladies infectieuses. Nous savons, d'autre part, que la neurasthénie vraie est généralement greffée sur l'arthritisme ; l'uricémie produit, à elle seule, de l'hypertension artérielle.

M. Vaquez (2) déclare que l'hypertension artérielle résulte de l'action physiologique de certaines substances capables de produire une contraction spasmodique du système vasculaire. Il met en cause la sécrétion interne des capsules surrénales, dont l'intoxication exagèrerait les fonctions. MM. Ambard et Beaujard (3) ont établi des relations étroites entre la rétention chlorurée et l'hypertension artérielle, et ils ont constaté des baisses subites de la pression artérielle au moment des crises polychloru-

(1) Huchard, *Journal des Praticiens,* 21 mars 1903.

(2) *Société médicale des hôpitaux,* 5 février 1904.

(3) *Société de biologie,* 13 février 1904.

riques de la défervescence de toutes les maladies infectieuses. Il est probable que l'élimination des chlorures est
concomitante et proportionnée à l'élimination des toxines.

Quoi qu'il en soit des théories, il suffit de savoir que la
médication qui favorise les échanges, qui élimine les
toxines, triomphe de l'hypertension artérielle, pour montrer sa nature toxique. C'est ce que M. le docteur Huchard
a démontré depuis longtemps et ce que j'ai observé moi-
même bien souvent.

A quels signes reconnaît-on l'hypertension artérielle ?
A l'auscultation, on entend un *retentissement diastolique
de l'aorte, en coup de marteau.* « Il présente son maximum
d'intensité à droite du sternum, près de son bord droit,
dans le deuxième espace intercostal. D'autres fois, il se
rapproche encore plus de ce plan osseux, et c'est à sa
partie médiane qu'on peut mieux l'entendre, parce qu'il
sert aussi d'organe de renforcement. On peut le comparer
à un coup de marteau frappé sur une surface solide et qui
ébranlerait, de dedans en dehors et d'arrière en avant, la
paroi sterno-intercostale. Il est d'ordinaire limité dans un
point précis, il ne se propage pas et meurt, pour ainsi dire,
sur place. (1) »

Ce bruit est facile à comprendre : la tension artérielle,
offrant une plus grande résistance à l'ondée sanguine,
détermine une fermeture plus rapide et plus violente des
valvules sygmoïdes.

Il ne faut pas confondre le retentissement diastolique de
l'aorte avec le bruit clangoreux ou l'éclat tympanique. Le
premier signifie élévation de la tension artérielle ; le second,
dilatation de l'aorte.

Si le renforcement du second bruit aortique indique

(1) Huchard, *Traité clinique des maladies du cœur et des vaisseaux*,
p. 64.

l'augmentation de la tension artérielle, son affaiblissement signifie le phénomène contraire, c'est-à-dire, un état d'hypotension.

L'examen du *pouls* donne des signes non moins concluants. Quand il est petit et résistant au doigt qui le comprime, il est l'indice d'une hypertension extrême. Lorsqu'il est à la fois petit et facilement dépressible, il est, au contraire, un signe d'hypotension. Un pouls ample et dépressible n'est pas synonyme de pouls fort et plein, il est souvent symptomatique d'un abaissement dans la tension artérielle (Huchard). Après les repas, une accélération des battements artériels coïncide avec une élévation de la pression vasculaire.

On se sert, pour évaluer la tension artérielle, d'appareils appelés *sphygmomanomètres* (de Basch, Potain, Bloch, Gartner, Bouloumié, etc.) ; à l'état normal, la pression est de 16 à 17. L'appareil de Gartner et celui de Bouloumié, que l'auteur appelle *sphygmotonomètre*, donnent des renseignements sur la tension artério-capillaire. M. Bouloumié a trouvé des différences considérables entre la tension artérielle proprement dite et la tension artério-capillaire. La différence la plus fréquente chez l'homme serait de 6 à 7 degrés ; chez la femme, de 4 à 6 (1).

M. le docteur Huchard (2) estime que les appareils spéciaux, pour mesurer la tension artérielle, sont presque tous défectueux, donnent lieu à des résultats incertains entre les mains de divers observateurs, et il insiste sur un autre signe dont il a établi l'importance et vérifié maintes fois l'exactitude : *la stabilité du pouls* et son *type inverse*. Voici en quoi il consiste : « A l'état normal, le chiffre des

(1) *Journal des Praticiens,* 17 janvier 1903.

(2) *Communication à l'Académie de Médecine, Revue thérapeutique,* 1ᵉʳ juillet 1903, page 438.

pulsations diminue de 6 à 8, lorsqu'on passe de la station verticale à la situation horizontale. Or, chez tous les hypertendus, cet écart de pulsations dans les deux positions tend à disparaître et même à être renversé. Si cet écart augmente, c'est signe d'hypotension artérielle. — Exemple : vous avez 88 pulsations dans la situation verticale comme dans le décubitus dorsal, à plus forte raison 88 dans la première attitude et 96 ou 100 dans la seconde : vous êtes en état d'hypertension artérielle. Vous avez 88 étant couché et 100 ou 110 étant debout, c'est de l'hypotension. »

J'ai constaté maintes fois la justesse de cette observation. C'est un moyen simple et pratique, aidé de l'auscultation des bruits cardiaques, de la constatation du retentissement diastolique de l'aorte, de se rendre compte de l'existence de l'hypertension artérielle et de la mesurer. Ce procédé est à la portée de tous les médecins ; ils n'ont pas tous le sphyg-momanomètre ou le sphygmotonomètre ; sans le secours d'aucun instrument, ils peuvent ausculter le cœur et compter les pulsations.

J'ai tenu à développer cette question des tensions artérielles, car je la considère comme la base des traitements des neurasthénies.

Si l'on soumettait les hypertendus à l'immobilité et à la suralimentation, comme dans le traitement de Weir Mitchell, pour leur donner des forces et corriger leur lassitude apparente, leur état ne ferait qu'empirer, d'autant plus que ce sont des intoxiqués généralement uricémiques, souvent victimes d'une alimentation carnée et de manque d'exercice. En diminuant leur tension artérielle par les procédés que nous décrirons, quand nous nous occuperons du traitement, on arrive à la ramener à l'état normal et à guérir les autres symptômes neurasthéniques, qui sont sous sa dépendance.

« Je considère, dit M. Vaquez, l'hypertension artérielle capable d'expliquer à elle seule un certain nombre d'accidents, et non des moindres, que l'on a coutume de rattacher, non pas à l'élévation excessive de la tension artérielle, mais à l'affection qu'elle accompagne » (1).

Quant aux hypotendus, c'est par les toniques du système nerveux et de la circulation, aidés d'autres moyens que nous développerons, que l'on peut obtenir des résultats satisfaisants.

Anjel a constaté que chez les neurasthéniques, en général, il y a une grande instabilité dans la tension artérielle, et que les causes propres à stimuler l'innervation vaso-motrice, les repas, l'ingestion de boissons excitantes, atténuent cette instabilité. Cette remarque est exacte, mais elle n'est nullement en opposition avec la distinction des neurasthénies à hypertension et des neurasthénies à hypotension. Chez les vrais épuisés du système nerveux, l'hypotension foncière peut être masquée par une excitation toute factice que donne le repas, comme l'a fait remarquer M. Maurice de Fleury (2), et c'est pendant la digestion du déjeuner que le médecin voit généralement ses malades ; mais, dans ces cas, la tension ne s'élève pas en général au-dessus de la moyenne, tandis que chez les hypertendus, si elle descend jusqu'à la moyenne le matin à jeun ou dans la journée, après la digestion, le reste du temps, elle se tient au-dessus. Les variations de tension dans les deux cas respectifs ont des limites : c'est la tension moyenne.

On a dit, avec juste raison, que l'état mental des neurasthéniques est sujet à des améliorations en apparence

(1) *Société Médicale des Hôpitaux,* 5 février 1904.

(2) *Séance de la Société de Thérapeutique,* 9 janvier 1901.

spontanées. Il n'est pas rare, en effet, de les entendre dire : « C'est extraordinaire ; je me trouve très bien en ce moment ; je suis heureux. » Si l'on prend alors leur tension artérielle, elle est voisine de la normale ; chez les hypertendus, elle s'est abaissée ; chez les hypotendus, elle s'est accrue. On peut provoquer ces effets, pour les premiers, par un traitement éliminateur, purgatif, diurétique ; chez les seconds, par une médication tonique, stimulante : injection de sérum artificiel, de lécithine, hydrothérapie, électricité, bains de lumière. — Quand cette sensation de bien-être se produit spontanément, elle est causée par des phénomènes naturels analogues dont le malade ne s'est pas rendu compte. Dans le premier cas, une élimination spontanée se sera produite, soit par le rein, soit par l'intestin ou la peau, en même temps que la digestion aura été bonne ; dans le second, elle aura été provoquée par des agents extérieurs : lumière, chaleur, état électrique favorable de l'atmosphère et également par une bonne digestion.

Le médecin n'est pas toujours là pour constater l'état de la tension artérielle ; mais on peut recommander au malade d'employer le procédé de M. Huchard, de compter lui-même ses pulsations couché et levé plusieurs fois par jour, et on connaîtra ainsi cette tension dans les moments de bien-être, de même qu'on peut l'avoir pendant les autres heures de la journée, en priant le malade de la noter et d'en rendre compte au médecin à la consultation suivante.

C'est un moyen pratique auquel j'ai souvent recours ; il sert d'occupation aux neurasthéniques, les intéresse et donne des renseignements utiles au médecin.

CHAPITRE IX

Troubles de la vision. — Troubles de l'ouïe.

Les conjonctives sont souvent le siège de fluxion, et j'ai rencontré plusieurs fois de vraies conjonctivites catarrhales chez les neurasthéniques; cet état catarrhal est parfois assez considérable pour troubler passagèrement la vision et faire croire aux malades qu'ils sont atteints d'une affection grave des yeux. Des lotions à froid avec une solution légère de sublimé, dix centigrammes pour cinq cents grammes d'eau distillée, produisent une amélioration rapide, mais comme cette conjonctivite catarrhale présente une certaine chronicité, il est nécessaire de renouveler de temps à autre le traitement.

L'œdème des paupières est aussi fréquent; il peut se déplacer, se porter à la face, au point d'en imposer pour une albuminerie, mais il s'agit uniquement d'un trouble vaso-moteur localisé.

On observe parfois un affaiblissement de la vue, décrit par les auteurs américains sous le nom d'*asthénopie neurasthénique*. L'œil est vite fatigué; la lecture prolongée, la fixation du regard sur un objet quelconque, particulièrement sur des surfaces luisantes ou reflétant la lumière, sur les tableaux d'un musée, produisent une fatigue parfois douloureuse qui fait confondre les images.

Il est un autre trouble de la vue que j'ai observé chez les neurasthéniques, c'est l'effet produit par une lumière blafarde ou par la pénétration subite des rayons du soleil dans un lieu obscur; le malade perçoit alors, en fermant les yeux, comme des stries lumineuses mobiles, et s'il veut essayer de lire dans ces moments, il ne voit qu'une partie de chaque mot. Ce phénomène, sous l'influence du repos des yeux que l'on laisse fermés, disparaît en général après une ou deux heures ; il est très pénible et affecte généralement les malades. Je le crois produit par l'inégalité passagère de la tension des vaisseaux de la rétine, sous l'influence de la lumière, dans des conditions spéciales.

Il existe aussi souvent des troubles de la réfraction, que corrigent des verres appropriés. Les neurasthéniques sont, en général, obligés, dans un âge relativement peu avancé, de porter des lunettes.

Wesphal, Charcot et Pitres ont signalé aussi le rétrécissement du champ visuel, mais il est rare que ce symptôme soit permanent.

Troubles de l'ouïe. — L'appareil auditif est souvent le siège d'une hyperesthésie chez les neurasthéniques. Les malades perçoivent les bruits les plus légers, qui produisent chez eux une vraie crispation nerveuse. Les battements de leurs artères, le moindre frôlement sur l'oreiller les énerve au point qu'ils sont une cause de plus d'insomnie. Les bruits de la rue, le chant des oiseaux dans les cages du voisinage, les instruments de musique, surtout le brouhaha de la foule, sont une cause de fatigue nouvelle pour la plupart d'entr'eux. J'ai soigné une malade neurasthénique, à laquelle on était obligé de ne parler qu'à voix basse ; elle-même parlait aussi bas que possible, au point qu'on était obligé de s'approcher très près d'elle pour l'entendre. Sa propre parole lui fatiguait le nerf auditif. Celle de l'interlocuteur lui était encore plus pénible, et si, par hasard, il oubliait la recommandation qui lui était faite de parler à voix basse, les joues de la malade se coloraient d'émotion, et elle le suppliait de parler plus bas.

En dehors de toute cause extérieure, les malades se plaignent souvent de sifflements, de sons de cloches, de bourdonnements.

Les bourdonnements sont parfois pour eux un des symptômes les plus pénibles. Ils les affectent au point de leur faire redouter la surdité. Ils sont, en général, causés par la sclérose tympanique, labyrinthique, une obstruction tubaire, un bouchon de cérumen, mais ils peuvent être produits uniquement par la neurasthénie, et c'est ce qui explique l'insuccès d'un traitement qui ne s'adresse qu'à la cause locale.

M. le Docteur Castex a décrit ces bourdonnements des neurasthéniques (1). « Les malades les comparent à des roulements de voiture, au bruit d'un train qui passe dans un tunnel; » l'ouïe est normale. Les bourdonnements sont entendus dans la tête et non dans les oreilles; ils sont souvent atténués après un voyage en chemin de fer, contrairement à ce qu'on observe pour les scléroses otiques.

Quand un malade vient consulter son médecin pour des bourdonnements d'oreille, si l'ouïe est normale, il faut toujours songer à une cause neurasthénique, et en interrogeant le patient, on verra qu'il est atteint généralement de vertiges, d'insomnies, de maux de têtes, de digestions pénibles, tous les signes de la neurasthénie.

Les bourdonnements d'origine neurasthénique doivent toujours guérir. Le praticien peut donc certifier la disparition de ces accidents. La confiance du malade dans cette assertion est une condition favorable pour la guérison; elle relève son moral. L'affirmation du médecin

(1) *Bulletin de Laryngologie, Otologie, Rhinologie*, 30 juin 1903.

aura d'autant plus d'effet qu'elle sera accompagnée d'un traitement local aussi anodin que possible. C'est ainsi que l'introduction dans l'oreille d'une boulette légère de coton enduite d'huile morphinée ou cocaïnée aidera à la guérison en fixant l'attention du malade. De l'attention excitée les neurasthéniques tirent un effet de stimulation qui est favorable au relèvement de l'état général et à la disparition des symptômes qui en dépendent.

***

CHAPITRE X

De l'Entéroptose.

M. le Docteur Frantz Glénard a, depuis 1885, soutenu avec une énergique conviction l'action des ptoses sur le développement des névropathies. La maladie des ptoses, dit-il, est une maladie de tous les jours. Sur cent malades atteints d'une de ces affections si fréquentes que l'on classe dans les dyspepsies gastro-intestinales ou les névropathies, il en est trente dont la dyspepsie ou la névropathie est causée par la maladie des ptoses. C'est une affection digestive chronique, à syndrome névropathique, caractérisée par l'état d'abaissement des organes abdominaux, sains d'ailleurs, au-dessous de leur siège normal et dans le sens de la pesanteur, par défaut de leurs moyens de suspension dans la cavité de l'abdomen.

« Le terme *Entéroptose* désigne non seulement le prolapsus de l'intestin, mais l'ensemble des symptômes qui accompagnent l'existence d'une ou plusieurs ptoses chez un même sujet; en d'autres termes, l'Entéroptose désigne la « maladie des ptoses », la ptose de l'intestin étant la principale.

« Les ptoses du rein, du foie, de la rate, de l'estomac, de l'intestin sont solidaires, se rencontrent fréquemment chez un même sujet, et c'est la ptose de l'intestin qui est le point départ du processus ptosique.

« La névropathie qui, le plus souvent, enveloppe ce syndrome et en obscurcit les reliefs, est à son tour non la cause, mais la conséquence de cette affection digestive (1) ».

Le coude gauche du côlon et le côlon descendant sont toujours à leur place dans les autopsies ; le côlon ascendant et le coude droit sont fréquemment abaissés. Il n'est pas rare de rencontrer le côlon transverse rétracté, mamelonné, ayant le diamètre du pouce. On trouve cette corde colique interrompue parfois sur un ou deux points de son trajet par une volumineuse dilatation ampullaire ; ces ampoules sont du volume du poing.

Chez les sujets maigres, ayant l'abdomen excavé, on peut trouver un côlon partout étroit, depuis son coude droit jusqu'au rectum, un S iliaque ayant tout au plus la grosseur du petit doigt. La sténose peut même commencer dès le cœcum.

Le sujet atteint de la maladie des ptoses, à sa période d'état, est amaigri, son teint est pâle, un peu plombé, légèrement subictérique au moment des malaises dyspeptiques (trois heures après le repas) ; le malade a l'air triste, parfois abattu.

La langue est assez bonne, à peine saburrale à la base ; elle est parfois sillonnée de crevasses antéro-postérieures.

« Le pouls est petit, régulier, parfois très lent. Le passage de la position debout au décubitus dorsal peut le faire diminuer de 10 à 20 pulsations. » Il est donc hypotendu.

(1) *Rapport du Docteur F. Glénard,* à la suite de la réunion plénière des Sociétés de médecine de Paris, médico-chirurgicale et de médecine et chirurgie pratiques du 14 mai 1903.

L'abdomen, dans le décubitus dorsal, est flasque et plat ou en bateau ou présente une forme de sablier avec une dépression transversale passant par l'ombilic; dans la station debout, il y a abaissement, voussure de l'hypogastre et une dépression épigastrique.

M. Glénard décrit trois périodes de l'Entéroptose : 1º la période gastrique; 2º la période mésogastrique; 3º la période neurasthénique.

Dans la *première période*, le malade ne se soigne pas, mange de tout, mais éprouve soit de la somnolence et du gonflement, soit, un peu plus tard, du pyrosis et des aigreurs après ses repas; le sommeil est interrompu pendant quelques minutes seulement à deux heures du matin; le malade a le plus souvent une selle un peu diarrhéique de suite après son premier repas : il se sent moins fort. C'est la période de l'atonie gastrique.

Dans la *deuxième période*, le malade se plaint de délabrement, fausse faim, creux, vide pendant la troisième heure qui suit les repas; il s'est, de lui-même, sevré des corps gras, farineux, acides, crudités, du lait, du vin; il reste éveillé pendant deux ou trois heures à partir de deux heures du matin; la constipation est habituelle, parfois interrompue par des débâcles; le malade se plaint d'être toujours las, surtout au lever et vers trois heures du soir. C'est la période de la *gastroptose*.

Dans la *troisième période*, le malade se plaint d'une faiblesse extrême, sort à peine de chez lui, où il garde la chaise longue; il présente les symptômes nerveux les plus variés, cérébraux, spinaux, sympathiques, dans le domaine psychique, aussi bien que dans le domaine physique. Il a maigri de quinze à vingt kilos et ne se nourrit plus; il s'est jeté dans la diète lactée, les purées, les bouillons, les repas les plus invraisemblables, se plaint de pesanteurs ou de crampes d'estomac et souffre à peu près constamment ; il se laisse mourir de faim pour échapper à ces malaises ; l'insomnie est presque complète ; la constipation est invincible ; c'est à peine si les lavements quotidiens amènent de temps en temps quelques scybales grisâtres, glaireuses ou pseudo-membraneuses. C'est la période de l'entérosténose, qui se confond avec la colite pseudo-membraneuse.

C'est la deuxième période qui est le plus fréquemment observée, parce que la troisième est rare, tandis que la première, par son peu de gravité, ne force pas le malade à consulter son médecin.

Un des signes les plus fréquents de l'entéroptose est la crise douloureuse, que l'on prend souvent pour une colique hépatique. Cette crise est produite par l'arrêt des matières stercorales dont l'hypocondre droit est le siège de prédilection. La durée des crises atteint souvent dix-huit, vingt-quatre heures, parfois deux ou trois jours. C'est entre deux et trois heures de l'après-midi ou vers deux heures du matin qu'elles éclatent. Les malades se plaignént d'étouffement, de pression à l'estomac ou bien de brûlure, de torsion.

Le moyen le plus efficace de prévenir la crise est de prendre un laxatif salin (8 à 10 grammes de sulfate de soude) dès que le malade la pressent.

« La théorie de l'Entéroptose fut la première à discuter, dès 1885, la nature essentielle de la neurasthénie, à dire que la neurasthénie est symptomatique, *qu'il y a plusieurs neurasthénies*, et, entre autres, une neurasthénie entéroptosique, une neurasthénie hépatique.

« Il y a des neurasthénies secondaires d'origine digestive ; une de ces neurasthénies est causée et entretenue par l'état ptosique ; cet état ptosique doit être cherché et sera souvent trouvé sous le syndrome de la neurasthénie.

« Une telle pathogénie n'exclut ni les troubles nerveux,

directs ou réflexes, ni les troubles sécrétoires, ni l'auto-intoxication, mais elle les subordonne aux troubles statiques dans la maladie des ptoses. » (Glenard.)

J'ai souvent eu à constater les heureux effets, dans des cas de neurasthénie, de la sangle, qui a pour effet de soutenir les organes abdominaux ; ce qui prouve bien qu'il y a une neurasthénie d'origine ptosique.

Pour M. Glénard, le foie joue un rôle important dans la pathogénie de l'Entéroptose. « C'est dans l'*hépatisme indéterminé* qu'on trouve les mêmes causes de confusion que dans la lithiase biliaire. Trastour a créé la famille des « *désiquilibrés du ventre* », et Monteuuis a publié : « *Abdominales méconnues, les désiquilibrés du ventre sans ptose. 1903.* » Pour M. Glénard, il existe une parenté de l'Entéroptose avec ces états pathologiques, mais c'est une parenté hépatique. Ces états pathologiques sont également accompagnés d'asthénie nerveuse, mais la sangle n'a pour eux qu'une action passagère ; elle est un moyen de diagnostic différentiel.

Les indications fondamentales pour remédier à l'Entéroptose et à ses conséquences neurasthéniques sont : 1° la sangle, 2° les laxatifs quotidiens, 3° les alcalins, 4° le régime.

1° Sangle. — Porter une sangle élastique de quatorze à seize centimètres de hauteur, l'appliquer à la partie la plus déclive de l'abdomen, la serrer suffisamment, la porter constamment (parfois la nuit, si l'insomnie résiste au traitement). La sangle est aussi efficace dans les cas de ventre maigre, mais elle doit être munie, dans ces cas, de pelotes, soit au niveau de la fosse iliaque droite, soit au niveau de chacune des fosses iliaques. Prendre la position horizontale durant 25 minutes, avant et parfois une heure et demie après les repas.

2° Laxatifs. — Chaque matin, une demi-heure avant le

premier repas et parfois à deux heures du matin (les laxatifs sont le meilleur somnifère de l'entéroptosique et, en général, de l'hépatique), prendre dans un demi-verre d'eau fraîche ou chaude, un des paquets suivants :

> Sulfate de soude......... 40 grammes.
> Sulfate de magnésie...... 30 grammes.

Mêlez, divisez en dix paquets.

Ou bien un demi-verre d'eau d'Hunyadi Janos, un quart de verre d'eau de Rubinat, de Carabana, une cuillerée à café de sel de Karlsbad, etc.

Si les selles sont insuffisantes ou aqueuses seulement, prendre également, au repas du soir ou en se couchant, suivant les cas, une ou deux pilules :

> Aloès.................... 0 gr. 05 cent.
> Extrait de rhubarbe..... 0 gr. 02 cent.

Pour une pilule n° 20.

Lavements froids (comme succédané), massage abdominal par pressions alternatives des flancs, séances de pression abdominale continue dans le décubitus dorsal, à l'aide d'un sachet de sable, etc.

3° Alcalins. — Si les digestions restent douloureuses, prendre (soit au début d'un ou des deux principaux repas, soit au moment du début des malaises, soit en se couchant, suivant les cas) une cuillerée à café du mélange suivant :

> Bicarbonate de soude.... 40 grammes.
> Magnésie calcinée........ 20 grammes.

Mêlez. Une cuillerée à café avec un peu d'eau (Glénard).

4° Régime. — Voici le régime que conseille M. Glénard pour la troisième période :

Premier déjeuner vers sept heures et demie : une tasse

de thé (une cuillerée à soupe de lait), un ou deux œufs à la coque, une tranche de pain grillé et un peu de beurre frais.

Second déjeuner vers onze heures et demie, une ou deux cuillerées à soupe de viande crue rapée, un ou deux œufs à la coque, une tranche de rosbif saignant, pain grillé, boisson d'eau (froide ou chaude), confiture de fraises.

Goûter vers quatre heures ; un gâteau sec ou une petite tasse de café au lait et une tranche de pain grillé.

Dîner vers sept heures, comme le repas de onze heures et demie.

J'estime que, surtout après 45 ans, il est nécessaire de donner aussi quelques légumes, des purées de préférence, et de supprimer la viande au repas du soir. Les fruits cuits sont également bien tolérés et ont une action laxative.

TROISIÈME PARTIE.

CHAPITRE I

Formes cliniques générales.

La principale difficulté dans l'examen des neurasthéniques, a-t-on dit, consiste surtout dans l'absence de symptômes objectifs. Il faudrait s'en rapporter uniquement aux signes subjectifs, dont les malades font souvent une description vague et diffuse. Nous verrons plus tard, quand nous nous occuperons du diagnostic, les moyens de ne pas confondre les neurasthénies avec d'autres maladies. Il existe, d'autre part, des caractères bien tranchés entre les différentes neurasthénies. L'attitude des malades qui en sont atteints diffère beaucoup : les uns ont toutes les apparences de l'épuisement, les autres ont conservé l'aspect de la santé. M. Bouveret a tracé du premier cas une peinture exacte : « Le patient, dit-il, est pâle et amaigri ; il est sans force et sans courage, toujours triste et abattu. Toutes les choses lui apparaissent par le mauvais côté. On le voit rarement sourire ; il va la tête baissée, évitant les regards ; son œil est alangui, sans éclat ; il n'ose guère regarder en face celui qui lui parle, et le vague de son regard est comme un signe d'impuissance, un aveu de l'infériorité de sa force morale ; il a toujours la démarche d'un homme fatigué ; il est généralement très sensible au froid et vêtu pendant l'été presque comme pendant l'hiver ; sa parole est lente, entrecoupée, traînante ; ce neurasthénique n'est pas bavard... » L'aspect de ce malheureux est si caractéristique que le diagnostic pourrait se faire même dans la rue. Il a si peu de confiance en lui que, quand il va chez le médecin, il se fait accompagner de quelque parent ou ami qu'il charge de répondre pour lui. Quand on l'interroge, il répond vaguement et se borne à dire qu'il est bien malade, qu'il est toujours fatigué, abattu et ne peut travailler. Sans aller plus loin, il est facile de voir qu'il s'agit d'un neurasthénique essentiellement déprimé, dont le système nerveux, comme le reste de l'organisme, est épuisé. Le dynamomètre, l'ergographe, employés au point de vue des signes objectifs, indiqueraient peut-être une modification de l'énergie musculaire, mais comme on n'a pas de point de repère avec la force antérieure du sujet, les indications fournies par ces instruments manquent de précision. Il n'en est pas de même de l'examen de la tension artérielle, qui est généralement, dans ces cas, au-dessous de la normale et d'autant plus faible que le sujet est plus déprimé.

Quel contraste avec d'autres neurasthéniques qui ont conservé toutes les apparences de la santé. « Ils ont de l'embonpoint, le teint frais, le regard assuré ; ils sont capables d'une certaine activité ; ils ont le geste vif, la parole facile, et dès les premiers mots de l'interrogatoire, se lancent avec entrain, on dirait avec plaisir, dans un interminable récit de malaises, de sensations pénibles, quelquefois de douleurs, qui font contraste avec leur bonne mine ; ils n'inspirent guère la pitié et passent généralement, parmi les personnes de leur entourage, témoins de la variabilité de leur humeur et des symptômes qu'ils accusent, pour des malades imaginaires. » (Proust et Gilbert Ballet.) — C'est dans cette catégorie de malades que se rencontre le plus souvent le type que Charcot a marqué d'une appellation pittoresque : « l'homme aux petits papiers ». Il arrive, en effet, généralement chez le médecin avec une quantité de petites notes qu'il a eu soin de prendre chaque jour, ne comptant pas sur sa mémoire pour se rappeler tous les détails en temps opportun, et a à cœur d'en faire une lecture minutieuse qu'il entremêle souvent avec volubilité de réflexions sur son état.

L'attitude, le langage de ce neurasthénique suffisent à montrer qu'il s'agit d'un neurasthénique surtout excité, plutôt que déprimé. La dépression peut succéder et succède en général à l'excitation, mais le caractère dominant est l'irritabilité. Cet état se trouve confirmé par l'examen de la tension artérielle, qui est presque toujours au-dessus de la normale. On voit donc qu'indépendamment des signes subjectifs, on peut établir un diagnostic basé sur un signe objectif pour déterminer le genre de neurasthénie dont est atteint le malade.

Entre les deux types que nous venons d'esquisser, on conçoit qu'il existe beaucoup de cas intermédiaires ; il appartient au médecin de distinguer si ces cas se rapprochent du premier ou du second type, pour donner au malade des conseils salutaires.

Du tableau qui précède, il ne faudrait cependant pas conclure que tous les hypertendus ont conservé l'aspect de la santé. Ce n'est pas le cas pour les convalescents de maladies infectieuses, qui n'ont pas encore éliminé leurs toxines, ou pour les artério-scléreux, qui sont intoxiqués et parfois pâles et amaigris. L'examen de la tension artérielle fixera pour le diagnostic et le traitement.

CHAPITRE II

Formes particulières.

—

Neurasthénie dimidiée. — Neurasthénie féminine. — Neurasthénie génitale. — Neurasthénie traumatique. — Diagnostic. — Pronostic.

Nous avons vu quels sont les symptômes généraux des neurasthénies, et j'ai signalé les particularités qui peuvent se présenter. Mais ces particularités ont parfois un caractère distinct dominant les autres symptômes, une étiologie qui leur est propre et réclament un traitement spécial.

Beard et Charcot ont décrit *l'hémineurasthénie* ou *neurasthénie dimidiée*, dans laquelle les maux de tête, les troubles moteurs et les troubles de la sensibilité se localisent à un côté du corps. J'ai soigné une jeune femme qui présentait ce caractère bien tranché. Fille d'un père très nerveux, d'une mère arthritique, elle a été atteinte de neurasthénie à la suite d'une grossesse, et ici les ptoses paraissent bien avoir été la cause déterminante. Les organes abdominaux et ceux du bassin sont dans un état de relâchement très marqué, dyspepsie, colite muco-membraneuse. Il n'y a pas eu de cause morale apparente ni de fatigue par surmenage cérébral. La céphalée est à droite ; le bras droit et la jambe droite sont le siège de douleurs vives, accompagnées d'une sensation de lassitude du même côté, sans troubles de la sensibilité objective ; la région abdominale est douloureuse à droite, au niveau du cœcum. Les purgatifs répétés et la sangle de Glénard ont produit une amélioration notable de tous ces symptômes.

Krishaber a décrit la *neurasthénie cardiaque*. — Dans cette forme, on remarque surtout des douleurs précordiales avec angoisse, des accès fréquents de fausse angine de poitrine, des palpitations, des demi-syncopes, de l'hypertension ou de l'hypotension artérielle, de l'oppression et du refroidissement des extrémités.

La plupart des auteurs ont cru devoir distinguer des formes en très grand nombre, selon la prédominance des symptômes et des localisations. Je ne crois pas utile d'insister sur des divisions trop absolues. On comprend que, dans la pratique, le traitement devra s'adresser aux troubles fonctionnels prédominants. C'est ainsi que, quand la neurasthénie revêt la forme cérébro-spinale, ou la forme gastrique, ou la forme névralgique, le praticien doit lutter contre ces symptômes, sans perdre de vue le traitement de l'état général.

Il est cependant trois formes de la maladie qui me paraissent mériter une description spéciale :

La neurasthénie féminine,
La neurasthénie génitale,
La neurasthénie traumatique.

Neurasthénie féminine. — Weir Mitchell a décrit les symptômes particuliers que présente cette forme de la neurasthénie et a établi les règles d'un traitement rationnel qui réussit dans beaucoup de cas.

Toutefois, il ne faudrait pas croire que le sexe féminin présente toujours cette forme ; il peut revêtir tous les caractères des neurasthénies, mais il est sujet à des phénomènes spéciaux dus aux conditions physiologiques et morales qui sont l'apanage de la femme. Les soins assidus qu'elle est souvent obligée de donner, en sa qualité de garde-malade, à son père, à sa mère, à son mari, à son enfant, amènent une grande fatigue physique et morale ; elle passe de longues journées sans sortir ; la nuit elle veille debout, épiant son cher malade pour lui porter secours. Le cœur des mères accomplit des prodiges de résistance qui tiennent du sublime, dans les soins qu'elles donnent à leur enfant. L'homme ne pourrait jamais supporter une semblable fatigue. Cette énergie maternelle, cette lutte contre la maladie, ces longues nuits, ces semaines passées sans sommeil et souvent sans nourriture par une femme, en général d'apparence chétive, est un des exemples les plus saisissants de la puissance du système nerveux, soutenu par l'espérance de sauver un être cher.

Si l'enfant guérit, la mère est bien récompensée de ses peines, de ses fatigues ; elle oublie vite ses appréhensions, ses nuits sans sommeil, ses terreurs ; la satisfaction, la joie opèrent chez elle une réaction salutaire ; mais si tous ses soins n'ont amené qu'une catastrophe, cette énergie se transforme en un abattement d'autant plus profond que le déploiement de force physique et morale aura été plus longtemps soutenu, et alors apparaît la neurasthénie féminine caractéristique. « Il est encore une autre cause de désordre à ajouter à tous ceux qui pèsent sur les patientes dont j'ai décrit l'affection, dit Weir-Mitchell, c'est la tendresse, la sympathie exagérée d'une mère, d'une sœur ou d'une autre parente dévouée. Il n'est rien de plus curieux, et à la fois de plus triste et de plus digne de pitié, que cette association entre la malade et la personne bien portante. La malade souffre de la colonne vertébrale ; on la presse de se reposer. Elle ne peut pas lire ; celle qui s'est constituée sa garde-malade lui fait la lecture. La lumière lui fait mal aux yeux ; sa mère s'enferme avec elle toute la journée dans une chambre obscure. On craint un courant d'air ; immédiatement portes et fenêtres sont fermées. »

La neurasthénie féminine se traduit par un découragement absolu, des vertiges, une abolition de la volonté et une asthénie musculaire que l'on n'observe guère que dans cette forme. Alors, la malade renonce à sortir et reste de longues années étendue sur une chaise longue, ne pouvant se livrer à aucune occupation, incapable de coudre, de lire ou d'écrire. C'est ainsi que se passent les journées, les mois, les années, si un traitement rationnel ne vient modifier cet état. Pour obtenir la guérison, il faut modifier le moral en même temps que le physique. La première condition à remplir est de séparer la malade des siens et de la soumettre aux soins assidus, mais pleins de fermeté, de la garde-malade de profession.

M. Jules Chéron, dans une série de communications faites au Congrès pour l'avancement des sciences, de Caen, en 1894, et au Congrès de gynécologie de Bordeaux, a présenté la question de la neurasthénie féminine à un autre point de vue : « Je me suis efforcé, dit-il, de mettre en lumière l'atténuation que subit le tonus des organes contractiles sous l'influence de l'épuisement nerveux, plus particulièrement chez les femmes atteintes d'affections utérines ou simplement fatiguées par des grossesses très rapprochées. J'ai proposé de donner à cette forme particulière de neurasthénie le nom de *viscéroptose* ou de neurasthénie *utéro-gastrique*. Presque toujours, en effet, il y a à la fois, non seulement relâchement des ligaments larges et distension de l'estomac, mais encore descente de la plupart des organes abdominaux, qui, peu à peu, viennent ajouter leur ptose à celle déjà établie. »

Pour M. le Docteur Jules Batuaud (1), il faut admettre,

(1) *Revue des Maladies de la nutrition*, octobre 1903.

comme un axiome, que presque toutes les rétroversions et les rétroflexions de la matrice des femmes, qui n'ont pas eu d'enfant, sont d'origine neurasthénique ; pour un grand nombre de cas, la neurasthénie ne joue qu'un rôle très secondaire dans la production des rétrodéviations chez les femmes qui ont eu des enfants, mais pour d'autres elle est la cause principale, soit aussitôt après l'accouchement, soit une ou plusieurs années après le dernier accouchement, sous l'influence de dépression morale.

Cette neurasthénie génitale féminine, amenant des troubles de statique utérine, n'est pas la neurasthénie féminine décrite par Weir-Mitchell ; elle se rapprocherait davantage de la neurasthénie secondaire de Glénard, mais le traitement est différent. La sangle, dans ce dernier cas, ne produit pas d'effet ; c'est au massage utérin, aux pessaires qu'il faut avoir recours et, en même temps, à la psychothérapie.

Neurasthénie génitale. — On pourrait appeler cette forme la *neurasthénie masculine*, car elle n'atteint que l'homme. Beard, Ultzmann, Krafft, Ebing, Bouveret en ont fait une description détaillée. Mais ces auteurs me paraissent avoir donné trop d'importance aux causes physiques et ne pas avoir fait suffisamment la part des prédispositions mentales et psychiques des malades.

On attribue généralement la neurasthénie génitale à la masturbation, aux excès génésiques, à certaines affections chroniques des organes génito-urinaires. Ces différentes causes produiraient un éréthisme des centres nerveux qui président à l'érection et à l'éjaculation, et, plus tard, l'atonie, l'impuissance. Elles ont une action réelle ; mais combien de neurasthéniques génitaux n'ont pas dépassé la moyenne des excès dont les adolescents et les adultes sont coutumiers? Il faut chercher dans leur tempérament la cause principale. Ce sont des émotifs, le plus souvent des neuro-arthritiques ; ils ont eu, dans l'enfance, des convulsions, de l'incontinence d'urine, des terreurs nocturnes, une timidité morbide, des doutes, des scrupules, etc. ; aussi, indépendamment d'une hygiène génésique, le médecin doit s'attacher à soigner le tempérament et le moral du malade.

Il ne faut pas confondre la neurasthénie génitale avec l'impuissance prodomique du tabes. Celle-ci est réelle, tandis que dans la neurasthénie génitale elle n'est qu'apparente, du moins à la première période. M. le Docteur Gilbert Ballet nous a montré à une de ses conférences si instructives du dimanche, à l'Hôtel-Dieu, un homme réellement impuissant depuis trois ans, qui n'avait pas d'autre symptôme comme signe du tabes. La ponction lombaire a révélé qu'il s'agissait bien d'un tabétique.

Première période. — Dans cette première période, on constate une excitabilité exagérée des organes génitaux, des pollutions nocturnes fréquentes, suivies d'abattement, de dépression cérébrale. Un autre symptôme non moins important, conséquence de cette dépression plutôt mentale que réelle, est la rapidité de l'éjaculation.

Ces symptômes affectent le malade, qui devient triste, constamment préoccupé de ces troubles fonctionnels. Toutes les maladies des organes génito-urinaires ont une répercussion sur le moral, et *vice-versa.* L'état psychique des malades est tel que leur pensée est constamment fixée sur ces organes. Ils se croient impuissants et deviennent souvent les victimes de charlatans qui exploitent leurs craintes et leurs angoisses. L'impuissance n'est qu'apparente, psychique, imaginaire. « L'appétit sexuel peut être augmenté, et il l'est souvent, mais en présence d'une femme qu'il désire, le patient est incapable d'une érection suffisante. Au contraire, le coït s'accomplit, s'il s'agit d'une autre femme, ou bien encore l'érection est forte et durable, si le patient est seul, mais elle cesse au moment où il se trouve en contact de la femme désirée (1) ». C'est ainsi que beaucoup de jeunes gens nerveux, émotifs, ont une impuissance apparente après le mariage. Impressionnés par l'acte conjugal, par un sentiment de respect pour celle qui doit être la mère de leurs enfants, par la crainte de ne pouvoir accomplir cet acte, ils sont pris d'une inertie génitale qui ne se produit qu'au moment psychologique. J'ai été bien souvent consulté pour cette impuissance apparente par de nouveaux mariés, profondément humiliés et découragés. En rétablissant la confiance qu'ils devaient avoir en eux-mêmes, en les persuadant que ces troubles fonctionnels ne sont que la conséquence de l'état de leur esprit, je suis toujours parvenu à modifier leurs impressions, et, l'année suivante, je recevais des dragées du baptème.

Le plus souvent, la neurasthénie génitale se borne à cette première période, qui ne présente aucune gravité.

Deuxième période. — Dans cette seconde période, on constate une faiblesse réelle des organes génitaux. Une pensée érotique, un rêve, l'attouchement des parties sexuelles, le décubitus dorsal prolongé, la réplétion de la vessie, l'équitation, la bicyclette provoquent l'émission du sperme. Pendant la miction et la défécation, sous l'influence de la compression des vésicules séminales, il se produit également de la spermatorrhée.

Les pertes séminales répétées retentissent sur la moëlle épinière : le malade éprouve une sensation de faiblesse très marquée des membres inférieurs et des douleurs au

(1) Bouveret. *La Neurasthénie, épuisement nerveux.*

niveau de la colonne vertébrale. Ces symptômes lui font croire qu'il est atteint de tabes, mais les réflexes sont conservés, le malade peut rester debout les yeux fermés, et il n'y a pas de troubles de l'accommodation. Cette seconde période peut, d'ailleurs, guérir par un traitement approprié, basé sur une hygiène tonique et sur la psycho-thérapie.

Troisième période. — L'émission du sperme n'est plus précédée de l'érection; il n'y a plus d'excitabilité, mais une parésie des centres nerveux spéciaux de l'érection et de l'éjaculation. Il y a en même temps de la prostatorrhée, et souvent les malades prennent pour du liquide sperma-tique la secrétion prostatique. Cette dernière est visqueuse et grisàtre et peut se manifester sous forme de filaments muqueux dans la première partie de l'urine. L'impuissance est réelle.

L'aspect de ces malades est pénible à voir; ils ont les jambes fléchies, les traits tirés, les yeux baissés; ils parais-sent confus et humiliés de leur déchéance virile; ils ne parlent qu'à voix basse, et dans leur désespoir de se trouver ainsi amoindris, ils peuvent être poussés à des déterminations fatales.

Les organes génitaux ont un aspect qui traduit l'extinc-tion de l'appétit sexuel. Le scrotum est allongé, relâché; les testicules sont mous, pendants, souvent diminués de volume. L'excitation du début a fait place à une atonie générale.

Cet état d'atonie et de prostration s'accompagne générale-ment de troubles cardiaques vaso-moteurs et de fausse angine de poitrine.

La vie de ces malades n'est pas menacée, mais le traitement est long et les résultats favorables difficiles à obtenir.

M. le Professeur Guyon recommande la cautérisation au nitrate d'argent avec son instillateur. D'après le Docteur Colombani (1), pour expliquer cette dégénérescence, il n'est pas toujours nécessaire d'invoquer un état mental particulier, une prédisposition acquise ou héréditaire. Dans un certain nombre de cas, on constate seulement une émotivité, une impressionnabilité un peu spéciale des sujets, et il attribue les troubles psychiques et fonctionnels à une blennorrhagie ancienne ayant déterminé une infection générale. « En présence de ces troubles, il est nécessaire d'intervenir au point de vue thérapeutique. Tout en reconnaissant la valeur des traitements généraux, il est néanmoins indispensable de soigner la lésion locale que présente le malade. En effet, dans la grande majorité des cas, le trouble organique conditionne le trouble émotif, l'intervention thérapeutique apportant souvent la preuve de cette proposition. Chaque fois que les préoccupations hypocondriaques lui paraîtront nettement sous la dépendance d'une affection génito-urinaire, le praticien pourra intervenir au grand profit du malade, soit par un traitement médical approprié, soit par une opération longuement raisonnée. Des faits, de jour en jour plus nombreux, viennent prouver le bien fondé d'une thérapeutique ainsi comprise (2) ».

L'électrisation, l'hydrothérapie, les bains de mer, les bains de rivière, le changement de milieu, le séjour à la campagne ou à la montagne, le massage, les voyages sans fatigue, les exercices physiques modérés, par leur action tonique sur le système nerveux, et certains médicaments comme les glycérophosphates, l'ovolécithine, la poudre d'ergot de seigle ou l'ergotine, à la dose de 40 à 50 centi-

(1) *Thèse de Paris*, 1901.

(2) J. H. M. *Journal des Praticiens*, 24 août 1901.

grammes par jour, peuvent être employés avec quelques chances de succès.

Ces moyens ont un effet souvent salutaire, et l'on voit parfois des malades désespérés recouvrer l'espérance et le rétablissement relatif de leurs fonctions.

Neurasthénie traumatique. — Dans certains cas, l'hystérie se confond avec la neurasthénie. Cette association se rencontre surtout à la suite d'accidents et constitue l'hystéro-neurasthénie traumatique (Charcot). Elle peut survenir à la suite d'une chute de cheval ou de voiture, de la chute d'un échafaudage, d'agression à main armée, mais elle est produite le plus souvent par des catastrophes, les tremblements de terre, les incendies, les accidents de chemin de fer, les naufrages.

L'hystéro-neurasthénie traumatique est produite par un choc à la fois physique et moral. « A l'inverse de ce que l'on observe dans les neurasthénies vraies, auxquelles les professions libérales, ingénieurs, médecins, avocats, paient le plus lourd fardeau, ce sont surtout les ouvriers, les manœuvres qui deviennent les victimes de ce complexus symptomatique. » (Gilles de la Tourette.) Il semble que l'homme de science soit moins impressionné par ces évènements.

Généralement, les symptômes hystéro-neurasthéniques n'apparaissent que quelques jours et même plusieurs semaines après l'évènement qui les a provoqués. Il y a une période intermédiaire, dite par Charcot « *de médiation* ». La neurasthénie traumatique est produite beaucoup plus par le choc moral que par le choc physique ; elle est la conséquence de l'émotion, de la terreur occasionnées par l'accident, et les personnes qui en sont atteintes ne sont pas toujours celles qui présentent les blessures les plus graves.

Dans cette forme neurasthénique, les troubles psychiques sont particulièrement accusés. L'impressionnabilité de ces malades est excessive; ils fondent souvent en larmes, dès qu'on leur parle de leur maladie, et la seule pensée de l'accident donne à leur physionomie une empreinte d'angoisse. Ils ont perdu toute souplesse; les articulations de la colonne vertébrale et des membres inférieurs sont dans un état de raideur qui donne à la démarche un aspect caractéristique. L'insomnie, si fréquente chez les neurasthéniques, est encore plus prononcée chez eux; s'ils parviennent à s'endormir, ils sont en proie à des rêves, des cauchemars, et le sommeil est entremêlé de soubresauts; ils poussent souvent des cris de terreur, phénomènes qui ne se produisent pas dans les autres neurasthénies.

Un des caractères essentiels est la production de signes objectifs, tels que les paralysies et les contractures, qui sont souvent la cause de procès intentés aux compagnies. Il importe que le médecin consulté puisse poser un diagnostic différentiel exact, et déclarer si ces syndromes sont produits par une lésion contractée pendant l'accident ou dus à la frayeur éprouvée par le malade. Il se guidera pour son affirmation sur les phénomènes hystériques, zones hyperesthésiques ou anesthésiques, suggestibilité du malade, etc. La présence de signes neurasthéniques proprement dits, maux de tête en casque, dépression morale et physique, dyspepsie, vertiges, compléteront le diagnostic.

Diagnostic. — Les syndromes neurasthéniques étant multiples et variés, beaucoup de médecins ont une tendance à grouper, sous la dénomination de neurasthénie, des maladies ou plutôt des états qui doivent être distingués de cette maladie. On ne peut qualifier de neurasthéniques tous les bizarres, les désiquilibrés, les migraineux, les dyspeptiques. Pour établir le diagnostic, il faut au moins plusieurs des symptômes fondamentaux du type morbide.

On ne confondra pas la neurasthénie avec les débuts de la *paralysie générale* et du *tabes*. La conservation des réflexes rotuliens et achilléens, qui, parfois, sont même exagérés dans les neurasthénies, la possibilité de la station et de la marche les yeux fermés, l'absence des troubles d'accommodation de la pupille et, au besoin, la ponction lombaire, fixeront le diagnostic. Toutefois, le tabes peut être compliqué de neurasthénie, et, dans ce cas, il faut distinguer les symptômes tranchés qui appartiennent à chacune de ces maladies.

Nous avons vu que la neurasthénie traumatique est généralement associée à l'hystérie, mais il est des cas de neurasthénie où l'on observe des paroxysmes angoissants, que l'on prend souvent pour des crises hystériques et qui ne sont pas de nature hystérique. De temps en temps, sous l'influence d'une cause quelconque, et souvent spontanément, il se produit des exacerbations, sous forme d'angoisses, une sorte de douleur partie de la région précordiale, qui remonte jusqu'à la base du cou et s'irradie parfois dans les bras, s'accompagnant de phobies et de terreurs imaginaires, sans hallucinations pendant la crise et sans stigmates sensoriels ou sensitifs dans l'intervalle des paroxysmes. Ce ne sont pas des attaques d'hystérie, mais des crises qui accompagnent la neurasthénie, que Charcot a appelée héréditaire et que Gilles de la Tourette qualifie de constitutionnelle. « Il s'agit de ces malades que tout praticien a eu l'occasion d'observer, issus d'une souche névropathique, qui, jeunes filles, se tenaient un peu à l'écart de leurs compagnes ; jeunes gens, avaient des tendances aux bizarreries de caractère, toujours dans le sens triste, pessimiste. Vers trente à quarante ans, rarement plus tôt, se développe chez eux un état mental tout particulier, qui n'est au fond que la fructification du terrain nerveux sur lequel ils évoluaient depuis leur adolescence. Ils présentent, d'ailleurs, tous les signes de la neurasthénie, dont ils ont la céphalée, la douleur de la nuque ou des tempes, la plaque sacrée et les vertiges (1) ».

On ne confondra pas les neurasthéniques avec les *phobiques,* qui n'ont ni maux de tête, ni douleurs rachidiennes, ni impuissance motrice. Pour M. Gilbert Ballet, ce sont des douteurs, se demandant s'ils n'ont pas toutes les maladies dont ils entendent parler. « Vous relevez très vite le neurasthénique en raisonnant avec lui ; vous ne pouvez ni ne devez raisonner avec le phobique ; mais si le phobique ne raisonne pas, il se rassure, — pour quelques jours, quelques heures, — si vous lui affirmez qu'il se trompe. » On ne confondra pas les neurasthéniques avec les hypochondriaques, qui ont une idée fixe et qu'on n'arrivera pas à convaincre. On ne les confondra pas avec les mélancoliques ; ces derniers ont des accès qui apparaissent brusquement et se traduisent par un état de dépression profonde, sans stigmates neurasthéniques.

M. Gilbert Ballet, dans le *Journal de médecine interne* du 1ᵉʳ octobre 1903, établit le diagnostic des différentes causes et des différentes formes de la neurasthénie. J'ai décrit les causes et les formes de la neurasthénie, et je crois inutile d'insister sur cette question ; toutefois, on ne saurait trop répéter qu'au point de vue des causes, il est indispensable de questionner avec une attention soutenue les neurasthéniques, pour bien les connaître. Cette connaissance, aidée des moyens d'investigation que le médecin a en son pouvoir, et qu'il doit employer en leur consa-

(1) Gilles de La Tourette, *Les états neurasthéniques,* page 65.

crant le temps nécessaire, suffiront à établir un diagnostic et un traitement rationnel.

Pronostic. — Les neurasthénies ne compromettent pas l'existence de ceux qui en sont atteints, mais elles sont une cause de souffrances physiques et morales des plus pénibles. Aussi doivent-elles être soignées non seulement de bonne heure chez ceux qui ont déjà ressenti les premiers sympômes, mais il est nécessaire de donner une direction préventive aux sujets prédisposés par l'hérédité. Dans cette hérédité, il faut distinguer ceux dont les parents ont eu de vrais troubles nerveux, des tics, de la mélancolie, des obsessions, des phobies, et ceux qui n'ont qu'une hérédité arthritique. Les premiers, si une hygiène préventive n'a pas modifié l'état héréditaire, seront de beaucoup les plus difficiles à guérir ; les seconds, par un traitement approprié et bien dirigé, doivent recouvrer la santé physique et morale.

L'ancienneté de la maladie, la persistance des causes déterminantes, les troubles gastro-intestinaux graves, lorsqu'ils compromettent profondément la nutrition, sont autant d'éléments qui rendent plus difficiles l'efficacité du traitement.

Gilles de La Tourette établit le pronostic suivant la condition sociale. Il est évident que pour la neurasthénie vraie, l'indépendance donnée par la fortune place le malade dans des conditions meilleures, pour obtenir une guérison. C'est d'ailleurs le cas de tous les malades. Quand on peut se soigner, quand on peut satisfaire à toutes les exigences hygiéniques de sa santé, passer l'hiver dans les pays chauds, l'été dans un climat tempéré, quand on n'a pas de souci du lendemain au point de vue des premiers besoins de l'existence, le moral et le physique satisfaits aident à la guérison ; celui qui est obligé de

travailler pour vivre et nourrir sa famille, souffre doublement et recouvre difficilement la santé. Quand on a la
santé, la fortune est inutile; mais la misère est fatale aux
malades. C'est surtout vrai pour les neurasthéniques
constitutionnels. Incapables de gagner leur pain quotidien, de faire un effort de volonté, ils n'ont de secours
que de la charité publique ou privée, qui peut assurer
l'existence, mais ne peut dorer l'avenir. L'espérance est
un levier surtout utile au neurasthénique. Cependant,
dans la neurasthénie féminine, la grande fortune est
souvent un obstacle à la guérison. Blasée sur toutes les
satisfactions que donnent le bien-être et le luxe, la femme
du monde, qui ne sait pas se créer une occupation intellectuelle ou physique, est souvent victime de son désœuvre-
ment. N'ayant pas de soucis, elle s'en crée par l'imagination.
J'ai connu de ces malades dont l'existence est convoitée
par les gens sans fortune, et elles se déclarent « les plus
malheureuses de la terre ». C'est chez elles surtout
que l'on observe les douleurs d'habitude décrites par
M. le Professeur Brissaud au *Congrès de Bruxelles*, le
3 août 1903. Si elles étaient obligées de faire un léger
travail régulier, imposé par une autre situation de fortune,
leur pensée serait fixée sur un but utile à atteindre et ne
créerait pas des souffrances chimériques souvent plus
angoissantes que la réalité. Tant il est vrai qu'en toutes
choses il faut un juste milieu. Les excès se trouvent
aux extrèmes; une modeste aisance favorise le bonheur
et la santé.

CHAPITRE III

Pathogénie.

—

Intoxication. — Action réflexe. — Arthritisme. — Uricémie. — Signes de l'uricémie chez l'enfant, chez l'écolier, chez le jeune homme.

De nombreuses théories ont été émises, pour expliquer la genèse et le développement de la dépression irritable du système nerveux. Galien attribuait aux organes situés dans les hypochondres, au foie, à l'estomac, à l'intestin, l'origine du nervosisme. Ces organes renverraient au cerveau l'atrabile qu'ils auraient fabriquée. M. Leven, reflétant les mêmes idées et plus renseigné sur l'anatomie et la physiologie, voit dans le plexus solaire, le ganglion semi-lunaire et le cerveau une action irritable réciproque. Pour Beau, la dyspepsie est une cause de beaucoup de phénomènes nerveux par voie réflexe, par anémie et par modification pathogénique de la nutrition. M. le Professeur Bouchard explique, par l'auto-intoxication qui résulte de la dilatation et de la stase gastrique, les phénomènes neurasthéniques. « Les poisons qui se produisent dans l'organisme rentrent dans un des deux groupes suivants : les uns naissent par la vie même des cellules, les autres proviennent des nombreux microbes qui habitent normalement tout animal vivant. La plupart des fermentations microbiennes se passent dans le tube digestif; celles qui ont lieu dans les autres parties de l'organisme n'ont qu'une importance secondaire (1). » Le séjour et la résorption des

(1) Bouchard, *Traité de Pathologie générale*, tome I.

toxines formées dans les voies digestives ont une importance des plus manifestes, et on a vu des accès fébriles, qui pouvaient faire craindre une septicémie, guérir à la suite d'une évacuation, survenue par la simple administration d'un lavement. « L'obstruction intestinale sous toutes ses formes, étranglement interne ou herniaire, invagination, nous montre le tableau le plus intéressant de l'auto-intoxication digestive. Sans cette auto-intoxication, on ne pourrait expliquer les diverses manifestations observées, et notamment les accidents nerveux. » (Bouchard.)

MM. les Professeurs Raymond et Pierre Janet déclarent que l'origine principale de l'état neurasthénique est avant tout la prédisposition héréditaire, mais qu'il est facile de constater que bien des causes secondaires jouent un rôle considérable dans son apparition.

Parmi celles-ci, ils appellent particulièrement l'attention sur les phénomènes d'intoxication et surtout sur ceux d'auto-intoxication, dont le rôle est souvent très évident. « Chez beaucoup de ces malades, on constate tous les troubles de l'atonie digestive, et on voit que la peau est couverte de rougeurs et de boutons, que leurs lèvres sont gercées, que leur langue est saburrale, — chez quelques-uns même, elle est d'un rouge vif, — que leur haleine est fétide et qu'ils ont fréquemment de petites périodes fébriles. On ne saurait trop insister, à ce sujet, sur le danger d'une alimentation exagérée et mal dirigée. Nous avons vu dernièrement une jeune fille de ce genre, constamment nourrie de viandes, et à qui, sous prétexte de suralimentation, on ne laissait plus jamais boire un verre d'eau ou un verre de lait, sans y mêler toujours des jaunes d'œuf et de la viande rapée. Elle était littéralement infectée, et, sans être guérie, bien entendu, elle a immédiatement éprouvé une grande amélioration mentale, simplement en suivant un régime sévère (1). »

Ce sont les principes que soutient avec une énergique conviction M. le Docteur Huchard contre l'abus de la viande, qui produit, à elle seule, des intoxications de l'organisme et particulièrement du système nerveux.

Les cas d'empoisonnement par la viande sont très fréquents. M. le Professeur Brouardel, dans son très intéressant ouvrage sur la mort subite, en cite de nombreuses observations, entre autres celles d'une revendeuse des halles qui, voyant qu'une dinde allait lui rester pour compte, invita ses amies à venir la manger. La dinde n'était plus fraîche et chargée d'alcaloïdes toxiques. Tous les invités furent malades, et la marchande mourut rapidement d'urémie. M. le Docteur Salemi a communiqué à la Société des Sciences médicales un cas très grave d'empoisonnement, à la suite de l'ingestion d'un bifteack conservé dans un appareil réfrigérant : urticaire, œdème généralisé, dyspepsie et œdème de la glotte. Pour être moins manifeste, l'usage exagéré de la viande réputée saine n'en produit pas moins une intoxication lente.

Parmi les auto-intoxications de la neurasthénie primitive, MM. Raymond et Pierre Janet estiment qu'il faudra aussi donner de plus en plus une place aux auto-intoxications d'origine génitale, surtout chez la femme.

M. A. Robin déclare qu'il est fort difficile de différencier chimiquement la neurasthénie d'origine gastrique des neurasthénies primitives, qui s'accompagnent de troubles gastriques secondaires, et que c'est l'influence du traitement qui constitue l'élément le plus essentiel du diagnostic.

(1) Raymond et Pierre Janet, *Les Obsessions et la Psychasthénie,* 2me volume.

« La survenance des émissions laiteuses, l'existence de la phosphaturie azoturique, c'est-à-dire l'augmentation parallèle de l'acide phosphorique et de l'azote total, de la glycosurie ou de l'albuminerie dyspeptique, imposeront le diagnostic de neurasthénie d'origine dyspeptique, avec des chances de certitude que le traitement viendra rarement démentir (1). »

E. Allen Starr (2) admet que l'agent toxique est originaire du tube digestif dans la neurasthénie avec prédominance des troubles nocturnes. C'est vers quatre heures du matin que la dépression et les souffrances atteignent un maximum, qui dure environ trois ou quatre heures. Une amélioration survient ensuite et progresse régulièrement, si bien que l'état de détresse fait place, vers midi, à un sentiment de bien-être qui persiste pendant l'après-midi, fléchit pendant la soirée et disparaît pendant la nuit. Cette alternance cyclique de détresse nocturne et de bien-être diurne est à peu près constante. L'agent toxique s'accumule peu à peu dans le sang pendant le sommeil, sous l'influence de la circulation ralentie, et se trouve neutralisé ou éliminé pendant le jour par les mouvements du corps et l'activité des émonctoires.

M. Hayem ajoute une importance primordiale à la viciation du chimisme stomacal.

Erb suppose un trouble intime de la nutrition des éléments nerveux ; Beard, un défaut d'équilibre entre leur usure et leur réparation ; M. Ch. Ferré incrimine une modification de leur vibratilité. Ces théories ne sont pas en contradiction avec les précédentes, les modifications du système nerveux pouvant être liées au fonctionnement défectueux des organes abdominaux, où se préparent les

(1) A. Robin, *Les Maladies de l'estomac.*

(2) *Medical Record*, 11 mai 1901.

éléments destinés à la nutrition des cellules. « La masse innombrable de microbes qui pullulent dans notre tube digestif sont une cause d'empoisonnement (1). » Ils sont surtout abondants dans le gros intestin, et leur présence nocive est démontrée par l'absorption de leurs produits solubles. Le phénol, crésol, indol, scatol, etc., qu'on retrouve dans les urines, sont des substances élaborées par les microbes du tube intestinal. (Beaumann, Eval.)

La dépression du système nerveux peut être entretenue par une maladie de l'intestin. Au mois de décembre 1901, M. Piqué a communiqué à la Société de Médecine de Paris l'observation d'une malade atteinte de mélancolie, qu'il a opérée pour une appendicite à rechutes et qu'il a guérie non seulement de son appendicite, mais aussi de sa mélancolie. A cette occasion, M. Christian a cité le cas d'une malade atteinte de troubles psychiques, qui furent radicalement guéris à la suite d'une opération d'urgence pratiquée chez elle pour une hernie étranglée.

« On ne peut moins faire que d'être frappé de l'extrême fréquence des cas dans lesquels les psychopathies sont précédées d'infection ou de maladies de l'appareil digestif, plus ou moins avant le début de la psychose (2). »

L'intoxication, l'auto-intoxication, l'infection et l'auto-infection ont le pouvoir de troubler le fonctionnement normal des neurones corticaux. De même que les alcools, les essences, le plomb, l'arsenic, le haschich, la morphine, la cocaïne produisent des névroses, des psychoses, de même l'auto-intoxication peut produire des phénomènes neurasthéniques, les toxines pénétrant

(1) Metchnikoff, *Etude de la nature humaine*, page 321.

(2) Glénard, *Bulletin de la Société de Médecine de Paris*, 1902, page 54.

par la voie sanguine ou lymphatique jusqu'aux éléments nerveux.

Le foie a une influence marquée sur la genèse de la neurasthénie. Une de ses fonctions est de modérer les fermentations gastriques, et l'on connaît la propriété qu'il a de détruire les toxines. Cette double action explique comment son insuffisance peut produire des troubles des centres nerveux par auto-intoxication. Cependant, d'après M. Gilbert Ballet (1), il ne faut pas se hâter de conclure; la lésion hépatique pouvant être elle-même secondaire à des altérations de l'estomac, qui peuvent être une conséquence d'une neurasthénie primitive, ou cette lésion hépatique peut encore être consécutive à un état général susceptible lui-même d'engendrer un état de neurasthénie. « C'est, par exemple, chose commune chez les goutteux; beaucoup de ces malades, chez qui on rencontre à la fois des troubles fonctionnels hépatiques et de la neurasthénie, ne sont que des hépatiques arthritiques, des ralentis de la nutrition. »

Indépendamment des toxines provenant des troubles digestifs, il se produit des poisons dus à la fatigue et aux émotions, comme l'a démontré Mosso. Un animal fatigué par la course ou la peur est intoxiqué. Tout le monde sait que la viande du gibier tué dans ces conditions se décompose rapidement, qu'elle est indigeste et qu'absorbée elle peut produire des accidents. Ce qui est vrai chez l'animal l'est aussi pour l'homme. Celui qui est surmené par le travail ou qui est en proie à des émotions vives produit des toxines, et l'intoxication du sang peut intoxiquer les centres nerveux.

Les neurasthéniques étant dans un état permanent de fatigue, on comprend que si une hygiène appropriée ne

____

(1) *Journal de Médecine interne*, 1er octobre 1903.

vient les débarrasser des toxines, leur état devra empirer. Comme nous l'avons déjà vu, la fatigue produit la neurasthénie par intoxication, et cette intoxication est entretenue par une fatigue permanente de l'état neurasthénique.

Action réflexe. — « Quelquefois, cependant, les accidents se produisent dans des conditions où l'on ne peut invoquer l'action des toxines alimentaires, la nature des aliments ingérés et la brièveté de leur séjour dans les voies digestives ne permettant pas d'admettre leur transformation en produits toxiques » (1). C'est ainsi qu'on a observé l'explosion d'un accès de fausse angine de poitrine, aussitôt après l'ingestion d'un légume cru, d'une feuille de salade, un morceau de pomme, etc.

M. le docteur Fernand Lagrange a été témoin « d'un formidable accès d'angoisse cardiaque », avec irradiation des douleurs dans le bras gauche, qui cessa brusquement à la suite de l'expulsion d'un volumineux débris de salsifis, qui avait échappé à la mastication et qui fut rendu absolument tel qu'il avait été ingéré. L'aliment avait provoqué sur la muqueuse gastrique irritée une action réflexe du système nerveux se répercutant sur le cœur.

Il est donc rationnel d'admettre, qu'indépendamment des auto-intoxications produites après un certain temps par les organes digestifs, des troubles mécaniques, agissant sur ces organes, peuvent déterminer des modifications dans le fonctionnement du système nerveux et agir par action réflexe sur d'autres organes. Si la cause est permanente, les effets réflexes sont permanents. Les ptoses paraissent agir surtout de cette façon, et cette

(1) Docteur Fernand Lagrange, *Le traitement des affections du cœur par l'exercice et le mouvement.*

explication paraît d'autant plus plausible que chez les malades atteints de prolapsus des organes abdominaux, si l'on soutient l'abdomen en le relevant avec les deux mains, comme d'ailleurs le relève la ceinture de Glénard, on obtient une sensation de bien-être que les malades accusent instantanément. C'est ce qui explique la soufrance qu'éprouvent les neurasthéniques au début du travail digestif, avant que les toxines produites par une mauvaise digestion aient eu le temps d'être absorbées. C'est aussi une action réflexe qui détermine les rougeurs de la face par vaso dilatation, si communes après les repas chez ces malades.

Arthritisme, Uricémie. — Toutes ces théories ne tiennent pas suffisamment compte du terrain, des dispositions du malade. Si le terrain était toujours le même, les mêmes causes déterminantes devraient produire les mêmes effets. Nous avons tous à subir dans la vie des causes de dépression du système nerveux, nous devrions donc tous être neurasthéniques, mais nous réagissons différemment selon notre tempérament et notre degré de résistance. Après un travail intellectuel exagéré, après une émotion vive, ne sommes-nous pas tous pris d'une fatigue accompagnée de lourdeur de tête, de difficulté à fixer notre attention et de faiblesse musculaire ? Cet état est même accompagné d'un certain degré d'irritabilité et d'impatience. Si notre organisme n'est pas favorable au développement de la neurasthénie, ces phénomènes n'ont qu'une durée éphémère ; le lendemain il n'en reste aucune trace ; dans le cas contraire, les symptômes persistent.

Combien de gens qui ont éprouvé les plus grands malheurs, ont subi les plus terribles catastrophes et qui restent forts contre l'adversité ! Un de me clients, possédant une belle fortune, un hôtel luxueux, de beaux attelages, voit s'écrouler sa situation dans une entreprise commerciale sur les cuirs. Il se trouve sans ressources; ses marchandises sont saisies; il ne lui reste que quelques débris dédaignés par le liquidateur. Au lieu de se laisser abattre, il prend chaque jour ces parcelles de cuir abandonnées et les porte sur son dos pour les vendre dans la banlieue de Paris. N'ayant pas de profession, il se met à travailler avec ardeur, passe une partie de ses nuits, apprend la sténographie et se fait recevoir sténographe à la Chambre des députés. Ce n'était pas la fortune reconquise, mais il était à l'abri du besoin et pouvait nourrir sa famille. Son humeur n'avait pas changé, et il aimait à raconter les péripéties de son existence. S'il avait eu la moindre prédisposition, il aurait difficilement résisté aux émotions causées par la perte de sa fortune, et s'il avait résisté, le travail exagéré auquel il se livrait pour se créer une position aurait déterminé la neurasthénie.

Au milieu de toutes les théories émises sur la genèse et le développement des neurasthénies, il est une question qui recueille l'assentiment unanime des auteurs, c'est la prédisposition à la neurasthénie édifiée sur le terrain arthritique. Les arthritiques sont des ralentis de la nutrition, particulièrement de la nutrition des centres nerveux, et M. le Professeur Bouchard a démontré que le ralentissement de la nutrition produit des toxines au sein de l'organisme. Les éléments nerveux peuvent, comme les autres éléments de l'économie, subir des troubles de nutrition, qui produisent des modifications molléculaires chimiques, souvent toxiques.

« C'est ainsi que le protoplasma cellulaire du neurone peut être pénétré par des toxines modifiant la fonction psychique, sensitive ou motrice du dit protoplasma. Ces toxines peuvent avoir pour origine un défaut de nutrition, ou bien elles peuvent provenir d'un organe malade autre

que le système nerveux, par la voie sanguine ou lymphatique (1). »

Dans une discussion qui a occupé, en 1900, plusieurs
séances de la Société de thérapeutique, présidées par
M. le Docteur Huchard, et auxquelles ont pris part
MM. Maurice de Fleury, Albert Robin, Cautru, Gautrelet, Linossier, Albert Mathieu, Paul Gallois, etc., on a
longuement examiné les caractères des neurasthénies
d'après l'examen du sang et de l'urine. De cette longue
discussion, il résulte que les neurasthéniques, conformément à la communication de M. Gautrelet, « sont,
biologiquement parlant, des malades présentant tous une
diminution de la basivité humorale et, plus exactement,
une surélévation de l'acidité plasmatique, caractéristique
des maladies par ralentissement de la nutrition, de l'arthritisme. »

« Quand on étudie dans le sérum du sang des neurasthéniques le rapport global existant entre les acides et les
bases, on est frappé de ce fait qu'il y a toujours dispro-
portion dans le sens de l'élévation du premier relativement au second. Ainsi semblent s'expliquer, en admettant
une irritation permanente clinique des filets nerveux par
un plasma hyperacide, les réflexes exagérés que présentent
les neurasthéniques. Dans la grande majorité des cas,
l'acide urique a été trouvé en excès dans l'urine, ainsi que
l'acidité générale.

« Si, très souvent, on a observé, comme MM. Vigouroux et Gautrelet, le syndrome urologique caractéristique
de l'arthritisme chez les neurasthéniques, c'est que l'arthritisme prépare merveilleusement le terrain à la neurasthénie, mais il ne doit être qu'une cause prédispo-
sante ; s'il n'était tout à fait inutile de créer un nouveau

(1) Rubinowicz, *Bulletin de la Société de Médecine de Paris,* 1902.

mot, on pourrait l'appeler une affection para-arthritique (1). »

A côté de la déviation de la nutrition générale caractérisée par l'hyperacidité humorale, créant une irritation spinale du système nerveux, se présentent d'autres troubles qui ne sont, en somme, que les manifestations de phénomènes d'auto-intoxication par l'indican et le skatol en excès dans le torrent circulatoire. « On peut, par l'urologie, rattacher la neurasthénie à la grande classe des maladies par diminution des échanges organiques. » (Gautrelet.)

Le caractère essentiel de l'arthritisme est une modification dans les échanges amenant un trouble nutritif et la production d'acide urique. Il tend à se développer de plus en plus, à cause de notre genre d'alimentation. Maurel (2) fait remarquer que, sauf exception, le ralentissement de la nutrition n'est pas l'œuvre d'un seul sujet, mais qu'il est la conséquence d'erreurs d'hygiène remontant à plusieurs générations. L'arthritique a presque toujours été précédé par une série d'aïeux qui, jouissant d'une excellente santé, ont pu se livrer à tous les plaisirs de la table sans grand dommage apparent, mourant vieux et laissant beaucoup d'enfants. Ceux-ci ne se ressentent encore que d'une façon bénigne des excès de leurs parents : quelques symptômes arthritiques, hémorrhoïdes, pléthore abdominale, tendance à l'obésité, mais ce sont aussi de gros mangeurs ; à la troisième génération, la perversion nutritive est manifeste, si une hygiène sévère n'est pas observée.

(1) Linossier. *Bulletin de la Société de thérapeutique*, 1900, page 5o3.

(2) *De la dépopulation de la France, étude sur la natalité*, page 85.

Voilà un terrain tout préparé pour la neurasthénie. Le travail cérébral, les émotions, les déceptions inévitables la détermineront, en modifiant, par des excitations et des fatigues consécutives, l'influx d'éléments nerveux insuffisamment régénérés ou encombrés de produits toxiques non éliminés.

Un de mes maîtres, atteint d'une affection organique dans les dernières années de sa vie, me disait : « Mon tempérament neuro-arthritique m'a toujours donné des idées pessimistes, et j'ai cru bien souvent avoir des maladies organiques, qui n'étaient que des troubles fonctionnels. Ce qui me console aujourd'hui, c'est que j'espère me tromper encore. »

Ce ne sont pas les vrais goutteux, dont l'acide urique se fixe dans les articulations, qui sont le plus souvent neurasthéniques, ce sont les arthritiques, dont l'acide urique séjourne dans le sang, les uricémiques. J'ai soigné un malade, qu'on pourrait appeler le roi des goutteux. Pris de crises goutteuses dès l'âge de quinze ans, il était, à cinquante ans, absolument difforme : les pieds, les genoux, les mains, les oreilles étaient le siège d'amas énormes de matières tophacées. Dans une de ses nombreuses crises de goutte, son pied éclata sous une poussée énorme d'urates qui coulèrent plusieurs jours comme de la lave, et mirent à nu d'énormes tophus anciens que j'enlevai. Or, ce malade avait le cœur et les vaisseaux absolument sains, les digestions faciles, et était d'humeur joviale. Il semble que chez lui l'acide urique, à mesure qu'il se formait, se répandait dans les articulations et ne séjournait pas dans le sang. Je ne le voyais un peu tourmenté que quand ses crises étaient un peu plus fortes ; il me promettait alors de se soumettre au régime ; mais il m'arrivait, quelques jours après, de le trouver en face d'une dinde truffée, de bon vin de Bordeaux, savourant son repas avec délices. Je me fâchais un peu et lui rappelais ses promesses ; mais la jouissance qu'il éprouvait était telle qu'il me répondait avec sa gaîté et son entrain ordinaires : « Docteur, j'aime mieux avoir des crises. » Il était loin d'être neurasthénique.

Les graveleux, qui éliminent par les urines une grande quantité d'acide urique, les pondeurs, comme les appelle M. le Professeur Guyon, en rejetant de l'organisme cet acide urique à mesure qu'il se forme, ne paraissent pas prédisposés à la neurasthénie. J'ai connu de ces pondeurs, d'une humeur joviale, parlant avec entrain de leur *carrière*, qu'ils éliminent d'ailleurs sans souffrance réelle.

Certaines éruptions paraissent avoir les mêmes effets que l'élimination de l'acide urique. On connaît les conséquences qu'elles ont chez certains asthmatiques, au point de produire, quand elles se développent, la cessation de l'asthme. Un de mes malades neurasthéniques avait vu les symptômes de sa maladie s'accentuer depuis plusieurs mois ; les maux de tête étaient des plus violents, les digestions plus difficiles, l'insomnie plus accentuée, et il avait un vertige des plus pénibles, quand il fut pris d'une démangeaison agaçante, localisée au thorax, qu'il attribua d'abord à la présence de quelque insecte. Il rentra chez lui pour enlever le prétendu parasite, mais ne trouva rien ; c'est alors qu'il vint me consulter. Je constatai un commencement d'eczéma ; le lendemain, cet eczéma s'étendait de proche en proche, et peu de jours après, il était généralisé à tout le corps, qui en fut couvert de la tête aux pieds. L'éruption dura six semaines et fut suivie d'une desquamation complète. A partir de ce moment, les symptômes neurasthéniques disparurent comme par enchantement ; le vertige avait cessé dès le début de l'éruption.

Ces exemples prouvent l'indication pour le praticien de

débarrasser le sang de l'acide urique et des poisons qui lui sont associés. C'est ce qui explique l'action du traitement antiuricémique, du régime, des eaux minérales, telles que Contrexeville, Vittel, Evian, Carlsbad ou Miers.

Déjà, en 1883, M. le Docteur Huchard (1) écrivait que la neurasthénie et le rhumatisme vague se confondent presque toujours, qu'ils ne forment réellement qu'un seul et même type morbide, et il ajoutait : « Dans la plupart des cas, la neurasthénie est une névrose arthritique. »

Plus de vingt ans après, dans ses *Nouvelles Consultations médicales de 1904*, il écrit : « Peut-on faire le diagnostic de la neurasthénie avec une forme de rhumatisme qu'on appelle vague ou nerveux ? Ce diagnostic devient plutôt un parallèle, car nous avons la conviction que ces deux maladies se confondent presque toujours et qu'elles ne forment réellement qu'un seul et même type morbide. Ce qui nous confirme encore une fois de plus dans cette idée, c'est que tous les cas d'irritation spinale ou de neurasthénie que nous avons pu observer, et presque tous ceux dont nous avons vu la relation complète dans les auteurs, surtout au point de vue de l'étiologie, sont d'origine rhumatismale ou goutteuse. »

M. Besnier (2) déclare qu'il n'y a pas une des manifestations névrosiques, quelle qu'elle soit, sous laquelle ne puisse se larver le mal rhumatismal chez les sujets placés constitutionnellement dans cet état.

Une des preuves de la nature arthritique de la neurasthénie vraie, c'est comme dans l'arthritisme l'influence des changements de temps sur la production des crises

(1) *Traité des Névroses*, page 902.

(2) *Dictionnaire encyclopédique de Médecine*, 1876, tome IV, page 769.

neurasthéniques. Pendant la neige particulièrement, les neurasthéniques ont non-seulement une exacerbation de leurs douleurs physiques, mais des angoisses poussées à l'extrême.

D'après M. le docteur Pascault, l'arthritisme serait une « indigestion chronique », les arthritiques étant des gens qui mangent trop ou les fils de gens qui ont trop mangé, sans prendre un exercice suffisant. De là, les troubles de nutrition. D'après le docteur Th. Guyot, l'arthritisme est une maladie dont nous puisons le germe en dehors de nous, dans le monde extérieur ; ce serait une maladie microbienne. Le microbe ne serait autre que le diplocoque de Triboulet-Coyon, pénétrant par la bouche, le nez ou le pharynx, déterminant d'abord des coryzas, des angines, et produisant, suivant les réactions individuelles, une attaque de rhumatisme aigu, de rhumatisme chronique, de la gravelle ou de la goutte articulaire. L'arthritisme serait donc une maladie microbienne et toxique. Ces deux théories peuvent se concilier, un régime intempestif, une hygiène défectueuse favorisant les atteintes du microbe et les accidents que ce dernier peut provoquer.

L'arthritisme prédisposant aux neurasthénies, plus que tout autre tempérament, je crois utile de reconnaitre ses symptômes, avant qu'ils aient déterminé l'explosion des phénomènes neurasthéniques, pour pouvoir les prévenir.

Les signes de l'uricémie chez l'enfant. — Un enfant, issu de parents arthritiques ou goutteux, reçoit, avec la vie, une prédisposition naturelle à faire une désassimilation ralentie.

Cette désassimilation ralentie se traduit par *la bouffissure des chairs, la dyspepsie gastro-intestinale, l'eczéma généralisé et fluent, la présence de l'acide urique en excès dans les urines.* Ces symptômes disparaissent progressivement, dès le commencement de la troisième année, sous l'influence salutaire de l'exercice ; les sauts, les marches, les courses, les jeux incessants, qui sont instinctifs chez l'enfant, activent la désassimilation et rétablissent l'équilibre rompu entre les recettes et les dépenses.

Les signes de l'uricémie chez l'écolier. — Depuis l'âge de huit ans jusqu'à la vingtième année, l'écolier est astreint à des travaux intellectuels assidus et à la sédentarité. La discipline scolaire le contraint à la claustration, à l'application continue, qui ne lui laissent que peu de temps pour les exercices physiques. C'est alors qu'apparaît l'obésité précoce, qui n'est qu'un signe d'uricémie. « La graisse qui s'accumule dans les mailles de leur derme, dans les interstices de leurs muscles, prouve que leurs combustions vitales sont défectueuses, que leur désassimilation se ralentit chaque jour de plus en plus. Gênés par leur tissu adipeux, ils ne peuvent se livrer aux jeux de leur âge qu'avec une certaine réserve, ils ne peuvent courir sans être essoufflés, et, privés de l'influence salutaire d'un exercice suffisant, ils s'encrassent de plus en plus dans leur uricémie » (1). Cette obésité précoce est la conséquence de l'arthritisme et du manque d'exercice ; elle n'attend pas toujours, pour se déclarer, que l'enfant soit à l'école. J'en ai vu des exemples regrettables dès la troisième ou quatrième année, provoqués par une sollicitude mal comprise des parents, qui, de peur de voir *prendre froid* leurs enfants ou craignant une chute, les condamnent à une claustration pire que l'école, privés d'air, de lumière et des jeux si utiles, particulièrement à ceux qui ont une prédisposition arthritique héréditaire. Il reste aux enfants des écoles les récréations, pendant

(1) *Revue des maladies de la nutrition,* octobre 1903.

lesquelles ils peuvent prendre leurs ébats salutaires, et on ne saurait trop les encourager aux exercices, mais ceux qui sont contraints par la volonté des parents à une hygiène opposée, en sont victimes pour le présent et surtout pour l'avenir. « Beaucoup d'enfants destinés à devenir goutteux ou neurasthéniques sont gras, joufflus, et font l'admiration de leur entourage. On dit même qu'ils débordent de santé. C'est une erreur bien grande. » (Docteur de Grandmaison.)

Indépendamment de l'obésité, il n'est pas rare de constater chez ces enfants des engorgements ganglionnaires, parce que leur système lymphatique, encombré des déchets circulatoires, se trouve au-dessous de sa tâche. On les a appelés des lymphatiques ; d'après le docteur Gastou, ce sont plutôt des uricémiques à l'état latent. C'est pour les mêmes raisons que ces enfants sont exposés à des poussées fluxionnaires du côté du pharynx, des amygdales et du larynx, d'où des crises fréquentes de faux croup, qui surviennent la nuit pendant le sommeil et sont une cause de frayeur pour les parents.

Vers la quatorzième ou la quinzième année, beaucoup d'écoliers sont contraints d'interrompre leurs études, parce qu'ils ressentent des maux de tête pénibles et persistants. Ces migraines sont souvent remplacées par des *épistaxis à répétition*. Ces saignements de nez, quelquefois très copieux, sont identiques aux poussées fluxionnaires de la gorge et débarrassent la masse sanguine de toxines et d'acide urique.

J'ai constaté aussi fréquemment, chez les enfants de cet âge, des coliques néphrétiques ; l'exagération d'acide urique détermine des infarctus uriques, d'où les calculs rénaux tirent habituellement leur origine.

Les signes de l'uricémie chez le jeune homme. — Si les

signes de l'uricémie sont plus prononcés chez l'écolier que chez l'enfant, ils sont encore plus marqués chez le jeune homme que chez l'écolier, parce que les défenses de son organisme fléchissent. Le service militaire, avec ses exercices journaliers, favorise l'activité des échanges nutritifs, et l'arthritique retire un bienfait réel de son passage au régiment; mais, dès qu'il est rentré dans la vie civile, il est repris par un nouvel engrenage qui va démasquer de nouveau les tendances à l'uricémie. « Quelque carrière qu'il ait choisie, le voilà contraint d'aborder la lutte pour l'existence, avec tous ses écueils, tous ses dangers; il entre dans une période de surmenage, dont les effets néfastes s'exerceront surtout sur le système nerveux, le grand régulateur de nos fonctions nutritives. Cette action de l'axe cérébro-spinal sur le développement de la goutte est tellement manifeste qu'un auteur anglais, Sir Dyce Duckwort, ne voit dans la goutte qu'un défaut héréditaire ou acquis de la réaction du système nerveux central. » (Docteur de Grandmaison.)

L'excitabilité de son système nerveux central explique toute une série d'actes qui permettent à l'arthritique d'aspirer aux plus hautes situations : travaux intellectuels accomplis avec ardeur, ambition légitime secondée par un acharnement persistant à la poursuite des succès, veilles passées à l'étude, excitation cérébrale, se traduisant par l'énergie de la parole qui persuade, une persévérance dans l'effort qui triomphe des difficultés, etc. Les neuro-arthritiques, en présence d'une situation imprévue, trouvent l'activité, l'initiative, la vigueur nécessaire. Malheureusement, ces excitations successives, doublées d'un travail opiniâtre, de déceptions, d'émotions, finissent par faire place à une dépression proportionnée à l'effort. Vers l'âge de trente ans, en général, ils sont encore susceptibles d'excitations momentanées, d'étincelles révélant encore leurs facultés; mais quand ils sont abandonnés à eux-mêmes, beaucoup sont plongés dans une asthénie physique et morale qui contraste avec leur entrée dans la vie.

D'autre part, la sédentarité qu'imposent les études et l'insuffisance des exercices musculaires réveillent les tendances uricémiques et produisent des signes d'uricémie plus manifestes que dans le jeune âge. C'est alors que l'on remarque l'*eczéma sec*, disséminé en diverses régions du corps, le *psoriasis*, la *séborrhée*, l'*intertrigo*. Les ongles des doigts se strient, s'épaisissent, deviennent cassants; aux orteils, les ongles se déforment, se dévient et finissent par former de petites tumeurs irrégulières, dures, inégales.

Les voies digestives sont le siège de poussées fluxionnaires, se traduisant le plus habituellement, au milieu de la nuit, par des épreintes intestinales, suivies d'une ou deux selles diarrhéiques, copieuses, et laissant, après leur expulsion, une sensation des plus cuisantes au niveau de l'anus.

Cette sensation est produite par le passage des substances toxiques et prouve que ces diarrhées séreuses sont comme la conséquence d'un effort de l'organisme à se débarrasser de l'acide urique et des toxines. D'après M. le Docteur Charrin (1), l'intestin est une des voies les plus étendues d'élimination.

Les jeunes gens uricémiques sont parfois atteints de *coliques hépatiques*, et *le foie* est habituellement congestionné; comme conséquence, les fluxions hémorrhoïdaires sont fréquentes et souvent suivies d'un rejet de sang assez copieux.

Le rein est aussi troublé dans ses fonctions. On constate

____

(1) *Les Défenses de l'organisme.*

une diminution notable dans la quantité des urines émises en vingt-quatre heures. Les éléments fixes sont en proportions à peu près normales, mais l'eau n'est pas suffisamment abondante, et c'est cette diminution des principes aqueux qui caractérise l'*oligurie prégoutteuse*. On trouve parfois des traces d'albumine, et l'analyse urinaire révèle souvent la présence de l'oxalate de chaux; de là, la gravelle, cette goutte du rein, selon l'expression de M. Lécorché, et les coliques néphrétiques, qui sont assez fréquentes chez les jeunes gens.

L'appareil locomoteur est souvent touché, mais, en général, les douleurs ne se produisent pas chez le jeune homme au niveau des articulations, comme dans la goutte confirmée. Il éprouve, à intervalles plus ou moins longs, surtout à la fin de la journée, des douleurs sourdes, passagères dans les muscles de l'épaule, dans ceux de la cuisse et du mollet; quelquefois, elles se localisent dans les gaines des muscles et des tendons et sont alors plus violentes.

Les voies respiratoires ne sont pas indemnes; elles sont souvent le siège de congestions passagères, se manifestant par de l'essoufflement et un léger crachement de mucosités ressemblant à de la gomme; ces mucosités ne sont pas sanguinolentes, comme cela peut se produire plus tard.

J'ai eu à soigner un malade de 32 ans, avec des hémoptysies uniquement de nature arthritique. C'est l'âge le plus jeune auquel je les ai observées. Quand elles se produisent plus tôt, il faut craindre qu'elles ne soient dues à du tubercule.

En résumé, les manifestations arthritiques chez l'enfant, l'écolier, le jeune homme, sont, en général, moins accentuées que chez l'adulte, parce qu'à leur âge les tissus réagissent mieux contre l'uricémie et que les organes éliminateurs ont leur intégrité et leur souplesse, mais les causes sont les mêmes. Comme elles n'ont pas les caractères de la vraie goutte, il est nécessaire de les connaître en détail, pour donner de bonne heure une direction hygiénique, qui pourra plus tard, d'un candidat à la goutte et à la neurasthénie, faire un homme bien portant au physique et au moral.

QUATRIÈME PARTIE.

CHAPITRE I

Prophylaxie.

Nous avons étudié l'influence de l'hérédité dans les maladies nerveuses. Une des causes les plus funestes est l'hérédité double, du côté du père et du côté de la mère. Les nerveux se recherchent, a dit Charcot, et l'on comprend qu'une succession de mariages dans ces conditions produise une progression pathologique. L'hérédité nerveuse unilatérale, du côté du père ou du côté de la mère, est en partie corrigée par l'état psychologique normal de l'autre conjoint. Aussi ne saurait-on trop tenir compte, dans les décisions à prendre pour les mariages, de l'état nerveux des prétendants. Malheureusement, le médecin est bien rarement consulté dans ces cas. Les questions de fortune, de position sociale, priment toutes les autres. Il n'en est pas moins utile que les familles soient prévenues des conséquences de ces unions entre névrosés. Les notions que j'ai développées sur l'étiologie et la pathogénie doivent servir de guide pour prévenir le développement des neurasthénies.

Ces psycho-névroses étant le plus souvent greffées sur un terrain arthritique, il faut, autant que possible, éviter les unions entre arthritiques, la double provenance du côté du père et du côté de la mère prédisposant doublement au neuro-arthritisme et à ses conséquences neurasthéniques.

L'enfant est né ; il est prédisposé par l'hérédité aux névropathies ; l'éducation peut-elle modifier ces tendances ? Les tares morbides accumulées dans certaines familles en vertu de la progression, et surtout quand elles sont développées encore par les mariages consanguins, ont parfois une intensité telle que l'éducation est impuissante à les réprimer ; mais, quand il ne s'agit que de névropathie pouvant produire les neurasthénies, de neuro-arthritisme, une hygiène physique et morale a une action salutaire ; elle peut modifier le tempérament et substituer à l'hérédité ancestrale un état individuel acquis. Telle est la vérité, sans admettre, avec Helvétius, que le talent et la vertu dépendent uniquement de l'enseignement, et, contrairement aux opinions de H. Spencer, déclarant que l'éducation est inutile, que la destinée morale de l'homme est contenue dans le fœtus, sur lequel pèse une fatalité intrinsèque et irrémédiable. On naît poète, mais tout le monde peut devenir plus ou moins versificateur. On naît rôtisseur ; on peut devenir cuisinier. Il est possible de faire des vers, sans être un Victor Hugo ou un Lamartine ; on peut faire de bonne cuisine, sans être un Brillat-Savarin ou un Fulbert-Dumonteil. De même que l'instruction développe l'intelligence, de même l'éducation modifie les penchants naturels. Des enfants, n'ayant que des facultés médiocres, finissent, par un travail méthodique, à se créer des situations convenables. Nous avons tous connu de ces *têtes dures,* qui commencent à retenir des leçons non comprises avec la plus grande difficulté, et arrivent, plus tard, à passer des examens avec plus de facilité que des jeunes gens intelligents, mais paresseux. De même, des enfants nerveux par hérédité, agités, surex-

cités, peuvent devenir paisibles, et les émotifs, les pleurni-
cheurs, les timides, peuvent acquérir la volonté et une
assurance de bon aloi, sous l'influence d'une bonne
direction. Je connais le directeur distingué d'un péniten-
cier, qui, par l'exemple qu'il donne, par la confiance qu'il
inspire, par des conseils suggestifs, les exercices physiques, la réglementation du travail, est parvenu à des
résultats si satisfaisants que les jeunes gens sortant de son
établissement sont recherchés et retenus à l'avance, tant
leurs penchants naturels sont modifiés.

Il faut d'abord fortifier la santé physique de l'enfant.
Mens sana in corpore sano. L'état chétif, malingre, étiolé
prédispose à la tristesse, au découragement. La santé
physique permet de lutter victorieusement contre la souffrance, donne l'énergie et la résistance aux influences
intérieures.

Après le développement de la santé physique, se place
la direction morale. « L'éducation morale possède, en
effet, une puissance d'action bien supérieure à celle de
l'instruction, en tant que moyen de réformer les tendances héréditaires morbides. Elle est bien plus apte que
l'éducation intellectuelle proprement dite, à doter les
hommes des qualités psychiques, qui les feront résistants
et forts dans la lutte pour la vie (1). »

La direction à donner à l'hygiène mentale chez les
les adultes n'est pas moins importante. Nous traversons
une période de suractivité fébrile, et notre cerveau est
constamment surmené par un travail intense, pour atteindre un but légitime, quand il s'agit des moyens d'existence,
mais déraisonnable, quand il vise les satisfactions de la
vanité et du luxe, ou un superflu inutile au bonheur.
« On rencontre, dit Herbert Spencer, dans toutes les

(1) Proust et Gilbert Ballet, *Hygiène du Neurasthénique.*

sphères, des hommes qui ont souffert d'épuisement nerveux par suite de désastres financiers, ou qui avaient des amis qui s'étaient, les uns, tués par surmenage d'affaires, ou étaient réduits à une incapacité permanente, ou avaient passé de longues périodes de temps à essayer de recouvrer la santé. Cette vie à haute pression fait un mal immense. Le physique en est rongé intérieurement. En outre, cet attachement exclusif au travail a pour résultat que les amusements cessent de plaire et que, lorsque le délassement s'impose, il a perdu tout attrait. La satisfaction de gagner de l'argent, dévorant, étouffant presque toutes les autres satisfactions, il n'y a plus cet abandon à l'heure présente, qui est requis pour la jouissance complète ; cet abandon est empêché par le sentiment toujours présent des responsabilités nombreuses, de sorte que, en dehors du mal physique causé par l'excès de travail, il y a, en outre, le mal qui détruit la valeur de ce qui serait autrement le charme de la vie ». L'argent paraît être la grande cause du surmenage ; il devient le but unique de la vie. Je me trouvais naguère chez un richissime négociant, âgé de soixante-dix ans, qui avait invité quelques amis à sa campagne. Il était triste, préoccupé, contrastant avec la joie de ses invités. Quand on essayait de le distraire, il répondait qu'il était obligé de penser à des affaires très sérieuses qu'il avait entreprises. Je lui conseillai de quitter cette source de préoccupations et de tracas et de jouir de sa fortune acquise. Il me répondit : « Pour moi, la seule jouissance est de gagner de l'argent, et, le jour où je ne pourrai plus en gagner, j'en souffrirai ». Le raisonnement de ce négociant est celui de bien des gens aujourd'hui. Lancés dans des travaux de spéculation, ils ne savent pas prendre un repos salutaire. Ils oublient que l'argent n'a de valeur que parce qu'il est nécessaire à la vie, ou parce qu'il peut procurer des satisfactions. Cette frénésie d'un gain superflu et inutile est tellement répandue, qu'on voit des gens, n'ayant pas d'enfants, travailler jusqu'à leur dernier jour, avec la ténacité de besogneux, bien qu'ils possèdent des millions. Pour qui, pourquoi ? Pour des héritiers, des parents éloignés, qui n'auront aucune reconnaissance à leur bienfaiteur et en feront souvent un mauvais usage. S'il y a des enfants, il est nécessaire sans doute de les élever, de subvenir aux frais de l'instruction et de l'éducation qui leur procurent une profession honorable dont ils vivront ; il est, à mon avis, dangereux de leur laisser une fortune énorme, le plus souvent mauvaise conseillère. Fils de parents goutteux ou diabétiques, surmenés, neurasthéniés, ils sont atteints de bonne heure par la neurasthénie ; incapables de travailler et de gérer leur fortune, ils sont souvent la proie d'aigrefins, placent leurs fonds dans des entreprises insensées et meurent misérablement. Si le père ne s'était pas surmené, s'il avait eu une existence plus conforme aux lois de l'hygiène physique et mentale, le fils aurait eu moins de millions, mais il aurait pu avoir la santé, la volonté, la résistance au travail, en un mot, les moyens d'occuper dans le monde, une situation honorable et hono-rée. Spencer espère que plus tard, quand ce siècle de progrès matériel aura donné aux hommes tous les bénéfices qu'ils peuvent en attendre, il y aura une meilleure distri-bution du travail et de la jouissance. En attendant, il n'est pas superflu de donner des conseils pratiques, judicieux, hygiéniques, conformes à la saine raison. Nous sommes loin du temps où le bon Gustave Nadaud chantait le bon-heur « avec trois mille francs de rente, le moyen de prendre une voiture par semaine et des omnibus tous les jours. »

Certes, le travail est nécessaire, le travail intellectuel, comme le travail physique. « Pour se régler judicieuse-ment en ce qui concerne la fatigue intellectuelle, il faut tenir compte de soi-même et non de ce que peuvent faire les autres. Dans les limites physiologiques, on peut certainement dire que le travail est utile au cerveau, comme le prouvent les statistiques fournies par Beard, qui a écrit un chapitre important sur la longévité de ceux qui travaillent intellectuellement. « Nous sommes faits d'une trame plus délicate, qui semble plus fragile, mais qui, en réalité, dure plus que les fibres grossières, de même qu'un tissu riche et coûteux dure souvent plus que l'étoffe commune et grossière. » Le travail cérébral est donc utile, mais il faut le modérer, savoir se reposer à temps et prendre de l'exercice, indispensable aux échanges et aux fonctions éliminatrices de nos organes. Darwin, qui a travaillé pendant quarante ans, malgré une santé chancelante du début, passait son temps entre son cabinet de travail et son jardin, à l'ombre des grands arbres qui entouraient sa maison. Il écrivait à Lyell : « J'ai adopté votre système de ne travailler que deux heures de suite : je fais ensuite une promenade, puis je me remets au travail. Je fais ainsi un jour de deux. » Il se levait de bonne heure et prenait un peu d'exercice avant la première collation. Il considérait le temps qui s'écoulait entre huit et neuf heures du matin comme le moment où il étudiait le mieux. A neuf heures et demie, il retournait dans sa famille ; il se faisait lire des lettres ou quelques pages des journaux. A dix heures et demie, il étudiait jusqu'à midi et demi. A ce moment, il regardait sa journée de travail comme finie, et il disait souvent avec satisfaction : « J'ai fait une bonne journée. » Il songeait alors à aller se promener, sans se préoccuper s'il faisait beau ou s'il pleuvait.

Les grands travailleurs par la pensée peuvent vivre longtemps sans neurasthénie, s'ils savent intercaler le repos et l'exercice à leurs œuvres. Auber vantait les bienfaits de l'exercice : chasse, escrime ou promenade. Dupin père, qui fut centenaire, chassait le lapin dans la plaine Monceau. Legouvé, jusqu'à l'âge de quatre-vingt-dix-sept ans, a fait de l'escrime chaque jour, et, quand il ne pouvait aller à la salle, il en faisait un quart d'heure au moins dans son appartement. « Sans l'escrime, disait-il, je ne serais plus là.... Mes meilleures inspirations me sont venues après le travail quotidien du fleuret et de l'épée ; il faut entretenir le corps dans une élasticité constante, et, pour cela, il faut faire des armes, de la marche, du billard, ce qui convient le mieux à chacun. Pour moi, l'escrime est l'exercice idéal, mais je ne dédaigne pas les autres ». Tels sont les exemples et les préceptes que l'on devrait faire connaitre à notre génération.

La question du régime n'est pas moins importante. Grâce aux conseils médicaux, une tendance actuelle nous porte vers le végétarisme et on boit moins de vin ; il serait aussi nécessaire de rétablir l'usage des purgations, dont se trouvaient bien nos ancêtres ; c'est cette méthode éliminatrice qui leur permettait de se livrer à des écarts de régime, sans devenir goutteux ou neurasthéniques.

Voici, en quelques mots, les conseils hygiéniques utiles pour ne pas devenir neurasthénique :

Au point de vue physique. — Modération dans le boire et le manger. Air pur à l'intérieur et à l'extérieur. Maintien, dans la mesure du possible, de tous les organes du corps en bon ordre fonctionnel. Exercice régulier chaque jour et par tous les temps, aidé de mouvements gymnastiques respiratoires des bras et des jambes. Se coucher tôt, se lever tôt. Bains quotidiens ou ablutions d'eau, chaude ou froide, suivant les goûts personnels, ou d'eau chaude suivie d'eau froide.

Au point de vue moral. — Régularité dans le travail et les occupations mentales. L'entraînement poussé trop loin ou le manque d'entraînement peut agir de façon débilitante sur le système nerveux. Cultiver le calme, la confiance et la gaieté de l'esprit. Dominer ses passions et les craintes nerveuses, fortifier sa volonté. Eviter les stimulants, les excitants et autres mauvaises habitudes.

CHAPITRE II.

—

Education et Exercices physiques. — Marche. — Course. Bicyclette. — Automobilisme.

Education physique. — C'est surtout aux enfants d'origine arthritique, prédisposés par les troubles de la nutrition à la goutte et la neurasthénie, qu'une éducation physique bien comprise et bien dirigée est nécessaire. Nous avons vu que l'hérédité arthritique se manifeste dès la naissance, et j'ai indiqué les signes qui permettent de reconnaître de bonne heure la présence de l'acide urique dans le sang. Ces manifestations hâtives doivent guider le médecin et les familles, pour modifier les prédispositions héréditaires.

Il faut malheureusement reconnaître que, malgré des progrès réels opérés dans ce sens depuis quelques années, il y en a encore beaucoup à réaliser. Dès l'âge de quatre ans, les enfants sont soumis au supplice de l'étude, le succès dans la vie dépendant presque entièrement de l'instruction, et le corps est négligé. Les exercices physiques ne figurent pas dans les programmes des examens, et les limites d'âge, dans la plupart des carrières, nécessitent pour l'enfant un travail intellectuel précoce, une étude assidue, qui ne permettent pas aux candidats les exercices physiques si nécessaires à leur âge.

Les Français se surmènent intellectuellement plus que d'autres peut-être ; depuis 1871, « on sait pourquoi nous sommes, dit Peter, des surmenés patriotiques luttant pour l'existence ». Cette lutte ne devrait pas exclure la source de la santé physique. Et si l'on songeait davantage à cette santé physique, qui est en même temps la santé morale, on ne verrait pas tant de jeunes gens fourbus mentalement et physiquement après les examens.

L'Académie de médecine, émue des conséquences d'une éducation défectueuse, a demandé aux pouvoirs publics : 1° l'installation des collèges et lycées d'internes à la campagne ; 2° la création de larges espaces pour les récréations et de vastes salles bien éclairées pour les études ; 3° la simplification des programmes ; 4° l'accroissement de la durée du sommeil ; 5° la diminution du temps consacré aux études et l'augmentation du temps des jeux et exercices ; 6° enfin l'obligation d'un entraînement physique proportionné aux différents âges.

Les essais tentés dans ce sens ne sont qu'à l'état d'ébauche, tandis que des progrès plus tangibles sont réalisés depuis de nombreuses années dans d'autres pays.

« En Angleterre, dit Taine, les enfants ressemblent aux arbres d'un jardin anglais ; chez nous, aux charmilles tondues et alignées de Versailles ; chez nous, un lycée est une boite de pierres, où l'on entre par un seul trou muni d'une grille et d'un portier ; à l'intérieur, sont quelques cours semblables à des préaux, parfois une pauvre rangée d'arbres ; en revanche, beaucoup de murs. Comme la boîte est toujours dans une grande ville, le jeune homme qui dépasse la grille ne trouve, au-delà comme en deçà, que du plâtre et des moellons. En Angleterre, l'école est dans une petite ville, avec cent issues libres sur la campagne. A Eton, les roses, les lierres, les chèvrefeuilles montent partout le long des bâtiments ; au-delà sont de riches prairies où des ormes majestueux étendent leurs branches séculaires ; près d'eux, une rivière verte et luisante ; sur les eaux, des cygnes ; dans les îles, des bœufs qui ruminent ; le courant tourne et s'enfonce à l'horizon dans les feuillages (1) ». A Harrow, une prairie de cinq à six hectares appartient à l'école ; c'est dans ces dépendances que les élèves prennent leurs ébats, se livrent aux jeux de toutes sortes : paume, ballon, course, canotage, croquet. Ce milieu ambiant, ces exercices physiques, cette fréquentation constante des champs, des eaux et des bois, ont un effet des plus salutaires pour le corps, pour l'esprit, et peuvent modifier les dispositions arthritiques et névropathiques héréditaires. Les enfants sont aussi libres que les étudiants ; ils sont tenus d'assister aux classes, aux répétitions, au dîner, et de rentrer le soir à une heure fixée. Le reste de la journée leur appartient, ils l'emploient à leur guise, sauf à faire le devoir prescrit. Ils suivent leurs goûts, errent où il leur plaît, vont courir dans la campagne, font leurs devoirs dans l'intervalle de leurs jeux, assis sur un banc de la prairie, ou sur une balustrade.

On comprend que ce genre d'éducation, si différent de celui de nos élèves, développe de bonne heure l'initiative et la volonté. C'est ce qui explique l'esprit de colonisation de la race anglaise, ces vastes projets, ces immenses entreprises réalisées au loin, sans crainte du danger, avec une persévérance et une ténacité dont l'idée seule effraierait les neurasthéniques.

Le travail est de huit heures au maximum, et, deux ou trois fois par semaine, les classes cessent à midi. Chez

(1) Taine, *Notes sur l'Angleterre.*

nous, le travail est de onze heures environ. C'est beaucoup trop ; aussi les étudiants anglais sont-ils alertes, bien musclés et ont une physionomie moins pensive, moins inquiète, en général, que les nôtres. Ils ont une instruction moindre, surtout au point de vue théorique, mais leurs centres nerveux trouvent un avantage réel dans le fonctionnement régulier des organes, dû à la pratique des exercices physiques et de la liberté. Quand le jeune homme atteint l'âge de la responsabilité humaine, il a, pour exécuter ses projets d'avenir, un corps résistant et une volonté capable de lutter contre les obstacles.

L'internat dans les collèges et les lycées n'est pas favorable, surtout aux enfants issus de nerveux ou de goutteux. Malheureusement, il est pour beaucoup de parents, habitant loin des villes, le seul moyen de les faire instruire. On pourrait, dans ce cas, imiter ce qui se passe dans la plupart des villes d'Allemagne. « Actuellement, dit M. Michel Bréal, sur mille élèves fréquentant les gymnases allemands, il n'y en a pas cent qui soient placés hors de la famille ». Les autres demeurent chez les habitants, qui trouvent ainsi de petits bénéfices, et ne se rendent aux gymnases qu'aux heures de classe. C'est le moyen de conserver à l'enfant l'esprit de famille, de lui laisser une certaine liberté pour les jeux, la course, en un mot, les exercices physiques, et lui permettre une initiative qui contraste avec la rigidité du règlement scolaire.

Cette rigidité tend à se modifier, je le reconnais. Dans mon enfance, il nous était interdit de parler dans les rangs, au réfectoire, voire même à la gymnastique. Je me rappelle avoir été sévèrement puni pour avoir dit quelques mots à un camarade en montant au portique. Dans la plupart des établissements, cette discipline du silence heureusement n'existe plus, à tel point qu'autrefois on aurait cru à une rébellion, si tous les élèves s'étaient mis à parler à la fois, et qu'aujourd'hui le silence est un moyen de protestation des élèves contre une injustice vraie ou supposée ; ils font ce qu'ils appellent « muette » ; tous, sur un signal donné par l'un d'eux, au réfectoire surtout, s'imposent un silence absolu, les conversations s'arrêtent instantanément et le surveillant les punit de ce silence, comme autrefois il les aurait punis d'avoir parlé. Nous sommes donc en progrès, mais il reste encore bien des réformes à accomplir, pour donner à nos enfants, en même temps que l'instruction nécessaire, une liberté relative, qui favorise les exercices physiques et développe la volonté. C'est dans cet ordre d'idées qu'a été créée l'école de l'Esterel, à Mandelieu, dont M. le docteur Baradat a exposé la méthode d'éducation au Congrès de Nice de 1904 ; les enfants ont leur chambre indépendante au dortoir, leur table particulière à l'étude, ils ne sont pas rationnés au réfectoire. Les classes, d'une heure chacune, sont coupées d'exercices physiques. L'hydrothérapie, les bains de mer y sont employés avec succès. Le développement de l'enfant, dans cet internat d'un nouveau genre, est dirigé et non comprimé.

Nous devons au docteur Fernand Lagrange, sur les exercices physiques, des travaux remarquables qui ont, à juste titre, modifié d'anciens errements et doivent être pris pour guides à tous les âges. Nous nous occuperons spécialement de ceux qui intéressent l'hérédité névropathique.

Le goût, le besoin d'exercice est inné chez tous les êtres de la création. Quel est le père qui n'a jamais dit à son enfant : « Reste donc tranquille, tu es insupportable, tu ne peux tenir en place ? » Ce besoin d'exercice se manifeste surtout chez les jeunes sujets, et il est aussi impérieux que la faim et la soif. Aucun être vivant n'échappe à ce besoin de mouvement. Les fauves des ménageries ne cessent de tourner autour de leurs cages ; les animaux domestiques, tenus longtemps enfermés, témoignent leur joie de se sentir libres, par des mouvements précipités instinctifs ; l'enfant, qui ne peut pas encore parler, montre avec insistance la porte de sortie, par où il va prendre l'air et ses ébats. Voyez les écoliers ; quand ils sortent de classe, ils courent, s'agitent, se bousculent, heureux de se livrer à des mouvements, d'autant plus agréables qu'ils sont naturels.

Il serait utile d'entretenir cet instinct salutaire. Malheureusement, il se perd par la claustration et les habitudes opposées. Les élèves des classes supérieures ne ressentent plus ce besoin, ce désir inné du mouvement; ils l'ont perdu, au détriment des fonctions de leurs organes, et le cerveau, cultivé seul, se fatigue d'autant plus, qu'il n'est pas alimenté par un sang généreux, que favoriseraient les exercices physiques. L'oiseau né libre et pris au piège ne peut prendre son parti de l'immobilité forcée et finit par succomber. Celui qui est né en cage semble oublier qu'il a des ailes, et, si la cage est ouverte, il sera incapable de voler assez loin pour obtenir la liberté. Or, chez l'enfant, que l'on soumet à l'immobilité forcée, ce n'est pas seulement l'instinct du mouvement, qui est changé en lui. Sous l'influence de l'inaction, les muscles s'atrophient. On peut se rendre compte de cet effet par la transformation qui s'opère chez celui qui tombe malade. Au début, il est presque impossible de le faire coucher ; après quelques jours de repos au lit, il ne veut plus se lever ; on est obligé d'exercer, pour le mettre debout, les mêmes efforts employés naguère pour le faire coucher. S'il survient une fracture de jambe, par exemple, après un temps plus ou moins long, même la jambe qui n'a pas été malade est atrophiée par l'immobilité, et il faut une grande énergie pour s'en servir de nouveau. Quand les muscles se seront reconstitués, mais alors seulement, le goût de l'exercice reviendra, avec la faculté de le prendre.

Il ne faut donc pas contrarier ce besoin naturel du mouvement chez l'enfant; il est indispensable au dévelopment des organes; la vigueur, l'énergie, la gaieté, ces éléments essentiels, pour lutter contre le nervosisme, en dépendent. Il faut toujours se rappeler ce vieux dicton, qui paraît humoristique, mais qui est bien vrai : « L'enfant est le père de l'homme. » L'homme est ce qu'on l'a fait étant enfant, autant au point de vue physique qu'au point de vue moral, et, de même que sa mémoire se reporte toujours avec plaisir à ses jeunes ans, de même l'éducation qu'il reçoit laisse sur son avenir une empreinte ineffaçable.

Exercices physiques. — Quels sont les exercices qu'il faut choisir? M. le Docteur Fernand Lagrange recommande surtout ceux qui ne sont pas susceptibles de produire une fatigue nerveuse. Aussi faut-il, chez les sujets excitables, éliminer l'escrime au fleuret, la boxe et tous les exercices qui impliquent une lutte. Jusqu'à l'âge de quinze ans, la gymnastique d'agrès, qui se pratique au trapèze, à la barre fixe, aux anneaux et aux barres parallèles, est inutile, fatigante, et manque d'attrait. Plus tard, elle peut rendre des services aux jeunes gens exceptionnels qui aiment ce genre d'exercice, mais, en général, elle est considérée comme une corvée, surtout sous l'œil d'un maître.

L'exercice salutaire par excellence est le jeu, qui charme l'enfant et suffit à développer tous ses organes, en régularisant leurs fonctions. Il faut surtout choisir les jeux dans lesquels il faut courir, tels que les poursuites, les barres, le saute-mouton, le law-tennis. On a calculé, qu'en courant on absorbe sept fois plus d'air qu'en étant immo-

bile. Or, l'air est un véritable aliment gazeux, plus indispensable à la vie que l'eau et le pain, puisqu'on peut
vivre plusieurs jours sans boire et manger, tandis qu'on
ne peut vivre plusieurs minutes sans respirer. De plus, une
plus grande quantité d'oxygène a pour action de favoriser
l'assimilation chez les ralentis de la nutrition, comme le
sont les arthritiques.

Aussi l'instinct de l'enfant le pousse à la course; il
aime à courir plus qu'à marcher. N'avez-vous jamais
rencontré une maman tenant, traînant par la main son
enfant? Ce dernier suit avec bien de la peine et paraît
harassé. Que la maman le lâche, et aussitôt il se mettra à
courir, fera autour d'elle mille tours comme un petit
caniche, et ne sera plus fatigué. Les enfants qui ne courent
pas sont tristes, pâles, étiolés; leur sang manque d'oxygène. La course a surtout pour effet de développer le
poumon. Les membres du Racing-Club ont tous la poitrine large, plus que les athlètes.

J'ai eu dans ma clientèle un exemple frappant de ce
que l'on peut obtenir avec les exercices physiques chez les
enfants. Un père goutteux, âgé de 75 ans, et une mère
herpétique, âgée de 50 ans, eurent un dernier enfant qui
naquit avant terme. Cet enfant, né dans ces conditions,
avait l'air d'un petit vieux, ridé, malingre. On le considérait comme voué à une mort prochaine. Heureusement,
il prit, plus tard, un goût passionné pour tous les exercices, et particulièrement pour la course. Elevé à la
campagne, il était toujours en mouvement, organisant
avec ses camarades des jeux de barres, de saute-mouton,
etc. Plus tard, il faisait, pour son propre plaisir, des promenades de quinze à vingt kilomètres par jour. Il est
devenu un homme fort, à la poitrine large, au teint
frais. Médecin distingué de l'infanterie de marine, il
est connu au régiment pour son activité, son énergie

et sa bonne humeur. Il n'est ni goutteux ni neurasthénique.

J'ai eu l'avantage, en qualité de médecin du Jardin
d'Acclimatation, de soigner les différentes peuplades, qui y
ont été montrées, autant dans un intérêt scientifique que
pour satisfaire la curiosité du public. Toutes, sauf les
Caraïbes, minés par l'alcool, les Esquimaux et les Lapons,
victimes de leur climat, avaient une constitution admi-
rable, la poitrine largement développée dans tous les
sens, une musculature athlétique, et quelle endurance,
quelle énergie, quelle gaîté! Ah! ces sauvages ne sont ni
neurasthéniques ni arthritiques. Comme distraction, ils
ont les exercices en plein air, la danse, la chasse, le
canotage, l'espace et la liberté. J'ai pu constater chez tous
une faculté, inconnue chez nous, de triompher des maladies
et surtout des accidents. Les contusions, les entorses, les
luxations guérissent chez eux avec une rapidité inouïe.
L'un d'eux, un Paï-Pi-Bri, avait fait une chute et s'était
violemment contusionné l'articulation du genou, qui était
devenu énorme; un épanchement intra-articulaire sou-
levait la rotule et comprimait les vaisseaux poplités. La
tuméfaction avait gagné la jambe. Le traitement d'un
civilisé eût été le repos, l'immobilisation, le massage, avec
des paroles de consolation, pour soutenir le moral et
redonner l'espérance. Le sauvage n'en avait pas besoin.
Cet accident n'avait diminué ni son entrain ni sa gaîté.
Il continua à courir, à sauter, en boîtant les premiers
jours, il est vrai, mais une semaine après de ce traitement
de sauvage, il était complètement guéri. C'était un massage automatique.

Qu'est-ce qui rend ces hommes forts, qu'est-ce qui leur
donne des muscles, une poitrine à l'abri des tubercules,
même des rhumes, qu'est-ce qui leur donne l'entrain,
l'énergie, la gaîté, sans souci du lendemain? Ce n'est pas

la fortune, ce ne sont pas les bifteacks, ce n'est pas le vin, que l'on vient de baptiser de boisson hygiénique. En général, ils ne mangent pas de viande, ils ne boivent pas de vin. Je me rappelle les Dahoméens, vigoureux entre tous, auxquels l'administration tutélaire du Jardin d'Acclimatation donnait de la viande mélangée au riz. Le Dahoméen prenait la viande, la mettait sur le parquet et ne mangeait que le riz. Ces prétendus sauvages ne se nourrissaient que de légumes et ne buvaient que de l'eau. Comparez ces colosses aux privilégiés de la fortune, nourris de viandes succulentes et de vins exquis ; comparez ces fières amazones africaines aux demoiselles bourrées de rosbeefs saignants, de fer, de quinquina. Qu'est-ce qui leur donne la souplesse et un tempérament qui les met à l'abri de l'arthritisme et du nervosisme ? C'est le grand air, c'est surtout l'entraînement d'un exercice régulier et continu, la pratique des armes, l'exercice militaire où les femmes, les amazones, excellent comme les hommes, et auquel ils se livrent tous, par goût et non par parade. Et remarquez que ce sont des peuplades des pays chauds, qui passent pour débilitants.

La force musculaire, le développement des organes, les fonctions de nutrition, la volonté, la résistance aux émotions, toutes conditions opposées au développement de l'arthritisme et des neurasthénies, sont favorisés par les exercices physiques en plein air.

Aussi on ne saurait trop insister pour laisser aux enfants la liberté de leurs mouvements, la conservation de leur goût inné de l'exercice, augmenter les heures de récréation, pendant lesquelles le maître surveillant devrait être en même temps un maître de jeux. Un enfant, pour travailler intellectuellement, n'a pas besoin d'être toujours immobile. J'en connais qui ont parfaitement réussi à leurs examens, je ne dirai pas, malgré le temps passé à se distraire, mais surtout parce que l'exercice, le travail musculaire les reposaient du travail cérébral, et leur donnaient une nouvelle ardeur pour reprendre leurs études.

Quant à l'adulte, on comprend que les exercices ne puissent être les mêmes que pour l'enfant.

Pour l'adulte, la marche est le premier exercice qui se présente à l'esprit. Mais on peut dire que c'est presque un exercice de luxe, car, pour en retirer un profit suffisant, il faut avoir le temps. Le régime alimentaire de la la classe aisée est tel que, pour prévenir les mauvais effets qui conduisent à la goutte, au diabète, à la gravelle, à l'uricémie et à la neurasthénie, il faudrait faire quinze à vingt kilomètres par jour.

La marche n'est un véritable exercice que lorsqu'elle prend la forme de longues promenades, de parties de chasse, de voyages à pied et surtout de courses de montagne.

La promenade suffit aux vieillards, aux valétudinaires, aux convalescents ; elle est insuffisante à l'homme adulte en général.

Pour les neurasthéniques, comme l'a dit excellemment M. le Docteur F. Lagrange, « la cure d'exercice est l'art de les entraîner sans les fatiguer ». Dans ce but, M. le Docteur Ch. Breuillard conseille l'usage de ressorts appelés calcanettes, sortes de leviers qu'on place dans la chaussure, sous le talon ; ils permettent de faire sans fatigue des pas plus longs et plus rapides.

Le Commandant de Raoul a pratiqué la marche et la *course en flexion*, le corps penché en avant et la jambe fléchie, pour diminuer la fatigue et favoriser l'entraînement. M. le Docteur Burlureaux a mis en usage, à Auteuil, un traitement auquel il a donné le nom de *Dromothérapie*, basé sur la course méthodique sagement et minutieusement graduée comme durée et comme vitesse. J'ai été frappé de l'entrain et de la satisfaction avec lesquels les malades exécutent ces exercices. Les toxines s'éliminent par les sueurs abondantes qui se produisent, et par le poumon, dont les fonctions sont accrues, sans dépense pour le système nerveux. Un entraînement raisonné exclut la fatigue, et l'on comprend les résultats très satisfaisants qu'a obtenus M. le Docteur Burlureaux par cette méthode, dans le traitement des neurasthénies.

Un exercice utile aux adultes, mais qui tend à disparaître, éclipsé par la vélocipédie et l'automobilisme, c'est l'aviron. On y reviendra peut-être. En ramant avec deux rames, on donne à la colonne vertébrale une flexibilité parfaite, et le système musculaire prend un développement considérable. C'était, de plus, un exercice agréable, ayant pour action, par conséquent, de calmer le système nerveux.

L'exercice de la *bicyclette* est un sport des plus utiles, un exercice des plus hygiéniques. On a dit que la bicyclette ne développait que les muscles des membres inférieurs. C'est une erreur : tous fonctionnent. Le besoin de se tenir en équilibre les tient en éveil ; cette attention musculaire, si je puis m'exprimer ainsi, les tonifie, les stimule, les électrise. Ce n'est pas un exercice athlétique, c'est un exercice de souplesse et de tonicité musculaire.

L'action de la bicyclette ne se fait pas sentir seulement sur les muscles ; l'estomac est stimulé ; le bicycliste a de l'appétit et digère. L'effet le plus manifeste se produit surtout sur les poumons et le cœur. La bicyclette donne la soif d'air. Sans s'en rendre compte, le bicycliste hume de l'oxygène à pleins poumons ; le sang se trouve régénéré par une ample respiration et est chassé avec plus de force dans l'économie par un cœur stimulé. C'est ainsi que l'exercice de la bicyclette, étant celui qui favorise le plus les combustions, est un excellent traitement du neuro-arthritisme.

Le succès du cyclisme est surtout dû à l'agrément qu'il procure, et il a le mérite d'avoir donné le goût de l'exercice à toute une génération par trop disposée à l'inaction. Quand on a acquis la faculté de se tenir sans crainte sur sa bicyclette, quand on a l'assiette, style de cavalier et de cycliste, on éprouve un réel plaisir à pédaler. Il semble qu'on a des ailes aux pieds ; même en allant lentement, on va vite ; on fait douze kilomètres à l'heure, ce qui est la vitesse d'un cheval à un bon trot. On est heureux de faire de l'équilibre comme le jongleur ; les paysages souriants se déroulent sous les yeux, et la sensation de fendre l'espace, sans efforts, donne une vraie satisfaction. On peut dire que la bicyclette contribue puissamment à l'éducation physique et au développement hygiénique de la nation. Elle est, par son action sédative du système nerveux, un des traitements les mieux indiqués de la forme irritable de la neurasthénie. J'ai soigné des neurasthéniques, qui étaient immédiatement calmés de crises d'anxiété par une promenade à bicyclette.

Mais il ne faut pas abuser de cet exercice entraînant. On doit en faire modérément. Inutile de recommander de ne pas faire trop de gymnastique ; ils sont bien rares ceux qui se passionnent pour la gymnastique, tandis que le plaisir de pédaler donne une sorte d'inconscience qui dissimule la fatigue. On ne s'aperçoit pas des nombreux kilomètres parcourus, et l'on pédale toujours. On est comme grisé. L'habitude, l'entraînement procurent une grande tolérance ; cependant il est une limite qu'il ne faut pas dépasser. Comme l'a démontré M. le Docteur Fernand Lagrange, qui a fait des expériences sur lui-même, qui s'est surmené pour étudier les effets du surmenage, la grande fatigue équivaut à l'absence totale d'exercice, et il m'est arrivé plusieurs fois de constater cette vérité. J'avais conseillé à un de mes malades, neurasthénique, atteint de coliques néphrétiques fréquentes, de faire de la bicyclette. Pendant deux ans, les symptômes neurasthéniques et graveleux avaient complètement disparu ; il se félicitait de cet état satisfaisant, quand il me fit appeler de nouveau. Il avait une crise de coliques néphrétiques, et depuis quelque temps, il était repris d'anciens troubles digestifs ; son état moral était déprimé. Il s'était surmené et était arrivé à faire plus de cent kilomètres par jour ; le surmenage avait produit le retour offensif de la maladie. Je lui prescrivis une limite, même après entrainement ; il ne l'a pas dépassée, et depuis lors, il n'a pas été malade.

Il est prudent, après une course prolongée, de compter son pouls ; s'il dépasse cent pulsations, il faut se reposer ou au moins ralentir son allure et monter les côtes à pied.

De même que la bicyclette a nui à l'exercice de l'aviron, l'*automobilisme* nuit à la bicyclette. C'est regrettable, car aucun exercice ne vaut ce genre de sport pour le neuro-arthritique et pour le neurasthénique. Toutefois, à défaut de la bicyclette, l'automobilisme peut rendre des services. Il lui manque le déploiement de forces, le jeu des articulations et des muscles, mais il a pour lui la satisfaction morale que donne ce véhicule, qui passionne peut-être plus encore que la bicyclette. En franchissant l'espace, on reçoit comme une douche d'air stimulante des tissus, on respire amplement, les poumons se dilatent sous la pression de l'air comprimé, la circulation est activée. L'automobiliste éprouve, après une course plus ou moins longue, une vacuité de l'estomac, qu'il traduit en disant que cet exercice « le creuse ». C'est une preuve de la rapidité de la digestion, sous l'influence de ce nouveau sport.

L'automobilisme convient surtout aux vrais déprimés du système nerveux, qui ne consentiraient pas à faire de la bicyclette, à cause des difficultés du début ou par crainte de la fatigue.

L'exercice est surtout nécessaire à ceux qui travaillent intellectuellement, mais il faut une grande énergie pour soustraire, en faveur des exercices physiques, quelques heures par jour à des occupations en apparence forcées. Il faudrait, de bonne heure, se créer l'obligation de ne pas se livrer exclusivement aux travaux de la pensée, et se répéter souvent cette vérité : « L'homme est un corps et une intelligence. » La vie, la santé ont pour condition l'activité harmonieuse de ces deux éléments.

CHAPITRE III

Education morale.

L'éducation doit commencer à la naissance. Dès qu'il est né, l'enfant manifeste déjà ses exigences par des caprices ; rien n'est plus facile que de lui donner des habitudes régulières, mais pour cela il faut que la mère ait de l'énergie et soit convaincue de l'utilité d'une mesure rigoureuse. J'ai connu des enfants, qui sont de vrais tyrans, par cela même qu'on ne les a pas, dès leur naissance, habitués à une discipline raisonnée. Allez visiter une crèche, où la régularité est nécessaire. Les nourrissons s'endorment tous à la même heure, se réveillent à la même heure, tettent à la même heure. Entrez dans la crèche à midi moins cinq minutes, ils dorment tous. Quand midi sonne, tous ouvrent les yeux : c'est l'heure du déjeuner. Cet exemple donne la mesure de ce que l'on peut obtenir d'eux, en substituant une habitude contractée à leurs penchants naturels. S'ils ne sont pas réglés, ils pleurent et font de la nuit le jour ; c'est par des cris qu'ils demandent le sein à chaque instant, si l'on n'a pas pris le soin de ne le leur donner que quand l'heure est arrivée. Ce que l'on peut obtenir, dès le début de la vie, est un indice de ce que pourra l'éducation plus tard. Mais il est nécessaire que cette éducation soit dirigée avec intelligence et en connaissance de cause.

Les enfants issus de gens nerveux doivent être traités avec toutes les précautions désirables pour modifier leur nervosisme. On doit éviter le bruit autour d'eux, laisser en repos les premières manifestations de leur intelligence et les tenir à l'écart de la vie commune. Dès leur premier sourire, on cherche à exciter le rire par des provocations trop souvent répétées, pour montrer leur intelligence précoce. Dès qu'ils commencent à gazouiller, on a le tort de vouloir les faire parler ; quand ils commencent à parler, on les fatigue de questions. Quand ils savent parler, on leur raconte des histoires terrifiantes, qui excitent leur sensibilité, et ils sont conduits au théâtre Guignol, où sont représentés des luttes, des batailles, des assassinats. Ajoutez à cela que beaucoup d'enfants reçoivent toutes les visites destinées à la maman. Il faut montrer leurs progrès à toutes les amies. On obtient ainsi, dans les grandes villes, de vrais phénomènes. J'en ai connu de deux ans et demi faisant des réflexions étonnantes. J'ai soigné une petite fille de trois ans, à qui l'on avait appris une partie de la table de multiplication. Ses parents, émerveillés de ses dispositions mathématiques, lui faisaient montrer à chaque visiteur ses talents merveilleux. J'ai connu, chez un marchand de vins restaurateur, une petite fille de quatre ans, faisant des réflexions d'une personne de vingt ans. Les clients de la maison excitaient ce petit cerveau par des questions chaque jour renouvelées, et cette pauvre enfant répondait à tous par des réparties, qui excitaient l'admiration. Ce travail cérébral, consistant à répondre chaque jour aux questions de plus de vingt personnes, serait une fatigue, même pour un adulte. Les enfants issus de parents nerveux ont une intelligence précoce, qu'il faut savoir tempérer. Un cerveau constamment surexcité ne peut qu'entretenir le nervosisme, qui provoque, dans l'enfance, des maladies cérébrales, ou conduit, dans l'âge adulte, à la névropathie.

On a comparé l'état de l'enfant, quand il vient au monde, à celui d'un hypnotisé. S'il n'est pas hypnotisable dans la vraie acception du mot, il est suggestionnable à l'état de veille. Les impressions, les faits, les circonstances, le milieu, quand ils sont coutumiers, se gravent dans son cerveau, y laissent une empreinte ineffaçable et ont pour l'avenir une importance énorme. « La suggestion peut donc être employée comme un moyen d'éducation morale et comme un modificateur puissant des tendances héréditaires. Nous croyons, en tous cas, qu'elle doit être un des grands ressorts de l'éducation des enfants prédisposés, parce que ces sujets sont particulièrement impressionnables et sensibles aux impulsions suggestives qui leur sont communiquées (1). »

Aussi doit-on de bonne heure convaincre l'enfant qu'il est capable du bien et incapable du mal ; il faut développer chez lui la satisfaction intime de faire le bien, étendre sa conscience, mais, en écartant l'idée du scrupule exagéré, lui donner une certaine confiance en lui, sans exclure la modestie, lui laisser une certaine initiative et le féliciter quand il le mérite. On doit le faire persévérer dans ses projets, s'ils sont raisonnables, encourager son énergie,

---

(1) Proust et Ballet. *Hygiène du Neurasthénique.*

lui faire croire qu'il a de la fermeté et est maître de lui, pour l'habituer à vouloir et à se commander à lui-même.

Il ne faut jamais dire à un enfant qu'il est paresseux, incapable de bien faire. « L'homme, dit Pascal, est ainsi fait, qu'à force de lui dire qu'il est un sot, il le croit, et à force de se le dire à soi-même, on se le fait croire, car l'homme fait lui seul une conversation intérieure qu'il importe de bien régler. »

Cette vérité peut s'appliquer surtout à l'enfant. S'il n'a pas suffisamment travaillé ou n'a pas réussi, il faut le convaincre qu'il fera mieux une autre fois, en l'aidant au besoin et en lui faisant croire que c'est lui qui a, en grande partie, fait le travail. On évite ainsi son découragement, et par l'entraînement, par l'habitude, on arrive à obtenir de lui une application suffisante.

S'il a commis un acte répréhensible, au lieu de le terrifier par des reproches violents, il vaut mieux le persuader qu'il n'a pas suffisamment réfléchi et a eu un moment d'étourderie.

Quand, au contraire, l'enfant a à son actif un fait méritoire, il ne faut pas négliger de le féliciter, surtout en public, pour l'habituer à mériter l'estime. Nous portons tous d'ailleurs en nous cette disposition naturelle d'être agréablement flattés de la considération que le public a pour nous, et les éducateurs de la jeunesse peuvent retirer un grand profit de cet élément. Voyez l'effet produit par la distribution solennelle des prix sur les élèves, au milieu d'un public nombreux et choisi, le contentement des lauréats montant sur l'estrade pour recevoir leurs récompenses. Si la distribution avait lieu à huis-clos, le résultat ne serait pas le même. N'est-ce pas aussi dans ce but que les feuilles publiques enregistrent les succès obtenus? C'est une vanité de bon aloi; c'est le couronnement du travail et du mérite, bien capable de stimuler le zèle des concurrents. L'effet produit par la publicité, au point de vue de la récompense donnée au travail et à l'intelligence, est le même quand il s'agit d'un acte moral méritoire ; il est regrettable que les journaux consacrent tant de colonnes aux faits divers scandaleux, et si peu à la chronique du bien.

Nous avons dit qu'il faut habituer l'enfant à vouloir, de façon à développer son énergie. Les Anciens avaient bien conscience de la nécessité de cette culture de la volonté : « *Audentes fortuna juvat;* » ils célébraient les grands hommes dont les hauts faits étaient dus à une persévérance triomphant de tous les obstacles. Aussi faut-il donner aux enfants l'exemple de la fermeté. Ils ont toujours tendance à choisir un modèle parmi les personnes qui les entourent ; il faut être ferme avec eux pour qu'ils soient fermes à leur tour. Cette fermeté doit d'ailleurs toujours être basée sur la raison et la justice. C'est ainsi que les parents, les professeurs, les conseillers de l'enfance obtiennent une autorité salutaire. Cette autorité doit être alliée à un sentiment d'affection. L'enfant, comprenant que ceux qui sont chargés de le diriger ont pour lui une vraie sympathie, que les conseils qu'ils donnent n'ont pour but que son intérêt, se laisse plus facilement persuader, et cherche à son tour à leur être agréable, en suivant les conseils donnés, et en tâchant de mériter l'affection dont il ne doute pas.

C'est le plus souvent par ce mode d'éducation que l'on peut diriger l'enfance et éviter d'avoir recours à des procédés violents. Les punitions doivent être données avec le plus grand discernement, d'où la colère et la rancune sont exclues. Il faut que l'enfant, s'il est puni, comprenne bien qu'il l'a mérité ; la punition doit être surtout proportionnée à l'intention pour l'acte qui l'a motivée, et suivie d'un conseil moral, susceptible de

donner au *coupable* (?) un regret salutaire. Sous ce titre :
Physiologie et Pathologie de l'Education, M. le Docteur Robert Dinet a écrit un mémoire, rempli de bons préceptes en général, mais peu applicables aux enfants prédisposés aux neurasthénies. Il dit que « tous les grands hommes dont s'honore l'humanité ont lu des contes de Fées dans leur enfance; sans émotions chez l'enfant, pas d'idées chez l'adulte. » J'estime que, pour les sujets issus de névropathes, le principe essentiel de l'éducation est de leur apprendre à résister aux émotions, et non de leur en créer. Il faut les aguerrir, mais atténuer avant tout leur émotivité. Les impressions trop fortes ou trop faibles ont un effet déprimant sur le système nerveux.

Il faut se méfier de l'état de tristesse. Il conduit au pessimisme, qui prépare la neurasthénie. Aussi est-il nécessaire de distraire la jeunesse. Cette distraction ne peut être donnée par le père et la mère; chaque âge a ses tendances et ses goûts. Pour égayer leur enfant, les parents pourront bien se mettre un instant à sa portée, mais ce n'est que par un effort momentané de volonté, qui ne peut être longtemps soutenu. Les enfants ne prennent de vraie distraction qu'avec des camarades de leur âge; ils se trouvent bien de petites fêtes, auxquelles sont invités les petits amis et où dominent les jeux, surtout en plein air. Quand une mère conduit son enfant à la promenade, elle lui rendra service en emmenant avec lui des camarades de son âge. La gaîté règnera bientôt parmi eux; ils sauront très bien se suffire à eux-mêmes. Il faut éviter la solitude, d'où naissent l'ennui et la tristesse. Dans les petites villes, à la campagne, les enfants voisinent entr'eux; ils sont gais, quand ils sont ensemble; ils se réunissent d'eux-mêmes, instinctivement. A la ville, c'est plus difficile; aussi doit-on leur donner souvent de petites réunions, fussent-elles bruyantes. Le bruit, le mouvement sont des éléments par lesquels ils traduisent leur joie ; il faut savoir les supporter. Vous reconnaîtrez la santé de l'enfant à sa gaieté.

« Les émotions joyeuses, étant des excitants de l'énergie cérébrale, sont cause que l'influx nerveux, dégagé des cellules où il était en réserve, s'écoule comme l'eau d'un bassin dont on a levé les vannes et vient, pour ainsi dire, inonder tous les organes du corps, en leur communiquant sa bienfaisante énergie » (1).

La joie se manifeste par l'expression épanouie des traits du visage, le rayonnement de la physionomie ; la circulation du sang devient plus active, la respiration est plus ample, une plus grande « énergie vitale » se traduit dans tous les membres par des gestes exubérants, et même par des bonds, des sauts, surtout chez les jeunes sujets.

On comprend, d'après ces données, l'effet produit sur l'organisme et surtout sur le système nerveux. Une impression d'allégresse est un stimulant des fonctions en général, comme les frictions sèches, le massage et l'hydrothérapie, qui, d'ailleurs, ne peuvent remplacer les bienfaits de la gaieté.

Il faut favoriser par tous les moyens possibles la joie de l'enfant, et de celui qui est prédisposé à la névropathie, plus que de tout autre. Ce n'est pas avec les médicaments, avec les aliments, les jus de viande, les rosbeefs, qu'on tonifiera son système nerveux, c'est par la satisfaction, par la joie, par le plaisir. C'est par « la gaieté du corps ».

On cherchera surtout le plaisir dans l'exercice. « L'exercice peut donner, quand il prend la forme du jeu, une joie spontanée qui convient merveilleusement à l'hygiène de l'enfant. Il peut donner aussi, quand il prend une

(1) Fernand Lagrange, *L'Hygiène de l'exercice*, page 227.

forme difficile, une satisfaction plus réfléchie, plus mûre et plus délicate, qui peut être goûtée par le jeune homme. L'élément récréatif que l'enfant trouve seulement dans le jeu, le jeune homme peut le trouver, à un degré plus élevé, dans les exercices du sport, qui ne sont, en réalité, que des jeux plus difficiles (1). »

Pendant les vacances, des excursions dans les montagnes auront, pour les excités, une action sédative, tandis que ceux qui sont nonchalants, apathiques, se trouveront bien de la mer, mais partout ils doivent se distraire.

La mauvaise humeur et la bouderie réclament une direction spéciale. Pour les éviter, il est prudent de ne pas bouder soi-même, de ne jamais montrer de rancune, d'oublier rapidement les fautes commises, qui, d'ailleurs, ne sont jamais bien graves ; il faut encourager les enfants à manifester un certain regret, s'empresser de pardonner et éviter de faire des reproches incessants : ils les exaspèrent, les découragent et leur font croire qu'ils sont incapables de satisfaire leurs parents.

Pour éviter l'égoïsme et la vanité, il faut, de bonne heure, les habituer aux idées généreuses, leur montrer par l'exemple, par des conseils amicaux, que nous devons nous entr'aider, que nous sommes tous égaux, avons les mêmes droits, les mêmes devoirs, et que nous devons assistance à ceux qui sont moins fortunés que nous.

Les enfants nés de parents arthritiques, et surtout névropathes, ont une grande émotivité. C'est surtout chez eux qu'il faut développer la volonté et la fermeté du caractère. « L'éducation de la volonté, en fortifiant les centres cérébraux modérateurs des effets réflexes, y contribue déjà pour une bonne part ; l'éducation physique, les

(1) Fernand Lagrange, *L'Hygiène de l'exercice*, page 241.

exercices du corps, les pratiques hydrothérapiques, en tonifiant le système nerveux, en atténuent également l'impressionnabilité (1). » On doit leur éviter toute cause de terreur, ne pas les menacer du châtiment d'êtres imaginaires, de croquemitaines, de loups-garous, etc., comme cela arrive trop souvent ; on fausse ainsi leur esprit et augmente leur impressionnabilité.

On aperçoit chez les enfants plutôt leurs mauvaises dispositions physiques que leurs défauts psychiques, et les parents n'aiment pas à avouer, quand ils s'en aperçoivent, que leur enfant soit intellectuellement ou moralement plus faible qu'un autre. A l'école, on n'est pas content de lui ; il n'a pas d'attention, il est léger, ne travaille pas. Les parents se préoccupent alors, d'après les notes du professeur, du manque de progrès. On lui fait donner des répétitions, qui ne produisent pas un meilleur résultat, au contraire. Cela s'explique, parce que les heures de travail sont trop longues et que les leçons sont trop difficiles. Comme le dit très bien le Docteur Hemrich Stadelmann (de Wurzburg) (2) : « De même que l'on doit surveiller la nourriture pour la santé du corps, de même l'alimentation de l'esprit doit être ménagée. Ce qui convient en diète à l'un et à son état de santé actuel, ne peut être appliqué à l'autre ; ce qui est nécessaire en diète intellectuelle pour l'un des enfants ne peut devenir règle pour l'autre, avec une disposition inférieure. Il faut que l'instruction pour les enfants nerveux corresponde à leur individualité psychologique, dans le choix des matières d'instruction, aussi bien que dans la durée. Une pareille instruction individuelle est en même temps

(1) Proust et Gilbert Ballet, *Hygiène du Neurasthénique*, page 153.

(2) *Progrès Médical*, 19 septembre 1903, page 187.

un traitement de l'attention troublée, de la légèreté, de la paresse à concevoir. Par un examen méthodique, on fixe la force des capacités subsistantes ; les manques qui en résultent constituent le point de départ où l'instruction doit commencer. Un traitement et un soin spécial du corps sont nécessaires. L'égard précoce envers les symptômes nerveux qui se développent chez un enfant forme la prophylaxie contre l'apparition future des maladies graves. La société et l'Etat devraient établir des écoles pour les enfants nerveux, sous la direction de médecins. »

M. le Docteur Bourneville a réclamé souvent pour eux, dans la presse médicale, la création de classes spéciales. Malheureusement, jusqu'à ce jour, il n'y a eu en France que des tentatives privées. A l'Etranger, en Belgique notamment, quelques écoles fonctionnent avec succès.

A défaut d'un enseignement officiel, les parents doivent comprendre, d'après ces données, la direction qu'il convient d'imprimer à leurs enfants. Il faut proportionner la durée et les difficultés du travail à leurs capacités, ne pas fatiguer leur cerveau, et par une instruction progressive, développer leurs facultés, sans amener le découragement.

Il est utile de faire choisir de bonne heure une profession aux jeunes gens. Ce choix est toujours difficile. Il faut tenir compte de leurs goûts, de leur vocation. Quand ils l'ont choisie eux-mêmes, ils ont beaucoup plus de chances de succès ; ils travaillent avec d'autant plus de plaisir que ce travail leur convient, est conforme à leurs aspirations. C'est un horizon dans la vie, qu'ils poursuivent avec d'autant plus de persévérance qu'il émane de leur choix. Cette idée d'atteindre le but désiré est un moyen de fixer leur volonté, de l'éduquer, de la fortifier. Un des troubles moraux les plus propices à développer la neurasthénie, surtout chez les prédisposés, est cette incertitude, ces hésitations, ces changements de carrière, après des essais infructueux dans la vie pratique. On ne devra influencer l'enfant né de parents névropathes dans le choix de sa profession, que si celle qu'il désire est capable de développer ses prédispositions morbides. Si l'on craint qu'elle soit susceptible, par l'excès de travail nécessaire ou par son caractère émouvant, de faciliter le nervosisme, il sera prudent de demander l'avis du médecin de la famille.

Quand le choix est définitif, il ne faut pas revenir en arrière, se demander si une autre profession aurait mieux réussi. On doit aller droit devant soi. Il y a toujours de la place, malgré l'encombrement des carrières, pour les travailleurs, qui ont la volonté de réussir. Un but unique, sérieux, évite l'oisiveté, mauvaise conseillère, et favorise le succès.

Le choix des relations est très important pour le jeune homme et la jeune fille. Aux émotifs, il faut la société de camarades d'un caractère ferme et résolu, chez lesquels le sérieux n'exclut pas le goût de saines distractions. L'exemple a une influence salutaire pour modifier, par l'imitation, les tendances à l'impressionnabilité et au défaut de volonté. Il est favorable de fréquenter des familles amies, où se rencontrent les deux sexes. Comme le dit Saint-Claire Deville, « il n'est pas utile de laisser les gens d'un même sexe vivre exclusivement entr'eux ». C'est pour cela que les réunions, où sont des jeunes gens et des jeunes filles, les fêtes, les bals en famille offrent un charme salutaire, susceptible de combattre le nervosisme.

Une question des plus importantes est la nécessité de prévenir le jeune homme des dangers qui le menacent à son entrée dans le monde. Les deux plaies de notre époque sont l'alcoolisme et les maladies vénériennes. Les jeunes gens sont avertis à l'école ou au collège des conséquences de l'alcoolisme, mais, jusqu'à ces derniers temps, une réserve regrettable empêchait les parents et les directeurs de la jeunesse d'informer celle-ci des dangers des maladies vénériennes. Le médecin de la famille devrait au moins être chargé de cette mission. De nos jours, on semble mieux se rendre compte de cette opportunité. Je ne vois que des avantages pour les jeunes gens dans la lecture des « *Avariés* », et il y a un réel intérêt à mettre entre leurs mains la petite brochure publiée par M. le Professeur Fournier : « *Pour nos fils, quand ils auront dix-huit ans* ». C'est un moyen essentiel de les préserver d'accidents funestes pour leur santé physique et leur santé morale.

CHAPITRE IV

Traitement général des Neurasthénies.

—

Psychothérapie.

Dans aucune maladie, les qualités du médecin ne sont aussi utiles que dans le traitement des neurasthénies. Il ne suffit pas qu'il connaisse les affections nerveuses, il faut qu'il ait soigné toutes les autres, pour reconnaître si la neurasthénie n'est pas sous la dépendance de l'une d'elles ; il doit avoir l'expérience des maladies de la circulation, pour savoir à quelle forme se trouve en proie le malade, condition essentielle pour le traitement ; il lui faut, de plus, le tact médical. Les neurasthéniques étant le plus souvent des gens intelligents et instruits, ne donnent leur confiance qu'à bon escient. Ils sont, comme nous l'avons dit, très impressionnables ; la moindre parole non mesurée du médecin suffit pour les plonger dans une tristesse profonde. Aussi vont-ils, en général, de cabinets en cabinets de consultation, jusqu'à ce qu'ils aient pu fixer leur confiance. L'un d'eux me déclarait qu'après chaque visite chez un nouveau médecin, il se trouvait plus malade. Il se répétait constamment ce qui lui avait été dit, et son pauvre cerveau, ruminant, pour ainsi dire, les diagnostics posés, les craintes suggérées ou des affirmations déclarant qu'il était un malade imaginaire, était soumis à une torture continuelle. Un autre patient me racontait qu'un médecin lui avait remis une lettre pour un confrère d'une station thermale, disant qu'il était atteint de vésanie. Le malade s'était empressé d'ouvrir la lettre, de chercher dans un dictionnaire le mot « vésanie ». Ce diagnostic, dont la notion ne lui était pas destinée, le frappa d'autant plus qu'il était l'expression réelle de la pensée du médecin, puisqu'il l'adressait à un confrère, ne pensant pas que le malade dût lire la lettre ou au moins la comprendre.

Le praticien consulté doit non seulement être prudent dans ses paroles, mais aussi dans ses écrits. Le diagnostic était d'ailleurs, dans ce dernier cas, au moins exagéré ; il s'agissait d'un neurasthénique hypocondriaque, devenu malade à la suite de la perte de sa femme, qu'il avait soignée pendant plusieurs années avec dévouement et dont il croyait avoir contracté la tuberculose.

Le médecin peut, par son influence morale, contribuer puissamment à la guérison du neurasthénique. Ce dernier est loin d'être un malade imaginaire, comme nous l'avons déjà dit ; il souffre réellement, mais il n'est pas inaccessible à la persuasion, et le médecin parviendra d'autant plus à le convaincre que lui-même sera convaincu de la possibilité de le guérir. C'est ainsi qu'il pourra modifier profondément l'état mental du malade, réveiller son énergie, activer sa volonté, calmer son impressionnabilité, atténuer ses préoccupations, sa tristesse et son anxiété. Il devra, dès la première entrevue, écouter patiemment, avec intérèt, le récit parfois très long de ses souffrances physiques et morales, examiner avec soin tous ses organes, lui signaler les symptômes qu'il pourrait oublier dans son récit, en précisant le caractère de ses troubles fonctionnels. Le malade se sentant compris, convaincu qu'il a en face de lui un médecin connaissant non seulement sa maladie, mais s'intéressant à ses souffrances, désireux de mettre un terme à ses angoisses, de lui redonner la quiétude de l'existence, s'empressera de suivre ponctuellement le traitement qui lui aura été prescrit. Le neurasthénique doit sortir de chez son médecin beaucoup mieux qu'il n'était, quand il y est entré.

Une de ses préoccupations les plus fréquentes est qu'il est atteint d'une maladie organique; il attribue à une affection du cœur ou du poumon les douleurs qu'il éprouve à la région thoracique; il se croit atteint d'une affection de la moëlle épinière, parce qu'il souffre de points douloureux au niveau de la colonne vertébrale ou de troubles sensoriels aux membres inférieurs; il craint d'avoir une lésion grave de l'estomac, parce qu'il a des troubles digestifs, ou bien, en proie à des crises de fausse angine de poitrine, il croit avoir une angine vraie incurable. Un examen attentif des organes fixera le médecin sur leur intégrité, et convaincu lui-même, il convaincra son malade. Il devra le rassurer sur son état, en lui affirmant qu'il n'existe chez lui aucune lésion organique, que ses souffrances réelles, autant physiques que morales, sont dues à des troubles fonctionnels parfaitement curables. Il pourra lui citer des exemples de malades guéris, et lui fera comprendre que la guérison complète doit être le couronnement de l'observation rigoureuse du traitement.

Cette première consultation a donc pour effet de le rassurer, de lui donner l'espérance, mais il ne faudrait pas croire qu'elle suffise. Il sort persuadé qu'il n'a pas une maladie grave et qu'avec de la persévérance il pourra guérir; mais, abandonné à lui-même, il peut être pris de nouveau de découragement. On ne peut pas espérer que l'état de dépression, auquel il était en proie, disparaisse instantanément. Il a besoin d'être soutenu par l'influence morale du médecin, jusqu'à ce que le traitement ait restauré les fonctions troublées. Il est nécessaire que, quand un découragement se produit, le malade revoie son conseiller. Jusqu'à sa complète guérison, il est exposé à se créer de nouveaux sujets de craintes pour des maladies hypothétiques. Le neurasthénique est un naufragé, qui perd souvent pied, en voulant atteindre la terre ferme.

Je soignais un ingénieur distingué, qui, à la suite de travaux infructueux, était devenu neurasthénique. Atteint de palpitations, il croyait avoir une maladie de cœur. Je l'avais rassuré, et il avait quitté mon cabinet entièrement satisfait. Le lendemain matin, à la première heure, il m'envoie chercher, me priant de me rendre d'urgence auprès de lui. Je le trouve dans un état d'angoisse extrême; il venait de se découvrir un cancer de l'estomac! A son réveil, il avait palpé cet organe et avait senti une tumeur qu'il me pria d'examiner. C'était l'appendice xiphoïde. Je n'eus pas de peine à lui montrer que nous en avions tous une comme lui, que c'était l'extrémité inférieure du sternum, et je profitai de cette circonstance, pour lui faire comprendre combien il avait tort de se préoccuper ainsi. J'ajoutai que l'erreur qu'il avait commise devait le fixer sur la valeur des nouvelles craintes qui pourraient surgir dans la suite. Sous l'influence d'un traitement psychothérapique et d'un séjour en Suisse, il guérit de sa neurasthénie. Cette guérison persista d'autant plus qu'il réussit plus tard dans ses entreprises.

Dans toutes les maladies, la vue du médecin donne, en général, aux malades une vraie satisfaction mêlée de crainte ; ils suivent avec attention tous les mouvements de sa physionomie, pour se rendre compte de ses impressions. Le neurasthénique, plus encore que tous les autres, a besoin d'être réconforté. Aussi désire-t-il revoir celui qui lui a inspiré confiance et lui a déjà fait moralement beaucoup de bien. Toutefois, les consultations ne doivent pas être trop rapprochées. L'autorité du médecin, si nécessaire à l'action psychothérapique, est d'autant plus grande, qu'elle n'est pas prodiguée. Les conseils, pour être suivis, ne doivent pas être trop fréquents. Il faut que le malade les désire. « C'est pourquoi encore, le médecin ne doit jamais se laisser aller à prendre un ton trop familier : son attitude ne doit pas être faite seulement de commisération et d'attention débonnaire ; il y faut aussi de la fermeté et parfois même un peu de raideur. Le patient a besoin de sentir en lui une raison supérieure, une volonté forte qui le dirige, et lui soit un appui solide dans la réforme morale qu'il est incapable de s'imposer (1).

Il ne faut pas craindre de montrer au neurasthénique la nature même de sa maladie, en examinant avec lui les causes qui l'ont produite. Ces causes sont réelles ; si elles tiennent à un excès de travail, on comprend qu'il est de l'intérêt du malade de le savoir pour prendre du repos ; si elles sont dues à des émotions, à des chagrins, il faut lui expliquer qu'il a subi leur influence avec une trop grande

(1) Proust et Ballet, *Hygiène du neurasthénique*, p. 179.

émotion, que beaucoup de personnes ont eu des peines plus grandes encore et les ont supportées avec stoïcisme, parce que leur émotivité était moins grande ; que, par conséquent, l'effet produit dépend bien plus de son impressionnabilité que de la cause même. Il faut le persuader que, depuis l'ébranlement nerveux produit par cette cause, il est atteint d'une dépression psychique, qui l'a rendu encore plus impressionnable et lui fait donner aux faits une importance centuplée. Convaincu de la justesse de ces explications, il pourra, dans les diverses circonstances de la vie, se raisonner lui-même et se dire qu'il ressent trop violemment ses impressions ; c'est ainsi qu'il parviendra à amoindrir l'effet produit par les faits, auxquels il donnera une importance moindre. Ce n'est pas à proprement parler de l'auto-suggestion, dans l'acception propre du mot, mais de l'auto-persuasion.

Il m'est arrivé bien souvent, par ces moyens, basés, non sur une hypothèse, mais sur la vérité pure, d'apporter le calme et la paix chez des malades dont l'existence était devenue des plus pénibles. Pour obtenir ces résultats, il faut qu'il s'établisse une collaboration entre le médecin et le malade ; la sincérité du médecin doit être réelle, évidente ; le patient, pénétré de cette sincérité, s'abandonne en pleine confiance à l'homme qui a reconnu les causes de ses souffrances intimes, et peut l'aider à les guérir.

Un des obstacles, et non des moindres, qui peuvent nuire au succès de cette collaboration est dû à l'entourage. L'influence de ce dernier peut être néfaste. Deux circonstances peuvent se présenter. La famille le prend pour un malade imaginaire, ne croit pas à ses souffrances et l'irrite par des réflexions sur sa maladie. C'est le cas le moins commun, mais il se présente parfois. Ou bien, les parents s'apitoient sur son sort, lui font croire qu'il a une maladie grave, qu'il doit avoir des organes sérieusement atteints, pour tant de souffrances; il n'est pas rare que le médecin ait à lutter, autant contre l'état d'esprit de l'entourage que contre celui du malade. Il arrive même que ce dernier serait convaincu, si les membres de sa famille ne faisaient des réflexions pessimistes, qui ébranlent sa confiance et ses espérances. Le médecin doit alors faire comprendre au patient que les conseils qui lui sont donnés par les parents sont dus à l'affection intime qu'il leur inspire, aux craintes non raisonnées, injustifiées de leur sollicitude, que, ne connaissant pas la médecine, ils ne peuvent donner un avis en connaissance de cause. La séparation de la famille serait nécessaire, mais il n'est pas toujours facile de l'obtenir. Le malade ne veut pas consentir à quitter les siens, et son état n'est pas assez grave pour l'y contraindre. Les parents, d'autre part, ne veulent pas se séparer de lui, déclarant qu'il ne peut être soigné que par eux, et si quelques-uns comprennent la nécessité d'une séparation, souvent ils n'ont aucune autorité, et sont considérés par les neurasthéniques comme des gens sans cœur, qu'ils prennent en aversion. Il faut s'être trouvé dans ces situations pénibles, pour en comprendre toutes les difficultés.

Il s'agit dans ces cas de neurasthénie à deux, généralement de la mère de la fille; et parfois celle que l'on parvient le plus difficilement à convaincre, n'est pas celle qui passe pour la plus malade. Que faire dans cette circonstance? Lutter d'abord par le raisonnement, mais quand le médecin est sorti, l'effet produit se trouve en grande partie détruit par l'avis systématique de l'entourage, et il ne doit pas être étonné, quand il est rappelé, de voir que ses efforts sont à renouveler. Il ne doit pas cependant renoncer au succès, mais il faut une grande persévérance. En général, par une médication appropriée, il peut prouver, d'une façon irréfutable, qu'il est possible d'apporter un certain bien-être au patient, en dehors de son état psychique. Il peut redonner le sommeil, calmer les douleurs, favoriser la digestion ; les malades et même l'entourage sont obligés de reconnaître l'amélioration apportée, et se servant de ce succès obtenu, il pourra parvenir à les convaincre qu'il ne dépend que d'eux d'arriver à une guérison réelle, en suivant strictement ses conseils. J'ai eu à soigner, dans ces conditions, une malade atteinte depuis trois ans de neurasthénie à la suite d'une fièvre typhoïde. Son mari, ne croyant pas à la réalité de sa maladie, l'exaspérait par ses réflexions, lui disait qu'elle n'avait qu'une maladie imaginaire. Sa fille s'était instituée sa garde-malade. Presque toujours à son chevet, la nuit elle avait son lit à côté d'elle, écoutant sa respiration, craignant toujours un accident. On comprend que, dans ces dispositions d'esprit, les conseils, les réflexions de la fille ne pouvaient que terroriser la mère. Pour obtenir un changement à l'état de la malade, qui ne s'était pas levée depuis quatre mois, je lui conseillai de rester plusieurs heures sur un fauteuil. La mère aurait consenti, mais sa fille déclara que c'était impossible, qu'elle n'était pas assez forte pour quitter son lit, que, d'ailleurs, elle avait le vertige, quand elle voulait changer de position, et que ses membres étaient atrophiés. Je leur expliquai que tous les malades, quand ils sont restés longtemps dans la position horizontale, ont le vertige, quand ils veulent se lever, et que les muscles des membres s'atrophient par l'inaction ; que ces deux symptômes ne tiennent pas à la maladie, mais au repos horizontal prolongé. J'obtins, par ce raisonnement, qu'elle se mît sur une chaise longue et ordonnai des massages pour combattre l'atrophie musculaire. Je conseillai inutilement la séparation de la fille et de la mère. Comme il s'agissait d'une neurasthénie par intoxication, avec hypertension artérielle, je prescrivis le régime lacté exclusif, les laxatifs et la trinitrine, et m'engageai, par ce traitement, à ramener le sommeil, à améliorer la digestion, à supprimer les crises de fausse angine de poitrine des plus pénibles, ainsi que les douleurs et les malaises des membres. Le succès que j'avais annoncé se produisit. Peu à peu, la confiance de la malade dans la possibilité de la guérison s'accrut ; malgré l'opposition de sa fille, elle consentit à se lever. Ne pouvant pas les séparer, je conseillai un déplacement de la mère et de la fille, loin du mari. Après plusieurs mois de cet éloignement, pendant lequel elles avaient fait des promenades progressives, après un traitement hydrothérapique régulièrement suivi, la malade est revenue dans un état relativement satisfaisant. Sa fille même était rassurée ; elle avait pris de nouvelles habitudes, de concert avec sa mère ; elles se mirent toutes les deux à faire des visites à des amies. L'une et l'autre ont recouvré, avec l'espérance, la joie de vivre.

Cet exemple prouve à la fois l'influence de l'entourage et la ténacité que doit employer le médecin, pour arriver à un résultat satisfaisant. Il était impossible d'obtenir la séparation de la mère et de la fille ; celle du mari était plus facile, et elle a grandement contribué à la guérison de la malade, ou plutôt des deux malades.

On comprend que, pour lutter contre tous ces obstacles, sans se laisser aller au découragement, il faut que le médecin soit bien convaincu et pénétré du bien qu'il peut faire et prenne à cœur l'intérêt du neurasthénique. M. Maurice de Fleury déclare qu'un médecin « qui n'a pas connu par lui-même tous les tourments de la névrose dépressive, ne comprend pas aisément ses malades et ne sympathise pas pleinement avec eux ». On étudie, on saisit leurs souf-

frances, d'autant mieux qu'on les a éprouvées personnellement, mais il faut, pour être un bon médecin
de neurasthénique, ne plus avoir le moindre symptôme
neurasthénique, et surtout être débarrassé de l'aboulie,
la qualité essentielle étant une volonté ferme, une persévérance à toute épreuve, doublées de la conviction intime
d'être utile.

Il faut aussi pouvoir consacrer un temps considérable
à chaque malade, pour bien l'étudier, écouter le récit
souvent fort long de ses craintes, de ses souffrances et
de ses angoisses, être patient, ne pas s'énerver, en ré-
pondant aux objections souvent déraisonnables de l'entourage ; et si le médecin a été neurasthénique, il doit avoir
reconquis des qualités diamétralement opposées à son
état antérieur, n'ayant gardé le souvenir des souffrances
qu'il a endurées lui-même, que pour mieux connaître et
mieux traiter celles dont se plaignent les malades.

Il ne faut promettre que ce que l'on peut tenir. M. Brissaud dit excellemment dans le *Traité de thérapeutique
appliquée de Robin :* « Le médecin est sûr d'atteindre son
but, en ne disant que la vérité. Si le neurasthénique décou-
vre qu'il a été trompé, il n'admet pas la bonne intention
pour excuse ou circonstance atténuante. Il constate sim-
pelment qu'on le trompe, par exemple en lui annonçant
que sa maladie guérira dans tel délai, alors que ce délai
est depuis longtemps expiré et que la maladie dure
encore. Et il en concluera que c'est lui qui a raison en
se déclarant incurable. »

Les difficultés les plus grandes se rencontrent dans les
cas de neurasthénie constitutionnelle. On comprend que
la maladie, étant la conséquence d'une formation lente et
progressive, à la suite de fautes graves contre l'hygiène
physique et morale de plusieurs générations, oppose une
plus grande résistance à la guérison, mais « elle peut éga-

lement se modifier heureusement par une patiente et courageuse éducation. A la décadence des individus et des familles que l'on observe trop souvent, il ne faut pas manquer d'opposer l'arrêt dans la dégénérescence, et même la restauration que l'on obtient chez certains individus, et dans certaines familles, plus souvent qu'on ne le croit généralement. A tous les soins inspirés par l'hygiène corporelle, à la réglementation de la nourriture, au souci constant de la lutte contre les auto-intoxications, à toutes les médications quelquefois utiles, il faut toujours joindre un traitement moral indispensable.

« Le changement de milieu, la simplification de la vie, la direction de l'esprit, la gymnastique de la volonté, de l'attention, de l'émotion même, restent les meilleurs moyens de traitement. On est souvent surpris de voir combien l'esprit de ces malades, en apparence si entêté, est en réalité malléable et modifiable par les procédés psychothérapiques. On peut, non pas toujours sans doute, mais dans les cas les plus fréquents, arriver à faire sentir aux malades la vanité de leurs terreurs, les malentendus qui se fondent sur des sentiments pathologiques et l'exagération de ces sentiments eux-mêmes. Bien des troubles psychiques de la digestion, de la circulation disparaissent, quand la tension nerveuse et psychologique se relève, sous l'influence de la confiance, de la volonté, de l'attention, de l'émotion juste et adaptée au présent.

« Il y a là des faits frappants, qui montrent bien l'action de l'esprit sur le corps, et l'influence morale qui peut transformer des maladies en apparence si rebelles aux médications (1). »

J'ai soigné une dame atteinte de neurasthénie à hypotension, par hérédité, avec tendance à la systématisation

____

(1) Raymond et Pierre Janet, *Les Obsessions et la Psychasthénie.*

psychasthénique, aggravée par des chagrins intimes. Le changement de domestiques était pour elle une vraie terreur ; elle attendait depuis une quinzaine de jours une gouvernante anglaise pour ses enfants, et cette idée fixe, malgré des renseignements excellents, était pour elle une source de préoccupations des plus pénibles. Je lui fis aisément comprendre l'exagération de ses impressions, la vanité de ses terreurs et lui conseillai, dans toutes les circonstances où elle serait vivement impressionnée, de se persuader que son esprit, son émotivité, centuplent l'importance de la cause qui l'obsède, et que, pour avoir une juste appréciation des faits, elle ne devait accepter que la centième partie de la valeur qu'elle leur attribuait. Elle fut frappée de la justesse du raisonnement et ses terreurs disparurent ; elle reçut la gouvernante presque avec plaisir. Une autre malade était surtout terrifiée à l'idée de faire des visites, et elle était obligée par ses nombreuses relations d'en faire de fréquentes. J'étais arrivé, par le raisonnement précédent, à obtenir qu'elle-même fût son propre médecin et modifiât ses impressions, en se convainquant de leur exagération. Obligée, par convenance, de faire une tournée de famille, elle employa le procédé que je lui avais conseillé avec un plein succès pendant quatre jours. Le cinquième, son tempérament, sa maladie reprenant le dessus, ne pouvant plus se vaincre elle-même, souffrant violemment de sa douleur en casque, ne mangeant plus, ne dormant plus, elle abandonna son voyage et revint me consulter, tremblante, redoutant de me voir tourner ses chimères en ridicule et craignant que son émotivité ne fût de nature vésanique. Je l'écoutai avec sollicitude et lui fis comprendre que ses impressions étaient uniquement de nature neurasthénique, qu'elle-même se rendait compte de leur exagération, que les aliénés, au contraire, sont toujours convaincus d'avoir raison, qu'elle avait obtenu déjà un excellent résultat pendant quatre jours, que son système nerveux n'avait pas été assez résistant pour modérer plus longtemps ses impressions, mais que les effets qu'elle avait déjà acquis étaient un sûr garant de ses succès futurs. Après quelques jours de repos, rassurée, confiante, reprenant sur elle-même son autorité persuasive, elle continua sa tournée de famille, sans en souffrir.

J'ai vu dans le service de M. le professeur Raymond, à la Salpêtrière, des résultats non moins concluants. De nombreux neurasthéniques ou psychasthéniques arrivaient tristes, découragés, avec des idées de suicide, et sous l'influence de la parole rassurante du maître, partaient souriants.

Les difficultés que rencontre le médecin pour obtenir la guérison, dépendent aussi de l'ancienneté de la maladie. Quand depuis de longues années le malade est en proie à des idées tristes, au point d'interpréter les évènements heureux dans un sens pessimiste, il s'est créé comme une seconde nature qui réclame des soins de plus longue durée et une plus grande persistance dans l'action psychothérapique. Dans ces cas invétérés, le médecin ne doit pas cependant renoncer à la guérison. Après avoir soigné les différents symptômes somatiques, il peut agir sur le moral du malade par des arguments énergiques, affirmatifs; il doit se tenir prêt à répondre avec une autorité ferme et sympathique à toutes les objections qui lui seront certainement opposées et, tant que la neurasthénie ne sera pas trop systématisée, tant qu'il ne rencontrera pas de ces idées fixes, immuables, de nature vésanique, il ne devra pas désespérer de donner à l'infortuné une existence meilleure, en associant la psychothérapie à un traitement rationnel, pour rétablir les fonctions troublées.

Edouard de Feuchtersleben, qui connaissait bien le cœur humain, décrit les moyens d'être heureux : « Il suffit de ne jamais compter sur autrui et d'apprendre à se posséder. *Toutes les conditions qui arrivent à renforcer notre volonté, versent en nous des sources de bonheur.* Cherchons à nous agrandir, à nous développer chaque jour, dans le sens d'une intelligence plus hospitalière et d'un caractère plus ferme, nous dominerons bientôt toutes les causes de désenchantement et de tristesse. Celles-ci ne nous atteindront plus; au-dessus d'elles nous planerons dans les régions lumineuses que nous ouvrent l'ivresse de la pensée, chaque jour plus personnelle et plus large, et le sentiment du devoir noblement accompli (1). »

CHAPITRE V.

Hygiène Alimentaire.

Une *hygiène alimentaire* bien comprise, le calme du système nerveux uni à la modération de nos désirs, sont les vrais moyens de vivre gais, bien portants, et d'atteindre une heureuse vieillesse.

En général, nous mangeons trop et surtout nous mangeons trop de viande. L'abandon des aliments végétaux, l'abus des aliments animaux, l'albuminisme, suivant l'expression de M. le docteur Bardet, ont eu pour résultat une hyperacidité des tissus et humeurs, à laquelle on doit attribuer le développement si répandu de l'arthritisme et des neurasthénies consécutives.

« Après un grand dîner, où l'on sert des viandes de toutes sortes, viandes marinées, faisandées et à peine cuites,

----

(1) *Hygiène de l'âme*, par E. de Feuchtersleben. Préface du docteur Huchard. Paris 1904.

c'est-à-dire putréfiées, des vins et des boissons alcooliques de toute provenance, et un seul plat de légumes, comme à regret, vous avez remarqué que votre nuit est agitée, votre réveil lourd, et que le lendemain vos forces musculaires et cérébrales sont considérablement atténuées.

» D'autres fois, vous ressentez une fatigue matinale incompréhensible (fatigue physique, morale, intellectuelle).

» Que de fois n'éprouvez-vous pas une certaine paresse qui vous oblige à renoncer momentanément à vos travaux et vous fait dire : « Aujourd'hui, je me sens mal à l'aise, j'ai le sang à la tête, je ne suis bon à rien. » Or, tout effet a une cause, et si vous cherchez, vous trouverez souvent que vous n'avez pas, les jours précédents, observé strictement les règles de la tempérance. » (Huchard.)

N'est-ce pas là l'image de la neurasthénie en raccourci, par auto-intoxication ou par action reflexe, provenant des organes digestifs? Quel est le traitement? La sobriété et un léger purgatif auront rapidement ramené l'état normal. Ce qui est vrai, incontestable pour ces états neurasthéniques passagers, l'est également pour les états neurasthéniques en général.

Comme nous l'avons déjà dit, la plupart des neurasthéniques sont des arthritiques pour lesquels, indépendamment des exercices physiques, un régime rationnel est indispensable. Ce régime fait partie autant des moyens préventifs que du traitement curatif. La suralimentation a des effets plus graves que le surmenage des organes digestifs, et la viande, prise en excès, favorise non-seulement la formation de l'acide urique, mais produit une toxhémie alimentaire. Un animal frappé de mort violente est bientôt le siège d'alcaloïdes organiques, auxquels on a donné le nom de ptomaïnes. La viande faisandée ou marinée, celle du gibier surtout, dont l'action toxique est d'autant plus grande que l'animal a été surmené par la course ou par la peur, ont des effets aussi dangereux qu'ils sont recherchés des gourmets. Nencki et Pawlow, en faisant communiquer la veine porte et la veine cave et supprimant ainsi l'action du foie sur les aliments absorbés, ont démontré que la viande est un toxique.

Le cerveau a besoin de phosphore, et c'est surtout par l'usage des légumes et des œufs que l'estomac pourra lui en procurer. Les graines de fèves, pois, seigle, froment, renferment 1.45 % d'acide phosphorique, tandis que la chair de bœuf gras n'en renferme que 0.35.

La viande est un excitant cérébral, musculaire, et, par des excitations successives, déprime le cerveau et les muscles. Beaucoup de grands penseurs et d'écrivains ont été des végétariens. Newton mourut à quatre-vingt-cinq ans, et, en composant son *Optique,* il se nourrissait de pain, de légumes et d'eau. Fontenelle et Chevreul vécurent plus de cent ans. Montyon, Bernardin de Saint-Pierre, Franklin, Voltaire, J.-J. Rousseau, Michelet, Lamartine étaient aussi des végétariens.

On a constaté que les végétariens ont une émotivité et une sensibilité moindres que les carnivores.

Kionka a réussi à provoquer des symptômes de goutte chez les poules par l'alimentation carnée. Mais, sans cette expérience, nous savons que tous les goutteux sont des carnivores ou des descendants d'ancêtres ayant abusé d'une alimentation carnée. Les exercices physiques favorisent l'élimination des toxines, et la viande est moins nuisible aux ouvriers qu'à l'homme de cabinet, qui, par son genre d'études et de travail, ne peut pas prendre les mêmes exercices que l'ouvrier. Or, ce dernier, celui des campagnes surtout, est rarement neurasthénique ; il mange beaucoup moins de viande que les travailleurs de la pensée, si fréquemment atteints de neurasthénie.

Sans pousser le système végétarien jusqu'à exclure complètement l'usage de la viande, j'estime qu'il faut donner dans l'alimentation la préférence aux légumes, surtout le soir, l'intoxication alimentaire étant à son maximum pendant la nuit.

M. le docteur R... a publié sa propre observation (1). Il souffrait de maux de tête, de somnolence après les repas ; son sommeil était agité, des douleurs rhumatoïdes étaient ressenties au niveau des genoux et des poignets, plus vives dans les lombes. L'appétit était bon, mais il existait du ballonnement abdominal, surtout pendant la digestion. Excès d'acide urique dans les urines ; embonpoint exagéré, quatre-vingt douze kilogrammes. Il prenait ses repas à des heures irrégulières et vite, mangeait de tout et bien, sortait de table l'appétit satisfait. Il buvait environ un litre de vin par jour.

« Voilà, dit M. R..., quel était mon bilan au 1er janvier 1900. M'étant rendu compte pendant cinq ans de l'infériorité du médicament vis-à-vis de l'hygiène, je résolus de modifier du tout au tout ma façon de vivre. Je me mis au régime suivant : Au réveil, une tasse de chocolat ; à trois heures, un demi-litre de lait ; déjeuner vers onze heures : un seul plat de viande, deux légumes, un dessert, deux cents grammes de pain ; dîner à sept heures : potage gras ou maigre, deux œufs, légumes, fruits, cent cinquante grammes de pain ; suppression absolue de thé, vin et de tout alcool ; pas de café. »

Le résultat ne fut d'abord pas brillant : fatigue plus grande, diminution de l'appétit, par suite de la suppression de tous les excitants de la table ; puis, amélioration progressive ; tous les symptômes pénibles disparurent les uns après les autres ; les maux de tête ne se reproduisirent

(1) *Société de Thérapeutique*, 24 juin 1903.

plus. Après une journée de fatigue, notre confrère était aussi dispos qu'à son réveil.

M. le Docteur Bardet (1) aboutit à des conclusions analogues : « L'homme mange trop, déclare-t-il, et voilà pourquoi il est malade. On parle de 3,000 à 3,500 calories nécessaires pour alimenter un homme pesant 60 kilos et atteignant un mètre 70 de taille. C'est trop, 1,800 calories suffisent. La quantité d'albumine surtout a été exagérée : 45 grammes d'albumine sont suffisants à un homme pesant 60 kilos. Le régime sera réglé sur ces données :

« Au premier déjeuner, une tasse de café au lait, 250 grammes de lait, 15 grammes de sucre, 2 ou 3 petits beurres. Ce premier repas assure déjà à l'organisme un chiffre de 450 calories. Au second déjeuner, un œuf, des nouilles ou bien du riz, des pâtes, des pommes de terre, des carottes, des navets très cuits, 120 à 150 grammes par repas. Le pain est remplacé par 150 grammes de pommes de terre et 2 ou 3 gâteaux secs. Un peu de fromage de Gervais, parfois des fruits cuits sont autorisés.

« Le soir, potage avec une macédoine de légumes, une cuillerée à café de confitures, un petit beurre. »

C'est le régime suivi par M. Bardet. Grâce à lui, il a gagné 6 kilos en un an et ne souffre plus de ses troubles dyspeptiques. La ration alimentaire, ainsi ordonnée, équivaut à 1,800 calories. Dépasse-t-elle ce chiffre? Dès qu'elle atteint 2,100 calories, l'intolérance revient.

M. Bardet ajoute que les centenaires sont presque tous d'anciens dyspeptiques. La dyspepsie doit être considérée comme la réaction de défense contre les dangers de la suralimentation.

Les proportions de matières nutritives varient suivant

(1) *Leçons cliniques*, Hôpital de la Pitié.

l'âge, la taille, le poids, les conditions d'existence. Pour une taille moyenne, M. le Docteur Gilbert Ballet adopte les chiffres suivants :

	En travail ordinaire.	*Avec un travail pénible.*
Albumine............	100 grammes.	110 grammes.
Graisses.............	56 »	56 »
Hydrocarbures.....	450 »	500 »

Le *chlorure de sodium* existe dans tous les tissus de l'organisme et spécialement dans le sérum sanguin (5 à 6 pour 1.000). Il équilibre ou modifie les mouvements d'osmose. M. Achard (1) estime qu'un à deux grammes, dans le régime quotidien, représente la ration minimum d'entretien et qu'au-delà le sel ingéré peut être nuisible, si l'élimination des chlorures n'est pas suffisante, comme l'ont prouvé les récentes communications à la Société médicale des hôpitaux et à la Société de biologie.

Dans le régime lacto-végétarien, la suppression des viandes impose au praticien l'obligation de fournir à son malade un régime alimentaire varié et suffisamment substantiel, pour compléter les calories : le beurre, qui dégage jusqu'à 726 calories, le sucre, 400 calories par 100 grammes. Indépendamment du lait et des légumes, on donnera des nouilles et du macaroni, qui dégagent 352 calories par 100 grammes, des fruits (pommes, poires, cerises, raisins, pêches, fraises). Les fromages ne seront tolérés que sous forme de fromage blanc (ceux qui sont fermentés renferment des toxines). Le vin, en général, sera permis, mais il ne devra pas dépasser 50 centilitres par jour. Chez certains malades, la suppression complète du vin risque d'amener un peu d'atonie stomacale. L'usage

(1) *Revue française de médecine et de chirurgie*, 1904, n° 6.

d'un peu de vin de Bordeaux, mêlé d'eau, remédie aisément à cet inconvénient.

M. Armand Gautier (1) déclare que « le pain n'exerce pas seulement des effets nocifs sur la digestion gastrique des dyspeptiques, il produit des résultats fâcheux sur la nutrition des hommes les mieux portants. Cela tient à une condition, qui, jusqu'à aujourd'hui, avait passé inaperçue. Les cendres du pain renferment des portions notables d'acide phosphorique, en sorte que, comme la viande, il acidifie le sang. »

C'est une notion que les praticiens devront utiliser dans le régime des arthritiques.

M. Armand Gautier estime que la tomate leur est défendue à tort, elle ne produit jamais d'acide urique dans l'économie. Il conseille les œufs et le lait, diurétique excellent, et les légumes verts très riches en eau ; mais il proscrit aux arthritiques les végétaux incomplètement développés ou riches en acide oxalique (petits pois, haricots verts, oseille, épinards, etc.). Il s'est très bien trouvé de l'usage de l'oignon ; le potage aux oignons passe depuis des siècles pour très favorable aux rhumatisants. Quant aux épices, elles sont à peu près toutes nuisibles.

M. le docteur Monteuuis (2) recommande la médication alcaline naturelle, et condamne le mode habituel de préparation des légumes, qui prive l'organisme de sels minéraux et surtout des sels alcalins.

« Loin de blanchir et de préparer les légumes dans une eau bouillante, il faut les préparer à l'étuvée. Ils doivent toujours cuire dans des vases hermétiquement clos. Ce mode de cuisson les rend plus agréables, plus nourrissants, plus hygiéniques.

(1) *L'Alimentation et les régimes*, Paris 1904, p. 202.

(2) *Journal des Praticiens*, 21 février 1903.

« Un usage routinier nous fait remplacer les sels des végétaux par le sel marin, dit précisément sel de cuisine ; or, le chlorure de sodium, loin d'avoir, comme les sels des légumes, la propriété de faciliter les combustions ou fermentations qui se passent dans l'organisme, les entrave ; c'est même, en raison de cette propriété, qu'il est employé pour conserver les viandes, poissons, beurre, légumes.

« L'arthritique, foncièrement hyperacide et autointoxiqué, demandera aux sels minéraux non leurs acides phosphorique ou chlorhydrique, mais leurs bases ; il choisira les aliments qui, par la composition de leurs sels, fournissent le plus de soude, de chaux, de potasse et de magnésie.

« On ne doit pas chercher la soude dans le sel marin, de même qu'il ne faut pas demander le phosphore aux phosphates ; c'est dans les aliments qu'il importe de les puiser.

« Les principes minéraux, loin d'être des produits chimiques, doivent être vitalisés.

« La vraie source naturelle des alcalins sont les fruits et les légumes ; ce sont eux les éléments, les agents journaliers de la médication alcaline par la nourriture. »

Le pain est un des principaux fournisseurs de l'hyperacidité habituelle. Avec des pommes de terre, on absorbe, à quantité égale comme valeur nutritive, trois fois autant de sels et six fois plus d'eau. La pomme de terre fournit à l'économie des alcalins vitalisés, susceptibles de produire des effets salutaires.

La *cure aux fruits* peut se faire avec le raisin, les fraises, les pommes, les cerises, les prunes et même avec les oranges et les citrons.

Celle du raisin sert toujours de type.

La cure de raisins vise à tarir la principale source des acides qui saturent l'organisme des arthritiques, en les purgeant (par action locale et par augmentation de la sécrétion biliaire) et en antiseptisant l'intestin ; elle entrave la formation et la précipitation de l'acide urique, dissout celui qui s'est déposé dans leurs tissus et corrige l'acidité de leurs humeurs.

Ce que les fruits réalisent en grand dans une cure complète, ils le font également chaque jour par une consommation méthodique.

Les *légumes non farineux*, le second élément de la médication alcaline naturelle, sont réservés surtout pour le repas du soir, car ils constituent une nourriture qui n'intoxique pas l'arthritique, comme le font le pain et la viande.

La *carotte* renferme de la soude en abondance, mais elle en renferme moins que les épinards, la laitue et les poireaux, qui, d'après Pascault, pourraient presque rivaliser avec les eaux minérales alcalines.

Le rôle essentiel des légumes non farineux n'est pas de nourrir, mais de fournir à l'organisme des sels minéraux chargés d'alimenter le sang, le système nerveux et toute l'économie des éléments nécessaires à la santé, sans lesquels l'arthritisme, les *affections nerveuses* et l'anémie sont les inévitables conséquences d'une alimentation minérale insuffisante.

Je considère cette médication alcaline naturelle comme la base du régime de l'arthritique et, par identité d'origine, des neurasthéniques.

En général, non-seulement nous mangeons trop, mais nous buvons trop. Un homme sobre boit d'ordinaire de 1.200 à 1.500 grammes de liquide dans les vingt-quatre heures, mais beaucoup, les buveurs de bière surtout, consomment des quantités beaucoup plus grandes de liquide : 3, 4, 5 litres et au-dessus. « Le foie se fatigue chez les gros mangeurs ; le cœur et le rein se fatiguent chez les gros buveurs ; et quand ces buveurs absorbent de l'alcool, tous ces organes sont touchés. (Huchard et Fressinger.)

Tels sont les principes du régime alimentaire, mais ils sont subordonnés à l'état des fonctions digestives, dont nous nous occuperons plus tard.

CINQUIÈME PARTIE

CHAPITRE I.

TRAITEMENT des Neurasthénies à hypertension et des Neurasthénies à hypotension artérielle.

Le médecin doit se rendre un compte exact de la tension artérielle de ses malades. Il doit savoir s'il se trouve en présence d'un intoxiqué, dont la circulation renferme des toxines, du chlorure de sodium ou de l'acide urique en excès, ou s'il a à soigner un vrai déprimé du système nerveux. Dans le premier cas, comme nous l'avons vu, le malade a le plus souvent de l'hypertension artérielle; dans le second cas, de l'hypotension. Cette distinction est indispensable pour le traitement.

Neurasthénie à hypertension. — L'irritabilité du système nerveux, dont sont atteints particulièrement les hypertendus, cède rapidement au régime et à la médication, et en même temps, ils voient disparaître les autres symptômes neurasthéniques.

Si le malade consent à s'y soumettre, le régime lacté exclusif produira un effet immédiat. On prescrira de trois à quatre litres de lait par vingt-quatre heures, un bol toutes les deux heures dans la journée, et un bol dans la nuit, en cas de réveil. Le lait se digère encore mieux la nuit que le jour. Après deux ou trois jours de ce régime, la tension artérielle est de beaucoup diminuée. Un de mes malades, qui avait précédemment 100 pulsations dans la position horizontale et 84 dans la station verticale, n'avait plus que 84 pulsations dans les deux positions, après trois jours de régime lacté. Six jours plus tard, après un régime lacto-végétarien, il avait toujours 84 pulsations dans la position verticale et n'avait plus que 78 dans la position horizontale. En même temps, tous les symptômes neurasthéniques s'étaient amendés.

Il n'est pas nécessaire de continuer longtemps le régime lacté exclusif. Trois ou quatre jours suffisent. On le remplacera par le régime lacto-végétarien, que l'on continuera aussi longtemps que possible.

Par ce moyen, on obtiendra un lavage du sang, l'élimination de l'acide urique en excès et des toxines, le soulagement du cœur fatigué par un effort constant contre une vaso-constriction périphérique, qui est comme un frein toujours serré, nécessitant un travail exagéré du moteur.

On aura recours en même temps à des purgatifs légers, à des laxatifs, qui ont pour effet de débarrasser les voies digestives, de concourir à l'élimination des toxines et du chlorure de sodium.

Les rapports de la rétention chlorurée et de l'hypertension artérielle intéressent toutes les maladies et toute la thérapeutique. M. Ambard (1) a constaté les heureux effets des purgations pour obtenir la déchloruration. Chez un malade qui déchargeait chaque jour environ 3 à 6 grammes de chlorure de sodium et dont la pression depuis trois semaines se maintenait entre 24 et 28 centimètres, il obtint un abaissement de la tension artérielle qui ne marqua plus que 20 centimètres, grâce à une purgation énergique. Il avait éliminé 14 grammes de sel marin dans ses

____

(1) *Journal des Praticiens*, 27 février 1904, p. 137.

matières et 16 grammes dans ses urines le jour même de sa purgation. Cet exemple corrobore l'efficacité des purgatifs, que j'ai toujours conseillés contre les intoxications et, particulièrement, contre l'hypertension artérielle. M. Ambard (*loco citato*) rapporte le cas d'un malade dont il avait fait monter la pression par du bouillon ; il avait vu cette pression baisser progressivement par la suppression du bouillon, mais à sa grande surprise, la baisse s'arrêta tout à coup ; la tension restait à 5 centimètres au-dessus de la normale, en même temps que la déchloruration devenait nulle. Le malade était alors depuis douze jours au régime achloruré (une très grosse côtelette par jour, pommes de terre, pain sans sel, etc.). Une purgation amena une hypotension qui dura un jour. M. Ambard donna pendant trois jours 5o grammes de lactose ; l'état restait stationnaire (oligurie, 5oo grammes ; chlorures éliminés, 1 gramme). Il met alors le malade au régime lacté et il le purge ; au bout de trois jours, la diurèse s'élève à 1.5oo grammes et la pression baisse à nouveau.

L'élimination des chlorures est concomitante à l'élimination des toxines. Le régime lacto-végétarien conserve donc toute sa valeur. Aidé de l'hypochloruration et des purgatifs, il doit triompher de toutes les neurasthénies à hypertension.

Il ne faudrait pas cependant priver le malade d'une façon absolue du chlorure de sodium. On sait que les animaux, auxquels on ne fait ingérer que du pain non salé et de l'eau, deviennent albuminuriques. MM. Castaigne et Rathery ont constaté une albuminurie chez un sujet sain, qui s'était mis de lui-même et par fantaisie au régime achloruré. « Restreindre les chlorures alimentaires, c'est bien ; mais les éliminer, et avec eux les toxines alimentaires si puissamment vaso-constrictives, c'est encore mieux. Le lait n'est pas seulement un agent diurétique, c'est aussi un agent déchlorurant (1). »

Dans les cas de cardiopathies artérielles, comme dans les cardiopathies valvulaires, si le lait pris en quantité ne produit pas la diurèse désirée, il faudra réduire les liquides. M. le Docteur Huchard conseille un litre de lait et un demi-litre d'eau, à boire, mêlés l'un à l'autre, par verres à Bordeaux, dans les vingt-quatre heures. L'action diurétique se manifeste, et cette action se poursuit et s'accentue les jours suivants. En même temps, les malades urinent des quantités de chlorures considérables. « La cure de réduction de liquides devient une cure de déchloruration (2). »

Nous avons vu que le gros intestin est le siège d'une quantité énorme de poisons. Aussi l'usage des lavages de cet organe est-il d'une grande utilité.

On se servira d'une sonde molle Nélaton, que l'on ajoutera à la canule, pour porter le liquide aussi loin que possible et entraîner la plus grande quantité de toxines. Ces injections rectales, étant en partie absorbées, contribuent au lavage du sang et du rein, et on évite de fatiguer l'estomac par une grande quantité de liquide. On peut aussi se servir de la canule à double courant ; elle permet l'introduction d'une plus grande quantité de liquide dans l'intestin et un lavage plus complet de cet organe, mais ne permet pas l'absorption du liquide, qui est rejeté, à mesure qu'il est introduit.

Les fonctions de la peau ne doivent pas être négligées. Par les glandes sudoripares doivent s'éliminer une grande quantité de toxines. On connaît l'action bienfaisante de la transpiration dans beaucoup de maladies. Les sueurs ont,

(1) Huchard et Fiessinger, *Journal des Praticiens*, 2 avril 1904.

(2) Huchard et Fiessinger, *Journal des Praticiens*, 7 mai 1904.

dans le rhumatisme articulaire aigu, par exemple, une odeur pénétrante, qui décèle l'élimination d'une grande quantité de poisons de l'organisme. Il faut que la peau soit toujours perméable. Les produits solides de la sueur, provenant de glandes au nombre de deux à trois millions, tendent à s'accumuler et à séjourner sur l'épiderme ; mêlés aux poussières extérieures, au léger duvet des vêtements, ils constituent un enduit tenace qui revêt la surface cutanée d'une couche imperméable.

De plus, la peau se détruit incessamment par sa surface ; les cellules qui constituent l'épiderme se détachent, se desquament et meurent. Le produit de cette desquamation continue se mêle aussi à celui des glandes et contribue à opposer aux fonctions cutanées un vernis qui empêche l'élimination des toxines.

Il faut donc débarrasser incessamment la peau de ces accumulations dangereuses, la mettre à nu pour permettre son bon fonctionnement et lui rendre sa perméabilité.

Cette recommandation est surtout utile aux neurasthéniques à hypertension. Nous traiterons cette question aux chapitres « *Hydrothérapie* » et « *Massage* ».

Dans les neurasthénies à hypertension, la faiblesse est plus apparente que réelle. L'intoxication, l'arthritisme et le défaut d'exercice ont rendu les jambes raides, lourdes, douloureuses, donnant la sensation d'une grande lassitude. On parviendra à modifier cet état par un exercice méthodique et progressif, selon les règles établies par M. le docteur Fernand Lagrange. « L'élimination des toxines d'une part, l'entraînement de l'autre, amènent fréquemment une transformation du malade (1). »

On n'aura recours aux moyens médicamenteux que dans quelques cas particuliers, ou chez des malades qui ne

(1) Maurice de Fleury, *Journal des Praticiens,* 6 juillet 1901.

se soumettraient pas facilement aux prescriptions diété-
tiques et hygiéniques précédentes.

Nous possédons, à ce sujet, une médication puissante
que M. le docteur Huchard a mise en lumière et développée à l'Académie de médecine :

« La trinitrine, dont l'action commence après quelques
secondes, plus souvent après quelques minutes, et se
maintient pendant une heure et demie au plus. Par conséquent, en prescrivant trois gouttes de la solution au
centième toutes les deux heures, on peut espérer entretenir
un abaissement de la tension artérielle. Malheureusement,
si cette action hypotensive et vaso-dilatatrice persiste
pendant une demi-heure, une heure ou une heure et
demie, elle atteint en quelques minutes sa période d'acmé,
pour décroître ensuite d'une façon considérable.

» Le tétranitrol est un médicament vaso-dilatateur et
hypotenseur, capable de maintenir d'une façon presque
continue la tension artérielle à un taux voisin du chiffre
physiologique. Son action se fait sentir seulement après
un quart d'heure ou une demi-heure et peut durer trois à
quatre heures, de sorte que, si l'on prescrit cinq milligrammes ou un centigramme toutes les trois ou quatre
heures et cinq ou six fois par jour, on a des chances pour
maintenir d'une façon presque permanente l'abaissement
de la tension artérielle, surtout si l'on a eu soin de faire
précéder l'emploi du tétranitrol, qui n'agit qu'après une
demi-heure, de quelques inhalations de nitrite d'amyle et
ensuite de l'administration de trois ou quatre gouttes de la
solution alcoolique de trinitrine au centième (1) ».

J'ai obtenu par cette médication des résultats surpre-
nants, notamment chez une demoiselle de cinquante-
quatre ans, malade depuis onze ans. Elle avait été soignée

(1) *Revue de thérapeutique médico-chirurgicale*, 1er juillet 1903.

pour des maladies diverses, sans résultat, et ne voulait plus voir de médecin, convaincue que sa maladie était incurable. Elle n'avait pas quitté sa maison depuis dix ans, déclarant qu'il lui était impossible de marcher. Chaque nuit, elle était prise de crises de fausse angine de poitrine et, par les plus grands froids, était obligée de laisser les fenêtres ouvertes. Sur les instances d'un de ses voisins que j'avais guéri, elle consentit à me faire appeler. Je constatai une neurasthénie à hypertension, avec commencement d'artério-sclérose, céphalée, amyosthénie, insomnie, dépression morale extrème, plaque sacrée, pessimisme, pouls serré, retentissement aortique légèrement éclatant, huit pulsations de plus dans la position horizontale que dans la position verticale. Après un examen attentif, je lui déclarai que je pouvais lui faire beaucoup de bien. Profondément découragée, elle me déclara que, si elle avait consenti à me faire appeler, c'était pour ne pas ètre désagréable à ses parents et amis, qu'elle n'avait plus aucune espérance et qu'il était inutile de faire un nouveau traitement. Persuadé que je pouvais considérablement améliorer son état, j'insistai, avec l'assurance que donne la conviction, et lui demandai d'essayer simplement de prendre un médicament, dont je lui garantissais le succès : deux gouttes de solution de trinitrine au centième pendant ses crises de la nuit. Elle consentit sur mes instances, mais uniquement pour m'ètre agréable, disait-elle, convaincue qu'elle n'en obtiendrait aucun effet. Le résultat fut tel que je l'avais annoncé. La malade en fut si frappée et éprouva un tel bien-être qu'elle me déclara ètre prète à suivre toutes mes prescriptions ; elle se sentait renaître à l'espérance. Voilà trois ans que je lui donne mes soins ; je l'ai soumise au régime lacto-végétarien, et lui fais prendre, matin et soir, un comprimé de tétranitrol à 5 milligrammes. Tous les symptômes neurasthéniques ont disparu ; elle n'a plus de crises d'angine de poitrine, dort les fenêtres fermées, fait de longues promenades à pied, visite ses amies et est heureuse de vivre. Par le régime et le tétranitrol, la tension artérielle se maintient à la normale.

On emploie également pour diminuer la tension artérielle le nitrite de soude, qui offre sur le tétranitrol l'avantage d'être soluble, et sur la trinitrine celui de posséder une action plus durable, mais il ne paraît pas aussi inoffensif.

Voici la formule donnée par M. Huchard, pour le sirop de Roussel :

Nitrite de soude..	1 gramme.
Eau bouillie.	2 grammes.
Alcoolature de citron. . .	3 grammes.
Sirop de sucre..	100 grammes.

Chaque cuillerée à café renferme cinq centigrammes de nitrite de soude. En prendre deux ou trois dans les 24 heures. Augmenter ou diminuer, selon le mal de tête produit par ce médicament, qui donne au front une douleur pulsatile.

On emploie aussi la théobromine, dont l'effet diurétique est manifeste. Elle est surtout utile chez les malades qui ont une grande répugnance pour le lait ou ne le supportent pas. « Ce précieux agent est le plus fidèle, le plus constant, le plus inoffensif des diurétiques. » (Huchard.)

Les neurasthéniques à hypertension, étant en général des arthritiques, des uricémiques, se trouvent bien aussi de l'usage du benzoate de soude et du carbonate de lithine, que l'on donne sous forme de cachets ou de sels granulés.

Les eaux minérales sont très utiles : « Celles de Bourbon-Lancy par leur thermalité haute et variée, par l'action anti-uricémique et diurétique de la source la Reine, par l'action de la « douche sous-marine », ont des effets nettement dépresseurs sur la tension artérielle (Huchard). »

Les eaux diurétiques, telles que Evian, Vittel, Contrexeville, Capvern, ont pour action d'éliminer de la circulation l'acide urique et de laver le rein. Brides, par ses effets laxatifs, débarrasse le tube digestif de ses toxines.

Que faut-il pour avoir un effet complet? Il faut une eau à la fois diurétique, laxative et en même temps diaphorétique. Carlsbad remplit ces indications. En France, nous avons Miers, dont j'ai constaté bien souvent les effets les plus satisfaisants dans la neurasthénie à hypertension.

Les eaux de Miers sont des *laveuses*, laveuses de l'estomac et de l'intestin, laveuses du sang et du système nerveux. Elles agissent comme un purgatif très doux, sans produire d'irritation de la muqueuse intestinale, et cet effet n'est jamais suivi de constipation, l'action laxative se continue même quelque temps.

Elles sont essentiellement diurétiques, elles entraînent non-seulement le sable des reins, l'acide urique du sang, mais augmentent la quantité d'urée rendue, comme l'a démontré M. le docteur Crozat par une expérience faite sur lui-même.

Dans beaucoup de cas, il se produit une exhalation cutanée, une légère diaphorèse, comme l'ont signalé les docteurs Lagasquie et Fraisse, et comme je l'ai constaté moi-même.

On comprend que, les eaux de Miers étant éliminatrices par la peau, surtout par le rein et l'intestin, de l'acide urique, des déchets de l'économie et des toxines accumulées, l'hypertension cesse et le système nerveux se trouve nettoyé, *décrassé*. Aussi les neurasthéniques à hypertension, après avoir suivi le traitement des eaux de Miers, éprouvent-ils un état de bien-être qui se traduit par une diminution de l'impressionnabilité, une volonté plus marquée et la disparition des malaises anxieux. Le sommeil est en même temps plus calme et plus régulier.

Malheureusement l'installation à Miers laisse beaucoup à désirer. Cette source n'est guère fréquentée que par les malades de la région. Elle mérite mieux. Son faible débit (un hectolitre à l'heure) nuira aussi à sa généralisation (1).

L'eau de Miers peut être prise à domicile, et même pendant les repas ; je l'ai souvent employée ainsi et en ai obtenu de bons effets, mais il est nécessaire de l'avoir bien fraîche. Celle que l'on trouve dans les pharmacies est, en général, altérée, étant de date trop ancienne.

Pendant le traitement de la neurasthénie à hypertension, il est nécessaire de se rendre compte fréquemment de l'état de la tension artérielle, pour ne pas dépasser le but poursuivi, qui est la tension normale. Il arrive, en effet, que le malade, débarrassé de l'acide urique et des toxines, a de la tendance à l'hypotension. Il faut alors modifier la médication et soutenir le système nerveux.

Indépendamment du traitement éliminateur, il y a lieu de placer le malade dans un milieu favorable pour éviter de nouvelles intoxications. Nous avons vu que le surmenage cérébral, les émotions violentes ou souvent renouvelées favorisent ces intoxications. Aussi est-il utile de mettre tout en œuvre pour éviter toute cause pouvant produire un retour offensif.

C'est ainsi que le financier, l'industriel, le commerçant, en proie aux soucis et aux tracas de leurs affaires, devront, au moins pendant quelque temps, s'éloigner d'un milieu qui ne peut laisser un instant de repos à leur cerveau. Le médecin possédant une grande clientèle, ne pouvant disposer de l'heure qui suit, exposé bien souvent à se lever la nuit, constamment préoccupé des malades gravement

____

(1) Voir ma communication à la Société de Médecine de Paris, *Progrès Médical* du 5 avril 1902.

atteints, dont il a la responsabilité, toujours pressé et, malgré son activité, ne parvenant pas à voir à la fin de la journée tous les patients qui réclament ses soins, dès qu'il est atteint par l'intoxication neurasthénique que lui révèle son hypertension artérielle, doit d'abord prendre des vacances suffisantes consacrées à un traitement éliminateur et à des voyages sans fatigue. Malheureusement, il lui est bien difficile de trouver une saison favorable, où il pourra s'éloigner sans laisser des malades qui le préoccupent ; et, même au loin, il goûtera difficilement un repos moral, si nécessaire à son système nerveux. Elle est bien juste cette expression populaire : « Se faire du mauvais sang ». Ce mauvais sang n'est autre qu'une intoxication, et, bien que le médecin loin de ses malades, l'ingénieur loin de ses travaux, le négociant loin de ses affaires, n'éprouvent que des préoccupations atténuées, ils ressentent encore les effets inhérents à leur profession. Aussi est-il parfois nécessaire de sacrifier une position laborieusement acquise. J'ai connu bien des malades atteints de neurasthénie à hypertension de la cinquantaine, qui n'ont pas su prendre cette détermination et qui ont succombé à la peine. En continuant l'exercice de leur profession, ils n'ont pas le temps de se soigner, ils ne peuvent même pas suivre un régime ; leurs repas ont lieu à des heures différentes ; pressés par le travail, ils ont à peine le temps de manger. Impossible de trouver un jour pour prendre une purgation. Quant au régime lacté, qui leur est si nécessaire, ils le suivent bien difficilement, ne pouvant s'astreindre, à cause des exigences de leur profession, à prendre du lait toutes les deux heures, et, s'ils suivent un jour ce régime, ils se plaignent de ne pas avoir assez de forces pour vaquer à leurs affaires. Ils continuent donc, le plus souvent entraînés par le succès ou par la crainte de voir péricliter leurs affaires, jusqu'à ce que se produise un avertissement redoutable du trouble de leurs fonctions, les mettant dans l'impossibilité physique de continuer. Il est alors souvent trop tard. Le médecin, consulté assez tôt, doit se rendre compte non-seulement de l'état de son malade, mais aussi des causes de cet état, et imposer sa volonté pour ordonner le sacrifice de la profession, en faisant comprendre que la guérison sera la récompense de cet abandon. Le neurasthénique à hypertension, ayant alors la possibilité de se soigner, débarrassé des préoccupations qui entretenaient sa maladie, après avoir recouvré la santé, son activité cérébrale, sa joie de vivre, peut de nouveau se créer un travail volontaire, au lieu du travail forcé auquel il était astreint. Il n'est pas possible à un grand travailleur, à un homme qui a passé une grande partie de son existence à se surmener, de rester dans l'inaction. Le repos intellectuel prolongé aurait pour effet de ramener les soucis, de ranimer les regrets d'une situation sacrifiée, et pourrait, en plongeant le patient dans la tristesse, produire une nouvelle intoxication. Mais un homme intelligent se crée toujours une occupation. Celui qui aime la campagne peut trouver dans l'agriculture des satisfactions même pour son intelligence, tandis que l'exercice au grand air combat son arthritisme et ses intoxications. Un grand médecin de Paris, un de ceux qui y ont le plus travaillé nuit et jour, à la tête d'une des plus belles clientèles, eut le courage de se retirer à la campagne ; il me racontait les succès obtenus dans son jardin ; il en était aussi fier que de ses plus belles cures. Celui qui ne peut trouver de satisfaction que dans les connaissances spéciales qu'il a acquises, peut de nouveau se livrer à ses études, il peut écrire, choisir son temps, se reposer quand il sent la fatigue, et même se livrer à un travail rémunérateur, dans des conditions différentes de celles qui l'avaient rendu malade.

Neurasthénie à hypotension. — Les neurasthéniques à hypotension sont de vrais déprimés. Aussi est-il nécessaire de relever leurs forces, de favoriser la nutrition, de stimuler le système nerveux, pour activer les fonctions musculaires et les sécrétions glandulaires. Il faut oxygéner le sang et élever la pression artérielle, rééduquer le moral pour redonner la volonté et l'énergie, combattre l'asthénie physique et mentale par tous les moyens dont nous pouvons disposer.

Le régime doit être plus tonique que dans la neurasthénie à hypertension. Quand l'état fonctionnel des voies digestives le permet, il est nécessaire d'alimenter suffisamment les malades, sans cependant surcharger l'estomac. Aussi se trouveront-ils bien de faire quatre repas par jour.

Les neurasthéniques à hypotension sont généralement dépourvus d'appétit. Pour stimuler l'estomac, on pourra administrer diverses préparations : les gouttes amères de Baumé (deux ou trois gouttes), l'élixir de Gendrin (une cuillerée à café un quart d'heure avant le déjeuner et le dîner dans un quart de verre d'eau), la quassine, la teinture de noix vomique, le sulfate de strychnine à la dose d'un milligramme au commencement des repas. M. le Docteur Gilbert Ballet conseille de prendre à jeun une infusion de chicorée sauvage, avant le déjeuner et le dîner, quelques cuillerées d'une macération de quassia, après les repas, pour exciter la musculature gastrique, quinze à vingt gouttes dans un demi-verre d'eau d'une mixture composée, en parties égales, de teintures de colombo, de gentiane et d'ipécacuanha.

Il ne suffit pas de stimuler les fonctions de l'estomac, il faut avoir recours à tous les moyens thérapeutiques rationnels dont nous disposons pour stimuler le système nerveux central. « L'expérience de Brondgeest nous a appris que le tonus est un réflexe et qu'il est entretenu en nous par les excitations incessantes que nous transmettent les vibrations extérieures du monde extérieur. Puisque le propre de nos malades est précisément de manquer de tonus, nous savons maintenant pouvoir leur en redonner, en mettant en vibration modérée l'une de leurs grandes périphéries sensitives : la surface cutanée, par des bains de lumière, les douches chaudes ou froides, les bains salés ou sulfureux ; les surfaces musculaires, articulaires, tendineuses et aponévrotiques, par le massage profond ; la surface pulmonaire, par des inhalations d'oxygène, d'ozone, de vapeurs doucement irritantes, d'air comprimé ; la surface digestive, par telle substance alimentaire, médicamenteuse, dont l'action est toute mécanique (c'est ainsi qu'agit le repas, quand il procure aux neurasthéniques déprimés un immédiat rehaut de forces, bien longtemps avant que commence l'utilisation chimique des aliments par les tissus) (1). »

Au point de vue des exercices physiques, on comprend que dans la neurasthénie à hypotension, il faut y avoir recours avec une extrême prudence. On ne peut demander au neurasthénique un travail au-dessus de ses forces et augmenter encore une asthénie si prononcée. Il ne demande, en général, qu'à ne pas sortir, à rester confiné dans sa chambre. Faut-il le laisser au repos absolu, dans un état d'inertie languissante ? J'estime qu'après une crise violente, après des émotions en partie justifiées, des chagrins profonds, le repos absolu dans la position horizontale est indiqué, de même qu'après une longue course, on a besoin de se reposer. Mais il est imprudent de laisser habituellement les malades dans une inactivité complète,

(1) Maurice de Fleury, *Les grands symptômes neurasthéniques*, page 351.

à laquelle ils ne sont que trop enclins. Il faudra au début conseiller de courtes promenades de quelques instants, matin et soir, et les augmenter chaque jour de quelques minutes. On comprend que, selon l'effet produit, ces promenades peuvent être plus ou moins longues. C'est au médecin à juger de chaque cas particulier, pour bien se rendre compte du degré d'asthénie et prescrire, en connaissance de cause et d'une façon progressive, la quantité d'exercice possible, sans produire une grande fatigue, qui serait pour le neurasthénique une nouvelle cause de découragement.

Dans la neurasthénie à hypotension, les moyens les plus puissants pour tonifier le système nerveux sont le massage bien pratiqué, l'hydrothérapie, l'électrisation, les bains de lumière, la cure d'air et d'altitude, dont nous nous occuperons plus tard, la kola, les glycéro - phosphates, la lécithine, etc.

Pour remonter la nutrition nerveuse, M. Albert Robin emploie les hypophosphites. Ce sont à la fois des stimulants et des régulateurs. Il les associe volontiers aux strychniques. Il emploie aussi le glycéro-phosphate de chaux associé à l'extrait de kola, le phosphate tribasique de chaux, les injections sous-cutanées de glycéro-phosphate de soude, renfermé dans des ampoules qu'on brise et dont on aspire le contenu, au moment de s'en servir. Les solutions de glycéro-phosphates de soude s'altèrent, en effet, avec une extrême facilité ; même dans les ampoules, le contenu parfois se trouble.

De tous les médicaments employés, c'est l'ovolécithine qui m'a donné les meilleurs résultats. Elle a réussi là où d'autres médications avaient échoué. Chez une de mes malades d'une quarantaine d'années, atteinte de neurasthénie à hypotension, triste, fatiguée de la vie à la suite de la perte de sa mère, qui était sa compagne inséparable, j'ai obtenu une vraie transformation, mais il était nécessaire de recourir de temps à autre à ce mode de traitement. La malade s'en rendait compte et reprenait de la lécithine d'elle-même, toujours avec le même succès.

« La lécithine constitue un excellent médicament, susceptible de rendre de grands services dans les cas de dénutrition (1). » MM. A. Gauthier, Desgrez, Gilbert ont fait d'ailleurs connaître le rôle important qu'elle joue dans la nutrition de l'organisme, du système nerveux en particulier. « La lécithine a de plus une action diurétique et n'est pas toxique. » (Huchard.)

Cette médication est surtout utile, quand il y a de la phosphaturie. Dans ce cas, les urines sont troubles, laiteuses ; si l'on y verse quelques gouttes d'acide nitrique, il se produit une effervescence gazeuse, et le liquide se clarifie tout de suite.

Quand la phosphaturie est liée à la dyspepsie et à l'arthritisme, ce qui est le cas le plus fréquent, le malade prendra à jeun, trois ou quatre fois par an, de dix à quinze matins de suite, une cuillerée à café du mélange suivant, dans un verre d'eau :

> Sel de Seignette ...... 100 grammes.
> Bicarbonate de soude. 20 grammes.

L'alimentation se composera de laitages, d'aliments phosphatés (œufs, cervelles, ris de veau, poisson, huîtres, pois, lentilles, navets, celeri, artichauts, fèves, raves, endives), si l'estomac peut les supporter.

Quels que soient les moyens employés pour stimuler le système nerveux d'un hypotendu, il faut surveiller la tension artérielle. De même que chez les neurasthéniques

(1) Lancereaux, *Séance de l'Académie du 24 juin* 1901.

à hypertension, nous avons vu que l'on pouvait, après le traitement, observer de l'hypotension, de même chez les hypotendus, on peut constater, après les avoir stimulés, une hypertension au moins passagère et une excitation du système nerveux, qui se traduit par des colères, des impatiences ou des larmes. Aussi faut-il, dans ces cas, astreindre le malade à un travail physique et intellectuel, proportionné comme durée et intensité à l'excitation. On comprend que cette excitation, n'étant pas de longue durée, il est nécessaire, dès le début, de ne pas imposer une occupation continue et trop prolongée. Les malades devront se reposer à la moindre sensation de faiblesse menaçante. Le repos sera pris de préférence dans la position horizontale. Quelques minutes suffisent parfois pour faire disparaître la sensation de fatigue cérébrale, d'obnubilation, de vertige ou de troubles visuels. « Repos, excitation méthodique du système nerveux, entraînement à l'utilisation progressive des forces, voilà les grandes lignes du traitement de l'amyosthénie neurasthénique (1). »

Ne doit-on pas avoir recours chez les hypotendus à la désintoxication? Ils se trouvent bien, en général, des lavages du gros intestin, et des laxatifs prescrits à petite dose, de crainte d'augmenter la dépression. Quand, sous l'influence du traitement tonique et stimulant, ils deviennent hypertendus, le traitement de l'hypertension ne sera employé qu'avec circonspection, car ils retombent rapidement dans l'hypotension et déclarent eux-mêmes qu'ils préfèrent l'excitation passagère qu'ils ont éprouvée, à leur épuisement habituel.

---

(1) Maurice de Fleury, *Les grands symptômes neurasthéniques,* page 357.

CHAPITRE II.

—

Traitement des troubles digestifs.
Hyperchlorhydrie ou Hypersthénie gastrique.
Hypochlorhydrie ou Hyposthénie.

Dans la division que nous avons établie des neurasthéniques à hypertension et des neurasthéniques à hypotension, nous avons vu que les premiers sont, en général, hypersthéniques ou hyperchlorhydriques, et les seconds, hyposthéniques ou hypochlorhydriques. Les traitements, dans les deux cas, sont bien distincts.

L'*hyperchlorhydrie* est le plus souvent accompagnée d'hypersécrétion, due à une exagération des fonctions gastriques et provoquée, en partie, par une excitation réflexe. Aussi, conformément aux expériences de Khighine, que j'ai décrites au chapitre : « *Troubles diges-tifs* », faut-il exciter au minimum les sensations gusta-tives, olfactives, visuelles ou psychiques des malades. Ils prendront de préférence des aliments, par leur aspect ou leur goût, incapables de stimuler les fonctions de l'esto-mac ; tels sont les viandes et les poissons bouillis, le lait, les graisses, l'huile, le sucre. Ils éviteront les sauces de haut goût, les épices, les condiments, les rôtis, les fro-mages faits, etc... Pour ne pas exciter la muqueuse buccale par les aliments, M. le Professeur Debove introduit à la sonde la viande crue pulpée dans l'estomac.

Le repos au lit, employé avec succès dans les cas d'hy-perchlorhydrie grave, agit non seulement par la position horizontale, mais aussi par l'absence des sensations que produisent une table bien servie, appétissante, et l'exemple de convives au robuste appétit.

Les albuminoïdes excitent la sécrétion chlorhydrique, mais ils ont aussi la propriété de fixer cet acide en plus grande quantité, de sorte qu'après le repas il reste moins d'acide chlorhydrique libre. Toutefois la continuation de ce régime n'est pas sans inconvénient ; cette excitation, souvent répétée, peut amener une sécrétion continue. C'est ce qui se produit avec l'usage immodéré de la viande. Le lait et les œufs n'ont pas les mêmes inconvénients ; ils fixent une grande quantité d'acide chlorhydrique et sont généralement bien supportés.

Les graisses ont une action inhibitrice sur la sécrétion gastrique : Ewald et Boas ont montré que l'addition du lard, au repas d'épreuve, diminue la sécrétion chlorhydrique ; Penzoldt, Pawlow ont constaté que l'huile d'olive, les crêmes retardent cette sécrétion ; Peretz, Bachmann ont obtenu les mêmes résultats, et il est démontré aujourd'hui que l'usage d'une certaine quantité de matières grasses diminue la sécrétion acide de l'estomac d'une manière durable.

Les substances huilées ont pour effet de permettre plus facilement le glissement et le passage des aliments hydrocarbonés dans l'intestin ; cette propriété est surtout avantageuse dans la sténose pylorique.

Strauss a prescrit à des hyperchlorhydriques jusqu'à 350 grammes de matières grasses par jour, et a constaté une diminution considérable de l'acide chlorhydrique total. On pourrait objecter que la digestion des corps gras se fait plus lentement. Mais ils sont généralement bien assimilés, car les malades soumis à ce régime augmentent de poids.

L'objection, faite au point de vue de la difficulté de la

digestion des corps gras, ne s'adresse d'ailleurs pas à tous. Le beurre cru et la crème sont facilement digérés. M. le Docteur Linossier déclare que les corps gras sont les aliments les plus utiles; il s'en est personnellement bien trouvé dans le traitement de beaucoup de malades hyperchlorhydriques.

Action du chlorure de sodium. — M. Laufer a appliqué l'hypochloruration dans deux cas d'hyperchlorhydrie, avec crises douloureuses et vomissements. « Les symptômes ont disparu avec le régime spécial, ne comprenant que 2 grammes 19 de sel, 1,000 grammes de lait, 300 grammes de pommes de terre, 2 œufs, 300 grammes de viande, 200 grammes de farine, 50 grammes de sucre, 40 grammes de beurre, pas de pain. L'addition de 2 grammes de sel suffisait pour augmenter les douleurs, de même le régime ordinaire sans sel, mais là les douleurs étaient moindres (1). »

M. Vincent a communiqué (2) le résultat de ses recherches sur l'hypo ou l'hyperchloruration. Il déclare qu'un rapport direct existe entre la richesse du suc gastrique en acide chlorhydrique et la quantité de chlorure de sodium introduits dans l'organisme. « Un jeune sujet de 22 ans, atteint d'hyperchlorhydrie, prit, indépendamment du sel de ses aliments, 12 grammes de chlorure de sodium par jour; un examen du suc gastrique fut fait deux jours après et un second deux jours plus tard. Ce régime céda la place au régime hypochloruré (pain, viande, lait, pommes de terre, pas de sel), et on fit un nouvel examen une dizaine de jours après. »

Le résultat de cette expérience démontra qu'avec un régime hyperchloruré, tous les éléments chlorurés avaient

(1) *Société de Biologie,* 16 janvier 1904.

(2) *Société médicale des Hôpitaux,* séance du 22 janvier 1904.

augmenté, y compris l'acide chlorhydrique, et cette hyperchlorhydrie a été suivie de tout le cortège pathologique habituel à cette maladie; au contraire, le régime hypochloruré a considérablement amélioré le malade, qui gagna trois kilos en quinze jours.

Comme conclusion, le régime hypochloruré rigoureux sera prescrit à tout hyperchlorhydrique, et, pour obtenir des résultats durables, il sera maintenu au moins de douze à quinze jours.

Ces effets, je les ai constatés sur moi-même. Etant hyperchlorhydrique, j'ai réduit, depuis plus de vingt ans, au minimum la quantité de sel dans mes aliments. Le chlorure de sodium me donne plus de troubles digestifs que les acides. Il doit, d'ailleurs, être toujours pris avec modération. A la séance de la *Société de Biologie* du 4 juin 1904, M. Vincent a démontré que le sel marin peut multiplier l'éclosion des microbes pathogènes, déterminer chez l'homme des troubles très graves et des néphrites mortelles, lorsqu'il est longtemps absorbé ou employé à dose exagérée.

Les neurasthéniques hyperchlorhydriques ne prendront qu'une petite quantité de boissons pendant les repas. L'alcool sous toutes ses formes, le vin, ainsi que toutes les boissons fermentées sont mal supportés; le lait et l'eau sont préférables. Un verre à un verre et demi suffisent pendant le déjeuner ou le dîner; toutefois, le régime sec a l'inconvénient de ne pas favoriser l'élimination des toxines alimentaires et de l'acide urique; or, la plupart des hyperchlorhydriques étant des arthritiques, ils se trouveront bien de prendre, dans l'intervalle des repas, quand l'estomac est vide, un verre de lait coupé d'une eau alcaline ou d'eau ordinaire. S'ils n'aiment pas le lait, ils pourront boire simplement les deux tiers d'un verre d'eau sucrée, une tasse de tilleul ou de camomille. Le café, le thé doivent être proscrits, car ils favorisent la sténose spasmodique du pylore et les sécrétions acides.

L'usage des alcalins après le repas, magnésie, bicarbonate de soude, bismuth, craie préparée, neutralise l'excès d'acide chlorhydrique. On pourra employer :

Carbonate de chaux précipité ...	6 grammes.
Magnésie calcinée	6 grammes.
Bicarbonate de soude..........	4 grammes.

(Pour 12 paquets).

Un paquet après les deux déjeuners et un au coucher, dans un peu d'eau.

L'emploi du bismuth à haute dose fait disparaître les douleurs des hyperchlorhydriques.

Les laxatifs et les purgatifs, qui ont été longtemps abandonnés et critiqués comme une erreur de nos devanciers, rendent les plus grands services. C'est un excellent moyen de désinfecter le tube digestif, en le débarrassant de ses toxines ; il est plus facile de les expulser que de les détruire par des antiseptiques. On n'a pas obtenu pour les voies digestives les mêmes effets, par la médication antiseptique, qu'en pathologie externe. Le lavage de l'estomac est indiqué contre les stases et les fermentations gastriques, mais il est parfois d'une application difficile et n'a aucune action sur l'intestin grêle.

Quant au gros intestin, on pourra aider à l'action des purgatifs par de grands lavages souvent répétés. C'est encore un recours à l'ancienne médecine. Ils agissent comme les lavages de la vessie, si justement usités aujourd'hui dans les maladies de cet organe. Nous avons vu, d'après les travaux de M. Metchnikoff, que le gros intestin renferme, même à l'état normal, une grande quantité de toxines. Soigner cette partie des voies digestives, c'est aussi soigner l'estomac.

Contre l'amaigrissement des hyperchlorhydriques, dû à un défaut d'assimilation et à une désassimilation exagérée, M. Linossier (1) recommande, indépendamment du régime et de l'usage des alcalins, les boissons tièdes, le repos en station horizontale immédiatement après les repas, les applications chaudes sur l'épigastre. A tous les excités du tube digestif, il faut donner des boissons chaudes ; beaucoup de neurasthéniques hyperchlorhydriques continuent à souffrir, parce qu'ils boivent froid.

Sous l'influence de ces moyens, on voit souvent s'atténuer, pour disparaître peu de temps après, la céphalée, la dyspepsie toxi-alimentaire, la congestion de la face et la somnolence après les repas, tandis que le sommeil de la nuit devient régulier et réparateur. Un de mes malades, irrité, colère, fatigué de l'existence, ayant des idées de suicide, n'avait plus, après la guérison de ses troubles dyspeptiques, qu'un souci, c'était de penser qu'un jour il faudrait mourir. Sa neurasthénie était due à l'intoxication des centres nerveux par les toxines provenant du tube digestif.

Nous avons déjà parlé des bons effets obtenus par les eaux minérales dans les neurasthénies à hypertension ; les hyperchlorhydriques anémiques se trouveront bien de Luxeuil et de Plombières ; les hyperchlorhydriques irritables retireront de bons effets de Vichy, de Pougues et d'Evian. M. le Professeur Hayem (2) déclare que la « cure par l'eau de Carlsbad, naturelle ou artificielle, est d'une remarquable et prompte efficacité dans les nombreux cas de prolongation des digestions par hyperchlorhydrie. » Miers a la même composition que Carslbad et a des effets au moins aussi satisfaisants.

(1) *Journal des Praticiens,* 14 mars 1903.

(2) *Société de Biologie* du 30 janvier 1904.

L'hypochlorhydrie sera traitée différemment. L'atonie de l'estomac réclame l'emploi de stimulants. Aux hyperchlorhydriques, nous recommandions des repas pris en dehors de la salle à manger; nous conseillons, au contraire, aux hypochlorhydriques une table bien servie, ornée de fleurs, des convives gais, des hors-d'œuvre, des mets sapides, appétissants; en un mot, ce qui, étant agréable, contribue, par action réflexe, à exciter la sécrétion gastrique. Cette recommandation est si vraie que des dyspeptiques, dont l'appétit est nul, quand ils sont seuls, font honneur au repas, s'ils le prennent avec des amis dont la société, ainsi que la table mieux servie pour la circonstance, réveillent les fonctions digestives engourdies. Dans le même ordre d'idées, tout travail inhibiteur de ces fonctions sera cessé longtemps avant l'heure du repas.

C'est à ces malades surtout qu'il sera recommandé de manger avec lenteur, pour bien broyer et insaliver les aliments. Selon la prescription d'Andrew Clarke : « La bouche ayant trente-deux dents, chaque bouchée doit recevoir trente-deux coups de dents. »

L'alimentation sera assez abondante pour fournir des matériaux de réparation suffisants et aider à la restauration de la force nerveuse. On questionnera le malade pour connaitre la quantité d'aliments qu'il ingère chaque jour. Beaucoup d'hypochlorhydriques, avec un estomac encore très capable de digérer, ayant peu d'appétit, s'habituent à manger peu. Les aliments recommandés seront toujours assez nombreux pour permettre de faire un choix. Les viandes de bœuf et de mouton doivent être débarrassées de la graisse et des parties fibreuses; on prescrira les poissons maigres très cuits, les œufs frais peu cuits, les haricots verts, les petits pois tendres, les épinards; sont permis le riz, le sagou, les pâtes alimentaires, la purée de pommes de terre ou de lentilles, les fruits bien mûrs, pêches, abricots, raisins. Les pommes et les poires seront données de préférence cuites et réduites en marmelade. Le lait n'est pas toujours supporté par les hypochlorhydriques, et de grandes quantités, dans l'atonie gastro-intestinale, favorisent la dilatation de l'estomac.

La sécrétion gastrique, qui a pour but de digérer les substances albuminoïdes, étant chez les hypochlorhydriques considérablement diminuée, on comprend que la viande soit difficilement absorbée par eux. Il n'est pas d'ailleurs nécessaire d'en prendre en grande quantité, ainsi que le démontre la communication suivante : « A la séance de l'*Académie des Sciences* du 30 mai 1904, MM. H. Labbé et Morchoise déduisent d'expériences instituées sur l'un d'eux, que les quantités de matières albuminoïdes nécessaires à l'organisme humain sont beaucoup moins élevées que ne l'indiquent les chiffres antérieurement admis, de 100 à 150 grammes par jour. Après une période d'observation de trois jours au régime mixte, le sujet fut soumis à un régime strictement végétal, au point de vue des albuminoïdes, le contingent de calories nécessaire à l'entretien de la chaleur et de l'énergie vitales (de 2,400 à 2,800) étant complété par un apport convenable de graisses et de féculents. L'expérience fut poursuivie dans ces conditions pendant 38 jours, la ration d'albumine ayant été progressivement réduite de 88 grammes 50 à 6 grammes 60. Or, l'équilibre azoté a été parfaitement conservé, ainsi qu'on a pris soin de s'en assurer par des dosages rigoureux. L'excrétion azotée urinaire, qui, d'après les données classiques, aurait dû avoir une valeur constante correspondant à la désassimilation azotée journalière et nécessaire du sujet, n'a jamais, en réalité, dépassé les doses d'azote ingérées ; la formation de l'urée et son élimination ont suivi une marche parallèle à celle de l'azote total.

M. Albert Robin (1) pense que les condiments sont parfois utiles pour réveiller l'appétit et stimuler l'estomac. M. Linossier émet un avis différent (2) : « L'usage habituel de condiments, écrit-il, comme excitants de la sécrétion gastrique, ne peut qu'accentuer l'hypochlorhydrie existante ». Ces opinions diverses se ramènent à une idée commune ; l'abus est toujours préjudiciable, les condiments irritant la muqueuse gastrique et l'épuisant ensuite. Cette remarque s'adresse aussi au chlorure de sodium. M. Linossier a communiqué à la *Société de biologie du 16 janvier 1904* le résultat de ses expériences, et il déclare que ce sel pris par la bouche ralentit la digestion de l'albumine, et il recommande de l'employer chez les hypochlorhydriques, en lavement, avant les repas.

Les légumes crus : salades, concombres, radis, sont mal digérés. Les boissons seront prises en petite quantité. Les liquides délayent le suc gastrique et ralentissent la digestion. On permettra la bière légère, le vin blanc ou rouge étendu d'eau. Le thé stimule les fonctions gastriques et doit être conseillé aux hypochlorhydriques.

Toutefois, il sera nécessaire de veiller à ce qu'ils n'abusent pas des excitants. Pour relever leur système nerveux défaillant, ils sont enclins à user immodérément du café et des liqueurs. On peut les leur permettre, mais en petite quantité. Pour compenser l'insuffisance des boissons, on fera absorber des liquides par la voie intestinale.

En thèse générale, la diététique des hypochlorhydriques est basée sur une alimentation variée, de digestion facile, et sur l'emploi de légers excitants, non irritants, de la

(1) *Traité des maladies de l'estomac,* 1900. p. 376.
(2) *Hygiène du dyspeptique,* p. 259.

sécrétion gastrique. M. le Professeur Hayem recommande, dans l'hypochlorhydrie, l'emploi du képhir, dont la digestion facile est un moyen de tonifier les malades. Dans les cas de constipation habituelle, on emploiera le képhir n° 1, légèrement laxatif; quand il y a de la diarrhée, on prendra de préférence le képhir n° 3, qui réussit même dans les cas d'entérite chronique. Pendant que le lait séjourne de 5 à 7 heures dans l'estomac, le képhir ne séjourne que 2 h. 1/2 à 4 h. 1/2 (Gilbert et Chassevant).

Dans l'hypochlorhydrie des neurasthéniques, décrite par M. Bouveret sous le nom de forme grave de l'atonie gastro-intestinale, les malades sont très amaigris, ont l'estomac dilaté, et un régime sévère est indispensable. Elle se rencontre surtout dans la neurasthénie féminine. C'est dans ces cas que le traitement de Weir-Mitchell est souvent employé avec succès : Dès le début, régime lacté exclusif, deux à trois litres de lait par bols de 260 grammes toutes les deux heures. Après sept ou huit jours de diète lactée, le malade fait à midi un léger déjeuner composé d'une côtelette. Puis, au bout de trois ou quatre jours, il élève progressivement la ration alimentaire, en ajoutant une tranche de pain beurré deux ou trois fois par jour. Vers le dixième ou le quinzième jour, il fait trois repas complets, tout en continuant à prendre, soit aux repas, soit dans les intervalles, de un litre et demi à deux litres de lait. A partir du vingtième jour, on lui donne, en outre, au moment des repas, environ 100 grammes d'extrait de malt liquide, destiné à favoriser la digestion. On peut encore prescrire la soupe de bœuf « beeftea » ; c'est une infusion de viande préparée au bain-marie et additionnée de quelques gouttes d'acide chlorhydrique et filtrée.

Weir-Mitchell estime que le beurre doit entrer pour une large part dans l'alimentation. En hiver, il prescrit même une ou deux onces d'huile de foie de morue, et, si l'estomac tolère mal ce corps gras, il le fait prendre en lavement, associé à une infusion de pancréas, préparée à une température de 60 à 80 degrés. Enfin, il permet une certaine dose d'alcool, sous la forme de quelques gouttes de whisky ou de deux verres de champagne. Il prescrit le fer contre l'anémie et conseille, pour combattre la constipation, cinq à dix centigrammes d'extrait aqueux d'aloès.

On voit que le régime préconisé par Weir-Mitchell consiste surtout à relever les forces du malade, à combattre l'amaigrissement et l'anémie. Il associe à ce régime le traitement psychothérapique par le repos et l'isolement.

C'est d'après les mêmes principes que MM. A. Mathieu et J. Roux (1), après avoir constaté que l'affaiblissement crée les digestions difficiles et que les digestions difficiles augmentent l'affaiblissement, concluent qu'on ne doit pas permettre aux dyspeptiques nerveux de trop restreindre leur alimentation. « Il faut réalimenter progressivement et ramener à une ration alimentaire, aussi voisine que possible de la normale, ceux qui sont tombés à un degré d'inanition plus ou moins accentué. »

Pour parvenir à ce résultat, il convient de mettre en pratique des procédés psychothérapiques et annihiler les résistances du malade. Il affirme qu'il ne peut avaler le moindre aliment, que tout lui fait mal. Le médecin, qui a sa confiance, doit le convaincre du contraire. MM. J. Camus et P. Pagniez (2) déclarent que l'action persuasive du praticien est particulièrement favorisée par l'isolement du sujet. M. Déjerine, à la Salpétrière, a organisé un service où le médecin voit en moyenne une ou deux fois par jour la malade isolée ; il la fait manger et boire devant lui.

(1) *Maladies de l'appareil digestif*, Paris, 1904.

(2) *Isolement et psychothérapie*, Paris, 1904.

Comme Weir-Mitchell, il ne lui permet, les premiers jours, aucun travail, lui défend même de s'asseoir dans le lit et de se retourner sans assistance. Comme régime, MM. Camus et Pagniez conseillent le lait, de trois à cinq litres; après huit jours, réduire à deux litres et ajouter 200 grammes de viande crue, deux œufs et une purée de légumes, des pâtes, des bouillies.

Le médecin doit continuer sa surveillance jusqu'à ce que les digestions sont devenues normales et que la malade, ayant repris de l'embonpoint, passe de bonnes nuits.

On sait que les hydrocarbures empêchent les putréfactions azotées de l'intestin et que, dans la digestion naturelle, les farineux (farines de céréales et leurs dérivés, pâtes alimentaires) sont de tous les hydrocarbures le plus aisément assimilables. C'est sur ces principes que M. Combe (de Lausanne) a institué un régime qui a acquis une grande vogue.

Il emploie, comme régime antiputride par excellence, le lait additionné de farineux, qui ont l'avantage de le faire beaucoup mieux digérer. Il divise la nourriture en plusieurs petits repas, en alternant toujours un repas liquide avec un repas solide, les repas secs étant préférables. Les farines lactées, les pâtes alimentaires sont ordonnées tous les jours. Ces dernières sont cuites à l'eau salée, de 20 à 40 minutes; pâtes sans œufs (riz, macaroni, vermicelle, pâtes d'Italie); ajouter du beurre frais au moment de servir. Jamais d'épices, tomates ni fromages. Purées de pommes de terre à l'eau avec beurre frais ou pommes de terre au four et beurre frais. Pain grillé, biscottes préparées sans levain. M. Combe célèbre très haut un autre produit : les myrtilles. Ce serait un fruit antiputride par excellence; on les mange fraîches, soit en compotes avec des puddings.

Voici deux exemples des menus conseillés par le médecin de Lausanne :

1° *Régime farineux sans viande.* — 7 heures 1/2, potage épais à l'eau et au lait, biscottes, beurre frais. — 10 heures, farine lactée à l'eau. — Midi 1/2, un à deux jaunes d'œuf, pâtes alimentaires, purées de pommes de terre, pudding, pain grillé, biscottes, beurre frais, *ne pas boire.* — 3 heures 1/2, farine lactée ou cacao à l'avoine. — 7 heures, comme à midi. — 10 heures, infusion de camomille ou eau d'Evian.

Après dix jours, on peut ajouter la pomme de terre au four et les myrtilles, soit au jus, soit en compote.

2° *Régime farineux avec viande.* — 7 heures 1/2, potages à l'eau ou au lait, jambon d'York, 50 grammes beurre frais, biscottes. — 10 heures, farine lactée. — Midi 1/2, viandes grillées ou rôties sans jus, 50 grammes pâtes, puddings, purées de pommes de terre ou au four, myrtilles au jus léger, biscottes, beurre frais. *Ne pas boire.* — 3 heures 1/2, farine lactée ou cacao à l'avoine. — 7 heures 1/2, comme à midi. — 10 heures, infusion de camomille, tilleul, fenouil, anis, menthe. Après trois à six mois, remplacer les pâtes par des purées de légumes (lentilles, pois, haricots, fèves, flageolets, marrons).

Ce régime réussit dans les dyspepsies nervo-motrices et par fermentation, particulièrement dans les entéro-colites.

M. Henri Dreyfous a publié sur les dyspepsies un travail original (1), conçu sous les auspices de M. le Professeur Bernheim. Pour l'auteur, les phénomènes dyspeptiques ne se développent que si le terrain s'y prête par sa tare névropathique. Un trouble dans le fonctionnement de l'estomac, fût-il unique, peut suffire à amener dans le

_____

(1) *Thèse* de Nancy, 1902.

cerveau l'idée d'une altération réelle de cet organe. Le malade souffrira dans ses digestions, parce que l'idée de la souffrance sera en lui. Cette idée, comme le fait remarquer M. Bernheim, sera souvent inconsciente, mais de cette inconscience même elle tirera sa ténacité.

La cause première de la dyspepsie serait l'irritabilité stomacale, préparée par l'état nerveux du sujet.

Dans les affections non organiques, il peut se produire une hyperesthésie douloureuse de l'estomac, phénomène entretenu par l'imagination du malade. Elle s'accompagne souvent d'une sensibilité à la pression du creux épigastrique. M. Bernheim fait varier celle-ci à son gré, la faisant disparaitre ou la changeant simplement de place. M. Dreyfous cite plusieurs exemples, où cette hyperesthésie avait entraîné une intolérance de l'organe, avec crises douloureuses et vomissements réflexes. Quelques séances de suggestion, une seule chez une malade, ont suffi pour permettre l'alimentation et arrêter tous les symptômes, non seulement dans l'hystérie gastrique, mais chez tout individu qui, sans être hystérique, présente un système nerveux irritable.

M. Dreyfous a maintes fois analysé le suc gastrique de ses malades, et il a constaté que l'amélioration survenue dans la qualité et la quantité de cette sécrétion ne pouvaient parvenir à faire disparaitre les troubles subjectifs qu'en modifiant l'état névropathique.

Cette thèse de M. Dreyfous prouve ce que nous avons déjà avancé, à savoir que la psychothérapie doit dans tous les traitements locaux ou généraux aider à la guérison des neurasthéniques. Les relations étroites qui relient l'estomac et le cerveau ont été connues de tous temps. Le cerveau commande l'estomac, l'estomac réagit sur le cerveau ; les deux organes doivent être soignés simultanément.

Quant aux médicaments, il en est un dont l'efficacité

est incontestable, c'est l'acide chlorhydrique. Son emploi est rationnel ; en suppléant à l'insuffisance de la sécrétion de cet acide, il favorise la digestion gastrique, et, de plus, il agit en qualité d'antiseptique pour atténuer les fermentations secondaires. On l'ordonne, sous la forme de solution aqueuse, à raison d'un gramme pour 3oo grammes d'eau, une ou deux cuillerées à bouche au milieu du repas. Un médecin allemand a démontré que l'eau ingérée avant de manger augmente plus l'acide chlorhydrique dans les sécrétions gastriques que ne le ferait l'usage des amers. M. le docteur Huchard emploie de très petites quantités d'alcalins, au commencement des repas, pour augmenter la sécrétion gastrique, et il prescrit : phosphate neutre de soude, 12 grammes ; bicarbonate de soude, 6 grammes, pour 5o cachets, deux ou trois par jour.

MM. Gilbert et Jomier recommandent le peroxyde de magnésium (1), à la dose de 25 à 5o centigrammes, pris en cachets ou en comprimés, une heure avant les principaux repas. C'est un puissant antiseptique, l'oxygène étant mis en liberté sous l'influence des ferments du tube digestif, et agissant d'autant mieux qu'il est à l'état naissant. Ils ont réussi, par ce moyen, à améliorer ou à faire disparaître l'état saburral de la langue, les renvois fétides, les nausées et même les vomissements. Une de mes malades a constaté, par l'emploi de ce médicament, non-seulement l'amélioration de ses troubles digestifs, mais la disparition de sueurs, dont l'odeur pénétrante lui était très pénible.

La pepsine et la pancréatine suppléent également à l'insuffisance de la sécrétion, mais il faut les avoir fraîches ; comme tous les produits organiques, elles s'altèrent facilement. Le professeur Potain se trouvait

____

(1) *Société de biologie,* 19 mars 1904.

particulièrement bien de la pancréatine, qu'il ordonnait souvent.

M. le docteur Huchard (1) recommande la gastérine, « médicament très actif et très efficace dans le traitement des affections gastriques ». Les doses varient d'une à dix cuillerées à soupe à chaque repas, mélangées au vin, à l'eau, au bouillon, au thé, qui ne doivent pas être trop chauds, car la chaleur précipite la gastérine. C'est le médicament de l'insuffisance de l'estomac. MM. Frémont, Launois, Barth, Robin, Mathieu et Laboulais en ont obtenu des résultats très concluants chez des malades en apparence désespérés.

Le lavage de l'estomac ne doit pas être employé dans tous les cas d'hypochlorhydrie, mais il produit de bons effets dans les complications de l'atonie des parois stomacales, la stase et les fermentations secondaires des débris alimentaires. Malheureusement, quelques neurasthéniques le supportent difficilement; il en est d'autres qui, après les difficultés du début, ont tendance à en abuser. Chez une de mes malades, ce traitement était devenu comme une idée fixe. Elle se lavait l'estomac plusieurs fois par jour, et ce n'est qu'en lui prouvant l'inutilité d'une trop grande fréquence de ce traitement, puisqu'elle ne ramenait plus par la sonde de matières fermentées, que je pus arrêter ce zèle intempestif, qui, au début, lui avait fait le plus grand bien. Il s'agissait d'un cas d'entéroptose avec rein flottant et dilatation d'estomac. Cette malade est, d'ailleurs, aujourd'hui relativement bien, et elle a cessé ses lavages.

L'électrisation rend des services dans l'atonie gastro-intestinale; le massage pratiqué méthodiquement excite le péristaltisme et favorise les sécrétions; l'hydrothérapie donne également de bons résultats. Nous

____

(1) *Journal des Praticiens*, 14 mars 1903.

décrirons ces modes de traitement dans des chapitres respectifs.

M. le docteur Albert Robin a décrit une forme d'hyper-chlorhydrie qu'il nomme *l'hypersthénie gastrique re-tardée* (1). Chez certains dyspeptiques, une crise doulou-reuse se montre quatre heures environ après les repas. Cette crise est due à une sécrétion paroxystique d'acide chlorhydrique ; l'acide chlorhydrique n'est pas sécrété en excès au moment des repas et du contact des aliments avec la muqueuse gastrique ; au contraire, il fait à peu près défaut ; il est sécrété en excès plus tard, au moment où l'estomac se vide dans l'intestin.

Les indications de traitement, d'après M. le Docteur Albert Robin, se résument dans la double règle suivante : 1º Activer la sécrétion chlorhydrique au moment des repas ; 2º Neutraliser l'acide chlorhydrique au moment où il envahit l'estomac. En sorte que, pendant les repas, le malade sera traité comme un hypochlorhydrique ; dans l'intervalle, ce sera le traitement de l'hyperchlorhydrie qui sera pratiqué.

Cinq minutes avant de manger, prendre une cuillerée à café d'élixir de Gendrin, dans un quart de verre d'eau ; l'élixir de Gendrin renferme du carbonate de potasse, uni à des extraits de plantes aromatiques, ou bien un des paquets suivants :

Azotate de potasse............	} àà o gr. o5 cent.
Sulfate de potasse	
Poudre d'ipéca..............	o gr. o1.
Bicarbonate de soude........	o gr. 5o.
Craie préparée..............	o gr. 1o.

Pour un paquet.

(1) *Journal des Praticiens,* 1er août 1903.

Tous ces agents sont des excitants de la sécrétion gastrique : la craie préparée à faible dose jouant le rôle d'excitant mécanique; l'azotate et le sulfate de potasse, d'excitants osmotiques; la poudre d'ipéca, d'excitant moteur; le bicarbonate de soude, d'excitant physiologique.

Après les repas, nouvelle stimulation, à l'aide de la teinture de noix vomique.

Quant à la douleur qui suit les repas, on n'attendra pas qu'elle soit vive pour intervenir. Au moindre crachotement (la crise est annoncée par de la salivation), au moindre malaise, le malade absorbera un des paquets suivants, dans un verre d'eau :

Magnésie hydratée............	1 gr. 5o cent.
Bicarbonate de soude........	*ää* 1 gr.
Lactose.............	
Craie préparée.............	*ää* o gr. 8o.
Sous-nitrate de bismuth.....	
Codéïne ....,..	o gr. o1.

Pour un paquet.

Hygiène de la bouche. — L'hygiène de la bouche tient une place importante dans les états dyspeptiques, et cette hygiène est bien peu pratiquée. Sur une série de deux cents personnes de tous pays, examinées dans une clinique d'Etat, on en a trouvé à peine une pour cent se soignant la bouche. C'est cependant un des milieux les plus favorables au développement et à la conservation des micro-organismes. On y trouve l'humidité, l'air, la chaleur et les produits organiques provenant de la cavité elle-même ou de débris alimentaires ; toutes conditions qui, d'après les recherches récentes, favorisent la reproduction des bactéries. Sebilleau a fait remarquer qu'une lésion épithéliale, l'altération et l'insuffisance salivaires, ainsi que la diminution du pouvoir leucocytaire, sont des portes ouvertes à l'infection, laquelle peut elle-même revêtir des formes terribles. Mais on comprend que, sans être résorbés par la bouche, les micro-organismes soient entraînés dans l'estomac par la déglutition de la salive ou par le bol alimentaire, et puissent donner lieu à des troubles gastriques par intoxication de la muqueuse ou entretenir cette intoxication, si elle existe déjà. La carie dentaire sécrète aussi des éléments pathogènes qui ont une action septique.

Ces données prouvent l'importance des soins que réclame la cavité buccale. Aussi les dyspeptiques, particulièrement, devront-ils tenir dans un état de propreté absolue ce vestibule de la digestion.

Les dentifrices ne manquent pas, surtout depuis les découvertes bactériologiques, mais il est nécessaire de faire un choix. Les docteurs Gille et Garnier rejettent avec raison l'usage des poudres au salol ; ils ont décrit les accidents qu'il pouvait provoquer, tels que les érythèmes, les eczémas. On doit préférer la résorcine.

Je me suis très bien trouvé de l'usage du coaltar saponiné très étendu d'eau.

Le docteur Grosnchard recommande le permanganate de potasse (cinq gouttes d'une solution au dixième additionnée de quelques gouttes d'alcool de menthe, dans un verre d'eau bouillie à 40 degrés). La propriété caractéristique de cet antiseptique est d'abandonner de l'oxygène aux matières organiques. Il permet de détruire les microbes par une oxydation énergique. C'est ainsi qu'il agit dans les uréthrites.

C'est pour la même raison qu'on emploie avec succès l'eau oxygénée, qui rend tant de services en chirurgie. Quel que soit l'antiseptique employé, il sera nécessaire de se rincer très souvent la bouche, et c'est d'une bonne pratique d'avoir recours à cette précaution après chaque repas.

Affections nasales ou pharyngées. — Les affections nasales ou pharyngées peuvent provoquer ou entretenir les états dyspeptiques. M. F. Landolt (1) a réuni, sur ce sujet, de nombreuses observations qui prouvent l'existence de troubles digestifs dans : le catarrhe aigu de la muqueuse nasale (coryza aigu), la rhinite aiguë purulente, le catarrhe aigu du pharynx nasal, le catarrhe nasal chronique, le catarrhe chronique du pharynx nasal, les végétations adinoïdes, la rhinite chronique atrophiante, les sinusites.

Divers auteurs ont attribué certaines maladies du pharynx et du nez à des troubles digestifs. La proposition inverse est aussi vraie.

Deux théories, qui sont loin de s'exclure, expliquent l'action du rhino-pharynx sur l'estomac.

La *théorie réflexe* s'appuie sur l'expérience de Balme, qui, en cautérisant le rhino-pharynx, provoque des douleurs à l'épigastre et de l'hypersécrétion de l'estomac. En effet, les lésions primitives du pharynx nasal ou la pharyngite secondaire à l'écoulement d'un liquide irritant, formé par une pituitaire altérée, peuvent provoquer, comme dans le cas de titillement de l'arrière-gorge, des phénomènes réflexes divers : spasmes de l'œsophage, tenesme pharyngien et, le plus communément, nausées immédiates. Ces troubles répétés continuellement, sous l'influence de la cause provocatrice persistante, produisent un état d'irritation, puis de dépression de l'estomac.

La *théorie de la pyophagie* est encore plus compréhensible. La sécrétion normale des fosses nasales est un liquide ténu, limpide, clair comme de l'eau, sécrété en quantité suffisante pour produire sur toute la surface une certaine humidité. De même, la paroi du pharynx nasal est cons-

(1) *Thèse de Paris*, 1902.

tamment lubréfiée. A l'état pathologique, les liquides sont modifiés comme quantité et comme qualité. Exceptionnellement, le liquide est diminué ; dans presque tous les cas, il est augmenté en proportion considérable. La déclivité, dans le décubitus dorsal du sommeil, favorise le passage de ces mucosités dans l'œsophage. Elles sont microbiennes, et Turck a constaté une remarquable identité des micro-organismes trouvés dans l'estomac avec ceux trouvés dans le nez. Il a conclu à une réelle infection secondaire de l'estomac par le mucus du nez, où s'étaient d'abord développés ces micro-organismes. Au point de vue chimique, la sécrétion nasale est fortement alcaline, et comme l'a montré M. Gross, le suc gastrique, additionné de cette sécrétion, perd ses propriétés digestives dans une large proportion, par le fait de sa diminution en acide chlorhydrique, qui est fortement antiseptique.

Il sera donc indispensable, dans la persistance des troubles digestifs, d'examiner avec le plus grand soin le nez et le pharynx, qu'il suffira parfois de traiter pour obtenir la disparition des toxines et des troubles gastro-intestinaux qui peuvent provoquer ou entretenir la neurasthénie.

CHAPITRE III

Traitement de l'Insomnie.

Nous avons étudié la physiologie du sommeil, d'après les dernières données de la science, et avons insisté sur l'action de la tension artérielle dans l'insomnie. Cette notion nous guidera pour le traitement.

Chez les *neurasthéniques à hypertension*, les intoxiqués, les uricémiques, les moyens qui diminuent la tension favorisent le sommeil. Je me suis toujours bien trouvé de l'emploi des médicaments hypotenseurs. Je conseille au malade de prendre le soir, en se couchant, un comprimé de tétranitrol de cinq milligrammes, et, à chaque réveil dans la nuit, deux ou trois gouttes de solution de trinitrine au centième. Par ce procédé, l'amélioration est déjà manifeste, mais pour avoir une action continue, il est nécessaire d'avoir recours au régime lacto-végétarien, à la théobromine, en un mot, à tous les moyens capables d'éliminer les toxines et l'acide urique de l'organisme. Après quelques jours de l'emploi de cette méthode, les hypotenseurs médicamenteux proprement dits deviennent généralement inutiles. Les malades constatent eux-mêmes le bien-être que donne le repos bienfaisant d'une bonne nuit, qui contraste avec l'anxiété passée, et est comme une première lueur d'espérance pour la guérison.

Les soins donnés à la digestion, les moyens psychothérapiques, dont les effets sont d'autant plus efficaces qu'une amélioration réelle s'est déjà produite, entretiendront un sommeil régulier et réparateur.

Chez les *neurasthéniques à hypotension*, les procédés employés seront tout différents, et, sans avoir des effets aussi rapides, ils favoriseront le repos de ces vrais déprimés du système nerveux, dont les nuits sans sommeil accroissent encore le supplice de la fatigue et du découragement. C'est en tonifiant leur système nerveux, en élevant leur tension artérielle par tous les moyens dont nous disposons, que nous arriverons progressivement au résultat désiré. La teinture de noix vomique, les gouttes de Baumé, le sulfate de strychnine à la dose de cinq milligrammes à un centigramme, les glycérophosphates, la lécithine, le massage, les douches stimulantes, l'électricité, les bains de lumière rempliront cette indication. Dans des cas d'excitation qui surviennent souvent dans la nuit, j'ai employé avec succès le valérianate d'ammoniaque.

Les neurasthéniques à hypotension se trouveront bien de faire dans la journée une petite sieste, de préférence avant le repas de midi. Le sommeil de la journée est chez eux souvent plus réparateur que celui de la nuit; il est favorisé par la lumière du soleil, qui stimule le système nerveux et élève la tension artérielle. Après avoir dormi dans le jour, ils se réveillent avec une fatigue moindre que le matin; la dépression, le soir, est moins prononcée, la tension artérielle moins basse et le sommeil consécutif plus facile.

Pendant la nuit, les malades auront à leur portée un bol de lait, une crême légère, un biscuit ou simplement du sucre, qu'ils prendront le soir, s'ils ne peuvent pas s'endormir, ou, plus tard, à la moindre sensation de réveil, en tâchant de ne pas se réveiller complètement. Ce léger repas se fera, pour ainsi dire, automatiquement. Sous l'influence de ce stimulant, qui agit par action réflexe sur le système nerveux vaso-moteur, la tension artérielle augmente et le malade s'endort plus facilement.

Nous avons dit, dans un chapitre précédent, que les neurasthéniques à hypotension se trouvent bien d'avoir une lumière dans leur chambre. Eux-mêmes se rendent compte, d'ailleurs, de cet effet et, instinctivement, ont au moins une veilleuse.

J'ai eu à soigner le mari et la femme, atteints, le premier, d'hypertension, la seconde, d'hypotension. L'un ne pouvait dormir que dans l'obscurité; l'autre, qu'avec la lumière; ils étaient obligés, pour cette seule raison, d'avoir deux chambres séparées.

Il est quelques préceptes hygiéniques du sommeil utiles aux deux formes de neurasthénie à hypertension ou à hypotension. Il faut rejeter les oreillers en plume, dont la chaleur est nuisible à la tête, et couvrir les pieds plus chaudement que la poitrine, de façon à dégager celle-ci et à maintenir le sang aux pieds.

Plus le repas du soir sera sobre, léger, plus le sommeil sera calme. Il importe aussi que la digestion stomacale soit, sinon déjà faite, au moins presque terminée avant de s'endormir. Aussi ne devrait-on se mettre au lit que trois heures environ après le dernier repas.

Le sommeil doit être, en quelque sorte, préparé. Il faut que le cerveau soit placé, autant que possible, quelque temps à l'avance, dans un état de détente. On évitera, après le dîner, tout travail cérébral, toute discussion énervante, et si l'on est obligé d'informer le malade d'une nouvelle qui doit l'émouvoir, il est prudent de la remettre au lendemain, pour éviter une nuit anxieuse. Le cerveau ne peut passer subitement de l'état d'excitation à l'état de calme; on comprend que ces recommandations sont surtout utiles aux neurasthéniques, dont la sensibilité est extrême.

L'impressionnabilité persiste pendant le sommeil. Aussi faut-il éviter tout ce qui peut éveiller, pendant la nuit, les fonctions cérébrales et, en particulier, la sensibilité. De là la nécessité d'un silence absolu. Voilà une des raisons qui doivent faire préférer, pour les neurasthéniques, le séjour à la campagne : repos cérébral pendant le jour, silence la nuit. C'est pour le même motif qu'on devra éviter la présence de toute odeur, parfums, fleurs, substances volatiles, susceptibles d'impressionner le cerveau.

L'homme adulte dort, en moyenne, sept heures sur vingt-quatre, mais cette durée n'est pas suffisante pour les neurasthéniques, la quantité du sommeil pouvant, en partie, compenser la qualité.

La chambre à coucher doit être fraîche, sèche et suffisamment aérée. Les habitants des pays du Nord ont moins

de peine à s'endormir et reposent mieux que les indigènes
des contrées tropicales, où la nuit est lourde et étouffante.
Cette constatation prouve que, plus spécialement chez les
neurasthéniques, dont le sommeil est difficile, on doit
éviter une chambre humide, trop chauffée ou à air trop
confiné.

Naoumann (1) déclare que quelques séances de massage
du cou suffiraient assez souvent à vaincre l'insomnie,
alors même que celle-ci serait, par suite de l'accoutumance du malade, rebelle à l'emploi des narcotiques. Le
patient étant couché sur le dos, la tète légèrement rejetée
en arrière, le masseur s'asseoit à côté de lui et pratique de
légers mouvements d'effleurage dans la région des vaisseaux du cou, en allant de haut en bas, à partir du lobule
de l'oreille jusqu'à la fosse jugulaire. Ce massage aurait
son action sur l'hypérémie cranienne.

Nous disposons d'un certain nombre de médicaments
qui procurent aux neurasthéniques un sommeil relativement calme, sans avoir l'inconvénient de l'accoutumance.
Il est toujours préférable d'obtenir le sommeil par un
traitement hygiénique et diététique. Dans la neurasthénie à
hypertension, ce résultat pourra être atteint facilement,
tandis que chez les hypotendus les effets se feront plus
longtemps attendre. Il est prudent de ne donner aux intoxiqués que le moins possible de médicaments, qui sont toujours plus ou moins toxiques. Cependant, chez les vrais
déprimés du système nerveux, il sera parfois utile d'avoir
recours aux soporifiques. En attendant que le sommeil
réparateur puisse se produire par les moyens prescrits
plus haut, on donnera au malade une satisfaction réelle,
dont profitera son état psychique, en lui procurant une
bonne nuit par les médicaments que nous possédons. Le

(1) *Semaine médicale,* numéro 51, 1902.

sulfonal, le trional, le chloral, le chloralose, le bromidia donnent souvent ce résultat. Le plus généralement employé et le plus inoffensif est le sulfonal, que l'on prend à la dose d'un gramme, au commencement du dîner, pour produire son effet trois heures plus tard ; en cas de réveil, donner de plus un cachet de cinquante centigrammes dans la nuit. J'ai obtenu ainsi, dans bien des cas, des effets très heureux. Le bromidia m'a rendu également des services.

Une recommandation essentielle est de combattre l'intoxication intestinale, si fréquente en pareil cas. Le malade prendra à jeun une cuillerée à dessert du mélange suivant, dans un verre d'eau chaude :

> Sel de Seignette .... 100 grammes.
> Bicarbonate de soude...   15 grammes.

Les lavements d'eau chaude remplissent la même indication.

Les douches froides et même les lotions froides exagèrent l'insomnie, mais les bains tièdes et les lotions tièdes favorisent le sommeil. Les bains à 35 degrés d'un quart d'heure à vingt-cinq minutes de durée, les bains de mains ou les bains de pieds dans l'eau à 40 degrés, la serviette mouillée, tiède, le soir, sur les parois abdominales, recouverte de taffetas gommé et de coton, gardée toute la nuit, voilà une série d'excellents moyens de favoriser le sommeil des neurasthéniques. Au chapitre « hydrothérapie », nous compléterons cette étude.

SIXIÈME PARTIE.

CHAPITRE I

Climatothérapie.

Comme l'a montré Claude Bernard, le système nerveux joue le rôle de régulateur et permet à notre organisme de réagir contre les températures trop élevées ou les températures trop basses, soit en fabriquant plus ou moins de chaleur, soit en en consommant davantage ; c'est en vertu de ce pouvoir régulateur que nous possédons la propriété de maintenir notre température intérieure à un chiffre qui est sensiblement toujours le même, de 37 à 37.5 degrés centigrades.

Dans les pays les plus chauds, chez l'homme bien portant, elle ne s'élève que dans une proportion insignifiante. Lorsque l'organisme est exposé à la chaleur, le pouls s'accélère, la peau se couvre d'une sueur abondante et l'exhalation respiratoire est plus active ; grâce à cette perspiration cutanée et pulmonaire, l'équilibre de la température, que la chaleur extérieure tendait à rompre, est rétabli. Le système nerveux, obligé de pourvoir à toutes ces fonctions, se fatigue, devient irritable ; l'énergie physique et morale diminue ; les statistiques démontrent que les suicides sont plus fréquents en été qu'en hiver.

Lorsque l'organisme est exposé à une basse température, quoique stimulé par le froid, il se fatigue aussi, obligé de favoriser une hématose plus active pour augmenter la chaleur intérieure et rétablir l'équilibre avec la température extérieure. « Aussi l'homme ne peut-il résister au froid qu'à la condition de se couvrir de vêtements chauds, de s'abriter, de faire usage d'aliments appropriés aux circonstances, d'exécuter des mouvements suffisants, enfin, d'être doué d'une certaine énergie et d'une bonne constitution (1). »

Cette étude physiologique nous explique comment les neurasthéniques, dont le caractère essentiel est une sensibilité exagérée autant physique que morale, ne peuvent résister aux températures extrèmes. La plupart de ces malades sont plus souffrants pendant les fortes chaleurs de l'été et les rigueurs de l'hiver. Ils se trouvent bien, quand ils peuvent quitter leur domicile pendant les mauvaises saisons, de séjourner dans un climat tempéré.

Indépendamment de l'action de la température sur le système nerveux, il faut tenir compte de l'état hygrométrique, de la pression atmosphérique, de l'influence des rayons solaires et de la pureté de l'air.

État hygrométrique de l'air. — « Sous l'action de l'air sec et chaud, l'évaporation se fait très activement à la surface du corps, et les sueurs sont moins abondantes ; aussi supporte-t-on mieux les grandes chaleurs, lorsque l'air est sec, que s'il est humide ; de même, quand la température s'abaisse, s"il fait froid et sec, on perd moins de calories. Au moment du dégel, malgré l'élévation thermique, nous avons une sensation plus pénible que pendant les périodes de gelée (2) ». Les habitants des pays humides sont généralement tristes, anémiés,

(1) Proust, *Conférences d'hygiène.*

(2) Dujardin-Beaumetz, *L'hygiène thérapeutique.*

rhumatisants. Les neurasthéniques doivent éviter ce climat. Leur arthritisme, leur dépression physique et morale ne pourraient que s'y aggraver.

De la pression atmosphérique. — La pression atmosphérique exerce sur l'organisme des effets encore plus importants que la température. On connait les nombreux usages de l'air comprimé en thérapeutique, ses effets sur la respiration, la circulation et la nutrition. L'action de l'air raréfié est aussi marquée en sens contraire.

Paul Bert et Jourdanet ont donné sur la *pression barométrique* les indications les plus précises ; Bert, analysant avec grand soin tout ce qui a été écrit sur le mal des montagnes et sur le séjour de l'homme à de grandes hauteurs, a montré, par des recherches expérimentales, que tous ces phénomènes dépendent d'une diminution de la tension de l'oxygène dans l'air.

Jourdanet a donné le nom d'onoxyhémie à cet ensemble symptomatique et a montré que les maladies du cœur et des gros vaisseaux seraient très fréquentes à une altitude supérieure à 1.400 mètres ; cela résulterait d'un travail exagéré de ces organes, produit lui-même par l'anoxyhémie. Cette notion nous servira à fixer la meilleure altitude pour les neurasthéniques.

Influence des rayons solaires — L'influence du soleil sur le système nerveux a été connue de tout temps. Il agit sur le moral avec une soudaineté merveilleuse. L'humeur est bien différente le matin, au réveil, si le ciel est sombre, gris, ou si un beau soleil dore l'horizon. Les habitants du Nord sont froids, concentrés ; les habitants du Midi sont expansifs, exubérants. J'ai soigné au Jardin d'Acclimatation les Esquimaux et les Lapons, privés dans leur pays d'un soleil réconfortant. Les Esquimaux sont timides, inquiets ; les Lapons, nerveux, grincheux, hypochondriaques, toujours hantés par la crainte de mourir. Les premiers sont de vrais déprimés, les seconds sont surtout irritables. Le contraste était saisissant quand je les comparais aux Nubiens, aux Cyngalais, qui me recevaient toujours avec gaîté. Le spleen dans nos régions n'est-il pas d'ailleurs modifié par un rayon de l'astre du jour qui nous donne la joie de vivre ? On comprend, d'après ces exemples, combien le séjour au pays du soleil peut modifier l'état nerveux des neurasthéniques.

De la pureté de l'air. — L'air pur paraît léger ; il produit une sensation de bien-être. Si l'on compare l'air des montagnes à celui des villes remplies de miasmes, de germes fétides, du gaz des usines ou des bouches d'égoût, on comprendra l'effet produit sur le système nerveux par l'éloignement d'un milieu aussi peu favorable au fonctionnement des organes. Pasteur nous a montré, par ses célèbres expériences, que la génération spontanée n'existe pas, et que partout où un organisme se développe, les germes organiques de l'air sont le facteur de cette génération ; il a ainsi démontré l'importance de la pureté de l'air. Au sommet du Mont-Blanc ou bien au milieu de l'Océan, c'est à grand'peine qu'on trouvera un microorganisme par mètre cube.

Climats maritimes. — Doit-on conseiller le séjour au bord de la mer aux neurasthéniques ? Pour répondre à cette question, il faut encore, comme nous l'avons fait pour les autres modes de traitement, tenir compte avant tout de la division que nous avons établie entre les neurasthénies. Les neurasthéniques à hypertension, c'est-à-dire les intoxiqués irritables, ne se trouvent pas bien du séjour au bord de la mer. L'air vif, les coups de vent si fréquents sur les côtes, les bains de mer, même très courts, produisent sur leur système nerveux une excitation qui leur est très pénible. L'appétit est stimulé, mais comme ils sont, en général, hyperchlorhydriques, ils n'en manquent pas ; sous l'influence de la stimulation, l'hypersthénie gastrique augmente. Ils éprouvent un besoin impérieux de manger, mais, après les repas, les malaises sont d'autant plus grands qu'ils ont pris une plus grande quantité de nourriture. Les troubles digestifs plus accentués augmentent encore leur irritabilité ; les crises d'anxiété sont plus fréquentes et plus intenses ; les nuits sont agitées ; le sommeil fait défaut le plus souvent, et quand il se produit, il est hanté de rêves pénibles, entretenus par des malaises, des agacements ressentis dans tous les membres. Les stations maritimes de l'Océan produisent plus spécialement ces effets. On peut cependant excepter la forêt d'Arcachon, qui, sous l'influence de l'ozone, dû au mélange de l'air des pins et de l'air de la mer, a une action sédative, mais les malades doivent séjourner dans la forêt. Dès qu'ils vont sur les bords du bassin ou sur le rivage de l'Océan, l'excitation et l'irritabilité apparaissent de nouveau.

La forêt d'Arcachon peut être surtout conseillée aux neurasthéniques irritables anémiques, l'ozone ayant pour action d'augmenter le nombre des globules rouges du sang.

Les stations maritimes de la Méditerranée, telles que Cannes, Beaulieu, Menton, Nice, ont une action moins excitante que l'Océan, mieux supportée par les arthritiques, le climat étant plus sec. Le regretté professeur Potain permettait aux nerveux irritables Hyères, le Cannet ou le faubourg de Cannes le plus éloigné de la plage.

Le séjour au bord de la mer donne, au contraire, des résultats satisfaisants chez les neurasthéniques à hypotension, les vrais déprimés, chez les sujets frappés d'épuisement nerveux à la suite de fatigues physiques excessives ou de travaux intellectuels exagérés, et, d'une manière générale, dans tous les cas où les phénomènes d'éréthisme et d'excitation font à peu près défaut et où prédominent des symptômes de langueur et de faiblesse, tels que l'asthénie musculaire, l'inaptitude au travail, la paresse des fonctions digestives. Il faut de préférence choisir une station calme, loin des casinos et des milieux mondains, où l'on puisse à la fois jouir de la paix de la campagne et de l'air tonique de la mer.

Climats de montagne. — Le séjour dans les montagnes jouit d'une juste réputation dans le traitement des neurasthénies ; beaucoup de neurasthéniques en retirent une amélioration réelle, mais il faut l'ordonner avec discernement, de crainte de provoquer, dans certains cas, une aggravation. Le degré d'altitude doit être prescrit avec une grande prudence, en tenant compte de la forme de la neurasthénie et surtout de l'état de la circulation ; la pression atmosphérique diminuant à mesure qu'on s'élève, les hypertendus, surtout ceux qui sont menacés d'artériosclérose, ne peuvent pas affronter sans danger les altitudes extrêmes. Le *mal des montagnes* peut produire des accidents graves après la cinquantaine. On sait, d'autre part, que, même chez les sujets normaux, on observe, à une altitude de 1.600 à 2.000 mètres et au-dessus, des effets physiologiques particuliers : ce sont des modifications de la respiration, du rythme cardiaque, de la température centrale, etc. Dans son *traité de climatothérapie*, Weber rapporte que sur quarante-quatre individus bien portants, observés par lui, le pouls a été modifié chez tous, légèrement chez trente-deux sujets ; chez dix d'entr'eux, le nombre des pulsations s'est accru de 5 à 18 %, et, chez deux personnes, il a légèrement diminué de fréquence. Sur quarante sujets qui venaient de passer des basses plaines à des hauteurs variant de 1.200 à 2.400 mètres d'altitude, il observa que le nombre des respirations s'était accru de deux à cinq respirations par minute.

Les habitants des montagnes ont une conformation particulière du thorax et un fonctionnement tout spécial des organes respiratoires, transmis par hérédité. Grâce à ces qualités acquises par plusieurs générations, beaucoup gravissent sans difficulté les sommets les plus élevés, tandis que les étrangers aux pays montagneux ne peuvent adapter de suite leur organisme à ce genre d'exercice. Le sujet nerveux, plus que tout autre, ne doit faire dans les grandes altitudes que des exercices progressifs, s'il ne veut pas tomber dans le surmenage.

M. le docteur Eichorst, de Zurich, vient d'écrire un mémoire (1), basé sur l'expérience personnelle qu'il a acquise comme médecin de région montagneuse. Il insiste surtout sur les effets de l'altitude, au point de vue de la circulation et du sommeil. Beaucoup de nerveux, à une altitude de 1.500 mètres, ont des palpitations, de la tachycardie et de l'essoufflement, dès qu'ils marchent ; si de l'exercice ils passent au repos, l'oppression persiste. Quand le sujet présente ces symptômes, ou bien il faut lui ordonner de descendre plus bas, ou lui prescrire un repos presque complet durant les quinze premiers jours. Cette dernière précaution peut rendre un acclimatement possible. L'essentiel est que, dans les marches d'excursion, qui constituent l'occupation essentielle du malade qui veut se « retremper » dans la montagne, l'exercice musculaire ne s'accompagne pas d'une tachycardie exagérée.

Indépendamment de la tachycardie, un bon critérium pour juger de l'adaptation est le sommeil. S'il y a de l'insomnie la nuit, c'est que le malade fait trop d'exercice ; si l'insomnie persiste malgré la réduction des exercices, c'est que l'altitude est trop considérable.

Le vertige aggrave la nervosité des névropathes, et il

(1) *Diœtatische und Physikalische Thérapie,* avril 1904.

leur est recommandé, quand ils sont prédisposés à ce malaise, d'éviter les excursions où ils seraient exposés à cet accident, sur les pics, les rocs et les ponts jetés au-dessus des cascades.

Ces réserves faites, on comprend que la plupart des neurasthéniques peuvent retirer des bénéfices considérables de l'action de l'air des montagnes : la température y est moins élevée et les écarts entre les moyennes thermiques du jour et de la nuit plus accusés ; le ciel y est moins nuageux que dans les plaines et les basses vallées ; l'air y est plus sec, la radiation solaire y est plus vive, et, dans les stations judicieusement choisies, à l'abri des grands vents arrêtés par les chaînes de montagnes environnantes, les malades éprouvent un calme salutaire. La pureté de l'air a aussi une action bienfaisante. Indépendamment de l'absence des poussières ou des gaz délétères, l'air des montagnes possède l'avantage de ne renfermer les micro-organismes, miasmes, vibrions, bactéries, etc., que dans des proportions réduites à leur minimum ; le nombre des bactéries est toujours en rapport inverse avec la pureté de l'air. M. Miquel en a trouvé dans dix mètres cubes d'air analysé à des époques fort voisines : 1° A une altitude variant de 2.000 à 4.000 mètres, zéro ; 2° sur le lac de Thun (560 mètres), huit ; 3° au voisinage de l'hôtel Bellevue, à Thun, vingt-cinq ; 4° dans une chambre du même hôtel, six cents ; 5° au parc de Montsouris, sept mille six cents ; 6° à Paris (rue de Rivoli), cinquante-cinq mille.

On voit, d'après ces données, que la pureté de l'air est proportionnelle à l'altitude et à l'éloignement des lieux habités ; de là l'indication, même dans les montagnes, de promenades hygiéniques, loin des hôtels ou des centres d'habitation.

Sous l'influence de cette pureté de l'air, de l'absence

d'humidité, d'une radiation solaire plus vive, malgré la raréfaction relative de l'oxygène, on observe dans les climats de montagne une augmentation de la richesse globulaire du sang. M. Viault (1) a constaté un plus grand nombre de globules rouges chez cinq personnes séjournant depuis peu de jours à une altitude de 4.000 mètres. M. P. Egger a examiné le sang de vingt-sept sujets normaux ou neurasthéniques installés depuis quatre ou cinq jours à la station d'Aros, située à 1.800 mètres au-dessus du niveau de la mer, et il a trouvé que le nombre des globules rouges s'était élevé de 5.459.666 à 6.357.047 par millimètre cube. Quelques jours après, il en trouvait 7.000.000 en moyenne. Les recherches qu'il a faites concurremment sur l'hémoglobine lui ont montré qu'elle était proportionnelle à l'élévation du nombre de globules rouges.

MM. Robin et Binet (2) ont étudié les variations des échanges respiratoires, sous l'influence des climats d'altitude ; ils concluent que ces derniers conviennent à tous les malades dont les échanges gazeux sont en diminution, et ils citent parmi ceux-ci les arthritiques, le plus grand nombre des dyspeptiques, les convalescents, tout un groupe de chlorotiques et d'anémiques, enfin la plupart des neurasthéniques ; mais comme les altitudes n'influencent pas toujours les échanges respiratoires dans le même sens, chez les divers sujets, il sera utile de rechercher, après un temps convenable de séjour en montagne, quelles variations se sont produites, dans ces échanges, chez tel sujet déterminé.

Les personnes jouissant d'une bonne santé ne sont généralement impressionnées que très passagèrement par le changement d'altitude, mais, comme nous l'avons vu, il

(1) *Compte-rendu de l'Académie des sciences*, c. XI.

(2) *Archives de médecine et de chirurgie spéciales*, février 1903.

est des neurasthéniques qui ont besoin de quelques jours pour s'acclimater, et on rencontre des cas réfractaires. Ceux qui sont profondément anémiés, ceux dont la nutrition est gravement altérée, ou sont atteints de maladies concomitantes, doivent renoncer aux grandes altitudes, de même que les neurasthéniques à hypertension.

Il est prudent de séjourner quelque temps à une moindre hauteur, avant d'affronter des stations climatériques élevées. C'est pour cette raison que M. Ziemsen conseille deux séjours à la montagne : le premier, vers le milieu du printemps, de 500 à 1.000 mètres, pour s'acclimater ; l'autre, durant l'été, à une altitude plus grande.

En général, il n'est pas nécessaire de dépasser 1.000 à 1.500 mètres. J'ai constaté de très heureux effets à 900, et j'ai obtenu une amélioration notable dans un autre cas, à une altitude de 760 mètres (Vic-sur-Cère).

Inutile d'aller si haut pour recueillir des avantages que l'on obtient plus bas, sans aucun danger. De 600 à 1.000 mètres, on éprouve déjà un certain bien-être, au point de vue moral. Il semble qu'on a laissé ses soucis dans la plaine ; les impressions sont atténuées, les obsessions disparaissent ; sans atteindre l'indifférence, le moral ne ressent plus les émotions si pénibles produites par le moindre détail ; le malade lui-même se rend compte de ce changement et, si un sujet de tristesse lui revient à la pensée, il comprend que la peine qu'il en a éprouvée, était disproportionnée avec la cause.

L'air frais et pur produit comme une griserie de bon aloi. Le sommeil est plus régulier, la respiration plus profonde, l'appétit excité, la digestion plus facile, le système nerveux est fortifié et calmé en même temps, la nutrition est activée.

Le choix d'une station climatérique dans les montagnes doit d'abord reposer sur le degré d'altitude, mais la

question d'installation a aussi son importance. Heureusement, on trouve aujourd'hui, en Suisse surtout, des hôtels
confortables, dont le service ne laisse rien à désirer ; il est
regrettable qu'en France, où il ne manque pas, soit dans
les Vosges, soit dans les Alpes, l'Auvergne ou les Pyré-
nées, de sites souriants, abrités, à une altitude suffisante,
il n'y ait pas plus de stations parfaitement aménagées au
point de vue du confort, si nécessaire aux goûts des
malades.

Une bonne station pour les neurasthéniques doit réunir
toutes les conditions favorables au moral et au physique,
être bien abritée des vents, offrir un aspect agréable et
posséder un horizon très étendu. Les points de vue
embrassant des sommets lointains, limitant des sites
variés, grandioses ou séduisants, ont sur le moral une
action bienfaisante. Le charme est accru par la facilité
de promenades et d'excursions pittoresques. Les sorties
autour de la maison, sur un sol horizontal ou légèrement incliné, sont, au début, d'une grande utilité pour
obtenir un premier entraînement, avant de se livrer à des
ascensions, qui ne devront jamais dépasser les limites
fixées par le médecin.

Climats de plaine. — Les neurasthéniques qui ne peuvent pas supporter les climats maritimes et les climats des
montagnes, pourront retirer de bons effets d'un déplacement à la campagne. Le calme, le repos, loin de la vie
enfiévrée de la ville, loin des causes qui ont produit la
psychonévrose, l'air plus pur, ont une action sédative
incontestable. Ils devront choisir un climat moins froid
en hiver et moins chaud en été que celui qu'ils quittent.
Nous avons vu que les températures extrêmes sont essentiellement défavorables aux neurasthéniques ; par les
grands froids et par les grandes chaleurs, il leur est difficile
de quitter la maison, et la faculté seule de pouvoir

séjourner en plein air, la majeure partie du jour, a une action à la fois physique et morale. Beaucoup de neurasthéniques sont comme les enfants ; énervés, abattus par la claustration, ils calment leur système nerveux par des sorties fréquentes ; leurs fonctions digestives se font mieux au grand air, dans le calme des champs, dans des sites pittoresques, où l'œil se repose agréablement. La respiration est plus ample, l'air étant plus oxygéné ; la céphalalgie perd de son intensité et tend même à disparaître.

On devra choisir un climat sec, à l'abri des grands vents. Il est même bon de consulter les goûts des malades. Les uns préféreront le voisinage des forêts ; d'autres, des vignobles, des régions légèrement accidentées, selon les pays qu'ils ont déjà vus, où ils ont eu quelque agrément, surtout quand c'est le pays de leur enfance. Les souvenirs du jeune âge sont toujours des plus attrayants. J'ai connu des neurasthéniques, ayant été obligés, par leur profession, d'habiter une grande ville, recouvrer la santé, dès leur retour au pays natal.

Voyages. — On prescrit, en général, trop facilement les voyages aux neurasthéniques. Il faut bien connaître son malade, la forme, le degré de sa dépression morale et de son amyosthénie pour donner un conseil profitable. Les voyages sont toujours fatigants, et la condition essentielle est d'avoir la force de les supporter. Si on les prescrit à un vrai déprimé, dont le système nerveux est exténué, on ne fera qu'aggraver son état. Les paysages qui se dérouleront sous ses yeux n'auront aucun attrait, car ils fatigueront à la fois la vue et le cerveau. « Pour apprécier à sa juste valeur une semblable méthode, il suffit de se représenter ces voyageurs neurasthéniques, souffrant d'asthénie musculaire, toujours fatigués, qu'une simple promenade épuise, s'embarquant pour des pays lointains, quittant le bateau

pour prendre le train, allant de ville en ville, passant des
jours entiers à visiter les monuments et les musées, excur-
sionnant toujours, et, dyspeptiques, condamnés à changer
sans cesse d'alimentation et de régime. Il est clair qu'un
pareil genre de vie est peu fait pour restaurer l'équilibre et
l'énergie de leur système nerveux épuisé (1) ». Ces grands
déprimés, fatigués par le moindre déplacement, doivent
plutôt être envoyés à un point fixe et déterminé, où, après
un repos plus ou moins prolongé, ils pourront prendre
progressivement de l'exercice.

Les voyages, au contraire, peuvent être conseillés aux
neurasthéniques plus irritables que déprimés, aux malades à hypertension, qui peuvent supporter sans fatigue
quelques exercices physiques, et dont les troubles digestifs
ne sont pas assez accusés pour souffrir d'un changement
de nourriture souvent renouvelé. Les satisfactions morales
qu'ils éprouvent par la vue de paysages variés, l'intérêt
qu'ils ressentent à se trouver dans des milieux toujours
nouveaux, d'un aspect tout différent de celui qu'ils ont
quitté, leur procurent des distractions salutaires, élèvent
leur esprit en modifiant leurs pensées, confondues naguère
avec les objets qu'ils voyaient tous les jours.

Cette modification des pensées, cette satisfaction morale
ne peuvent pas cependant être obtenues par tous les
malades, même par ceux dont les forces physiques sont
suffisantes pour affronter de longs voyages. Les intérêts
qu'ils laissent en souffrance, intérêts qui peuvent péricliter pendant leur absence, hantent parfois le neurasthénique et l'empêchent de retirer de son déplacement le
résultat désiré. Dans ces cas, il faut recommander des
voyages courts, sauf à les renouveler, si c'est nécessaire.
Beard, Ziemsen, Bouveret conseillent des voyages à

(1) Proust et Ballet, *Hygiène du neurasthénique.*

petite distance. Avec les progrès réalisés dans la rapidité de la locomotion, avec le télégraphe, le malade pourra être informé rapidement de tout évènement sérieux et réintégrer en quelques heures son domicile. Toutefois, il est nécessaire, pour sa tranquillité d'esprit, qu'il ne soit pas tenu au courant des moindres détails, et il doit recommander, en partant, de n'être informé que des évènements qui rendraient sa présence indispensable. Il faut aussi qu'il se dise, en se le persuadant, que le rétablissement de sa santé a plus de valeur que les petites pertes qu'il pourrait subir pendant son absence. Il n'éprouvera le bien-être indispensable à sa guérison, qu'en chassant de son esprit les préoccupations de ses affaires, pour ne penser qu'aux charmes de son voyage.

CHAPITRE II

Massage.

Le massage était déjà employé dans l'hygiène et la thérapeutique des anciens. Chez les Grecs et chez les Latins, il était le complément nécessaire des bains ; les athlètes et les gladiateurs savaient très bien que les frictions stimulent le système nerveux et augmentent l'énergie musculaire ; les patriciens se faisaient masser, parce qu'ils avaient reconnu l'action à la fois sédative et tonique du massage.

Ce procédé thérapeutique, oublié pendant longtemps, a été ensuite employé par des empiriques, qui obtenaient des succès, malgré leur ignorance, et c'est encore le secret de rebouteurs ou sorciers de la campagne. Coïncidence bien étrange, les indigènes américains pratiquaient eux aussi le massage, et cet usage est encore fort en honneur chez les Caraïbes. La tribu de ces sauvages, exhibée au Jardin d'Acclimatation, avait amené avec elle un médecin dont tout le traitement consistait à frictionner et à malaxer les malades ; ceux-ci étaient si convaincus de l'efficacité de sa méthode qu'ils avaient pour lui une vraie vénération et se soumettaient passivement à ses manœuvres. Lui-même fut atteint d'une forte grippe, et je lui avais ordonné de la quinine, et des antiseptiques pour le nez et la gorge. Très affecté par la maladie, il était tombé dans une vraie prostration et croyait à sa dernière heure. Il me fit prier alors par l'interprète de le frictionner. Je me rendis à sa prière et le massai consciencieusement. A peine avais-je commencé quelques frictions que je voyais l'œil de mon malade s'illuminer, il reprenait confiance, et, après une courte séance, il se trouvait beaucoup mieux. Chaque jour, il me priait de recommencer, et ce traitement, autant psychique qu'effectif, amena une amélioration progressive, dont il me manifesta sa vive reconnaissance.

Aux Indes et en Chine, la pratique du massage a toujours été utilisée comme anesthésique, et c'est comme anesthésique que Piorry l'employait, avant que ce procédé ait pris l'extension légitime de nos jours. Dans le dictionnaire en soixante volumes, il cite le fait suivant : « L'épouse d'un des savants les plus distingués, dont la France s'honore, n'éprouve de soulagement à une douleur vive, à laquelle elle est sujette, que lorsqu'on pratique sur la partie malade une pression analogue au massage. Ce moyen n'est pas chez elle curatif, mais il calme la douleur. » Il est probable qu'il s'agissait d'une douleur neurasthénique chez une arthritique.

Ce n'est que vers la fin du XIXe siècle que ce procédé thérapeutique a pris droit de cité dans notre pratique médicale. Pour le massage sans appareils, le seul pratiqué par Mezger et ses élèves, on doit distinguer quatre manœuvres différentes : l'*effleurage*, les *frictions,* le *pétrissage* et le *tapotement.*

L'*effleurage* consiste en passes légères que l'on exécute avec la main. Tantôt c'est la paume qu'on emploie, tantôt ce sont les doigts, ou bien la pulpe des pouces, ou bien encore les articulations phalangiennes, les poings fermés. Les Allemands donnent à cette sorte de massage le nom de *coup de peigne.*

Les *frictions* consistent, comme l'indique leur nom, à faire avec les mains des frictions centripètes, que l'on rythme par une alternance dans le mouvement des mains.

Le *pétrissage* se fait tantôt en soulevant un muscle ou bien en pétrissant, ou encore en roulant avec les deux mains les muscles d'une région.

Enfin, pour le *tapotement*, on emploie deux manœuvres : le claquement et les hachures. Le claquement se fait avec la face palmaire, le hachement s'exécute avec le bord cubital de la main.

Effets physiologiques. — Les effets physiologiques du massage portent à la fois sur les fonctions de la peau, sur la musculation, la circulation, le système nerveux et la nutrition.

Par les frictions cutanées, la peau se débarrasse des débris d'épiderme qui l'encombrent. Les orifices des glandes sudoripares et des glandes sébacées se nettoient, ce qui permet un fonctionnement plus régulier de la circulation et l'élimination des toxines.

L'action sur la musculation est aussi nette ; par le pétrissage des muscles et le tapotement, la contraction musculaire est augmentée. On s'en rend compte facilement, en frappant avec le bord cubital de la main le biceps ou le triceps, qui, en se contractant, produit une saillie au niveau du point frappé.

Le massage agit non-seulement sur la circulation profonde, mais aussi sur celle du muscle et de la peau. Ce sont les pétrissages et les pressions, qui agissent surtout sur la circulation profonde, tandis que les claquements et les flagellations produisent l'activité plus grande de la circulation de la peau, qui se traduit par une rougeur plus ou moins intense.

L'action sur le système nerveux s'explique déjà par les effets précédents, qui favorisent la circulation, l'élimination des toxines et tonifient les organes. Indépendamment de cette action, pour ainsi dire médiate, le massage, par les pressions profondes et le pétrissage, amène des élongations des filets nerveux. C'est ainsi qu'il agit dans les douleurs neurasthéniques. Un autre résultat non moins précieux est un effet magnétique décrit par Baréty (1) sous le nom de *neurisation*. L'effleurement, connu en magnétisme sous le nom de *passes*, produit des effets étranges, dus à une action réflexe, et d'une efficacité réelle dans certains cas de névropathie.

Le massage a une action sur la nutrition. Gopaze a démontré que l'assimilation des substances azotées est activée, et la quantité d'urée accrue dans les urines, par un massage général.

Après avoir été employé contre le symptôme douloureux, le massage fut dirigé contre les spasmes ou contractures musculaires d'origine névropathique. Weir-Mitchell l'a recommandé le premier contre la neurasthénie. Il l'emploie surtout dans la neurasthénie féminine. Pour lui, les douleurs et les spasmes sont sous la dépendance d'un état général ; il s'attaque à la névro-psychose elle-même, persuadé que, s'il peut la guérir, toutes les calamités accessoires disparaitront. C'est sur l'économie entière, sur les

(1) Baréty, *Le Magnétisme animal*, Paris, 1887.

échanges organiques qu'il agit. Il voit dans le vrai déprimé du système nerveux une personne dont les tissus souffrent, dont l'organisme épuisé, comme dérouté, est incapable de remplir son rôle, Partant de ce principe, il stimule par le massage la digestion et l'assimilation des aliments qu'il donne en excès.

« On choisit une heure convenable dans l'intervalle de deux repas : la malade est au lit, sa masseuse à ses pieds ; elle pince doucement, mais énergiquement la peau, la roulant un peu entre ses doigts ; elle parcourt de la sorte le pied dans toute son étendue, puis les orteils sont courbés dans toutes les directions ; les muscles sont ensuite pincés autant que possible ; les interosseux sont comprimés contre les os. A la fin, tous les tissus du pied sont saisis entre les deux mains et roulés fermement ; les chevilles, l'interstice articulaire sont traités de la même manière, en même temps qu'on imprime à la jointure des mouvements passifs dans toutes les directions. A la jambe, on fait des pincements superficiels d'abord, puis plus profonds, de telle sorte qu'à la fin ils atteignent les muscles, qu'on met dans le relâchement, pour pouvoir les pincer plus aisément. Pour les muscles larges et épais, il faut se servir alternativement des deux mains ; l'une serre, tandis que l'autre lâche. Ceux des jambes ou de la cuisse sont comprimés par la pointe des doigts, qu'on fait glisser à leur surface. Puis, le masseur saisit le membre des deux mains et le comprime légèrement de bas en haut, de manière à favoriser autant que possible le reflux du sang veineux, puis il recommence le pétrissage.

« On applique le même procédé à tout le corps ; on prend un soin tout spécial des muscles des lombes et de la colonne vertébrale, mais on ne touche pas à la face. A l'abdomen, on pince la peau d'abord, puis on va plus profondément, en procédant par pincement et par pétrissage des muscles. A la fin, le ventre tout entier est frappé avec la paume de la main d'une série de coups rapides se suivant à peu d'intervalle dans la direction du côlon. »

Le bien produit par les manipulations dépend beaucoup de l'habileté de la personne qui les pratique. Au début, elles doivent être nécessairement très douces ; à mesure qu'on avance, elles deviennent plus énergiques.

Les séances seront d'abord d'une demi-heure ; on les amènera par degrés à une durée d'une heure, suivie d'un repos absolu pendant le même temps. Quand on commence, il est bon de lubrifier la peau avec de l'huile de cacao, dont l'odeur est agréable ; la vaseline peut être également utile dans le même but ; ces agents rendent les téguments plus souples et plus mous ; les régions massées seront recouvertes, aussitôt les manœuvres finies.

Le massage augmente d'abord, chez certaines femmes, les accidents nerveux et leur fait perdre le sommeil ; il est inutile de tenir compte de ces symptômes, qui disparaissent le plus souvent au bout de quelques jours. Ces personnes éprouvent alors une sensation de bien-être manifeste.

Les malades dont la paroi abdominale est très sensible ou qui ont de la douleur préovarienne, seront traitées avec beaucoup de précautions. On n'approchera que peu à peu de la région douloureuse ; on agira avec douceur sur elle, mais, dans la suite, on exercera le pétrissage avec énergie. La même remarque s'applique à la colonne vertébrale, lorsqu'elle est douloureuse au toucher.

Le massage quotidien est répété pendant cinq à six semaines ; quand tout va bien, on engage le masseur à donner aux membres des mouvements passifs, de manière à préparer les malades à la marche. Cette gymnastique est faite d'après la méthode suédoise, par flexion et par extension ; on engage le malade à résister.

Les sécrétions de la peau sont stimulées ; elle est rougie

de temps en temps, comme elle le serait par un exercice actif. Les muscles flasques acquièrent une fermeté, qui dure quelques minutes d'abord, puis plus longtemps, et finit par devenir permanente. La main du masseur stimule le muscle en le saisissant, et, si le mouvement est vite fait, il détermine une contraction sensible. Les alternatives de pincement et de relâchement accélèrent la circulation, excitent les vaisseaux et augmentent mécaniquement l'afflux du sang dans les tissus qu'ils nourrissent.

Les résultats obtenus sont parfaitement visibles chez les personnes anémiques, affaiblies, déshabituées depuis longtemps de l'exercice. Au bout d'un certain temps, les ongles deviennent plus roses; on voit des veines où l'on n'en distinguait pas auparavant; les gros vaisseaux sont plus remplis, et la teinte tout entière des membres change d'une façon favorable.

Nous avons dit que les symptómes neurasthéniques particuliers sont aussi traités par le massage; telles sont les douleurs névralgiques si fréquentes à la région thoracique, les douleurs de la nuque et lombo-sacrées, la céphalalgie, que l'on soigne comme la migraine, d'après le système de Weiss. Les manipulations doivent être conduites de telle façon qu'on commence par une pression légère, avec l'extrémité du doigt, et qu'on finit avec toute la surface de la main. M. Mortimer Grandville déclare qu'on peut enrayer une céphalalgie nerveuse par la percussion du bord externe de l'orbite (1). La théorie de M. Mortimer Grandville repose sur les hypothèses suivantes : 1° L'action normale ou pathologique du système nerveux résulte de vibrations; 2° Il est possible de contrôler ou de modifier ces vibrations par des vibrations

____

(1) *Traité théorique et pratique du massage*, par le Docteur Nostrom, page 243.

mécaniques externes. Dans un très grand nombre de cas, dont beaucoup dataient de fort longtemps, il a presque toujours réussi, avec son percuteur, à produire les phéno-mènes voulus sur le système cérébro-spinal, les ganglions du grand sympathique et les tissus correspondants. D'après sa théorie, il peut obtenir une propagation des vibrations artificielles du centre d'origine des nerfs à leur tronc et même à leurs branches, faire entrer en activité des centres torpides et préparer ainsi la restitution fonctionnelle.

Le *massage abdominal* a des effets particulièrement remarquables. M. Cautru (1) déclare que c'est un excel-lent moyen de régulariser la tension artérielle. « Dans l'hypertension, quand on le pratique profondément et avec douceur, il abaisse la pression et est diurétique ; dans l'hypotension, les hachures et le massage excitant super-ficiel, remontent la pression et la rapprochent de la normale. » Cette propriété de régulariser la tension et d'augmenter la diurèse explique les bons effets que peu-vent en retirer les neurasthéniques, particulièrement les arthritiques et les intoxiqués. M. le Docteur Rubens-Hirschberh (d'Odessa) a constaté, par ce moyen, une augmentation de la quantité d'urine de 1,500 à 3,000 cen-timètres cubes (2).

Dans les troubles gastro-intestinaux, les résultats sont encore plus appréciables. Le massage abdominal excite les mouvements péristaltiques, favorise les sécrétions, active la migration du bol alimentaire et les fonctions d'assimilation du tube digestif. Il est d'une efficacité incontestable contre la constipation. Berne recommande d'y procéder de la façon suivante : Après avoir pétri les téguments et les muscles abdominaux, on presse douce-

(1) *Société de Thérapeutique*, 9 janvier 1901.

(2) Dujardin-Beaumetz, *L'Hygiène Thérapeutique*, page 83.

ment sur la région cœcale au moyen des extrémités palmaires des quatre derniers doigts ; puis, au moyen des poings fermés, on exécute un massage de tout le côlon. Il faut que ce massage soit à la fois très doux et très profond ; la durée de chaque séance doit être de quinze à vingt minutes. Berne, outre l'action mécanique du massage, fait jouer un rôle notable à la sécrétion de la bile ; aussi conseille-t-il de joindre aux manœuvres précédentes des pressions douces au niveau de la vésicule biliaire.

Pour le traitement de la dilatation de l'estomac, voici comment procède le docteur Hirschberg. Ayant déterminé par la percussion et les limites du clapotement, la ligne inférieure de cet organe, on produit par la paume d'une ou des deux mains des pressions d'abord légères, puis de plus en plus fortes, en les dirigeant de la partie inférieure et gauche vers le pylore. Dans les cas où les parois abdominales sont minces, on peut remarquer que ces mouvements provoquent de très fortes contractions de l'estomac. On exécute les pressions pendant cinq à huit minutes, puis on fait du pétrissage et des malaxations en dirigeant les mains de bas et de gauche en haut et à droite.

Sous l'influence de ces manœuvres, la digestion s'active, le clapotement stomacal diminue, le poids augmente, et cela dans de très notables proportions.

Les neurasthéniques, étant le plus souvent dyspeptiques, et parfois atteints de dilatation de l'estomac, retireront de ces moyens des effets salutaires.

Nous avons vu que la neurasthénie se complique parfois d'obstruction intestinale. Dans ces cas, si on sent le point d'arrêt des matières, on peut, à ce niveau, par le massage, pousser mécaniquement la masse fécale, tandis que, par une pression consécutive, on parvient à dilater l'étranglement. Quand il est impossible de fixer le point de cet étranglement, ce n'est pas une contre-indication, il est toujours avantageux de déplacer la masse fécale et de la faire migrer dans une autre partie de l'intestin. On la fragmente et les purgatifs réussissent mieux à en favoriser l'expulsion. « Plus les masses sont petites, plus elles sont facilement déliées sous l'influence d'une hypersécrétion intestinale ; d'un autre côté, il est impossible à l'intestin par trop distendu de se contracter, ce qui n'arrive plus après la fragmentation de la masse totale (1). »

Le docteur Bitterlin cite plusieurs observations dans lesquelles il a obtenu des guérisons par le massage employé presque *in extremis*. Un de ses malades avait des vomissements fécaloïdes, le hoquet, le ventre ballonné à l'extrême, le facies décomposé, le pouls petit, rapide, l'urine rare et épaisse. L'électricité ne produisit aucun résultat ; il malaxa fortement la région abdominale, malgré la douleur ressentie à la pression par le malade ; quelques instants après, de violentes coliques se déclarèrent, on entendit des gargouillements suivis de selles abondantes, le malade était sauvé (2).

Le massage convient également aux neurasthéniques hypertendus et aux neurasthéniques hypotendus. Dans les intoxications, il active les échanges organiques, stimule les fonctions du rein et détermine l'élimination des toxines. Dans la dépression réelle du système nerveux, il augmente les oxydations, favorise ainsi la nutrition, redonne aux membres leur énergie et leur souplesse. Il agit comme l'exercice, mais d'une manière plus méthodique. Comme dans l'exercice actif, on produit des secousses, des pressions, des tiraillements, des élongations des nerfs, qui se

(1) *Union Médicale*, 18 mars 1882.

(2) *Traité historique et pratique du massage,* par le docteur Norstron, p. 321.

répercutent sur les centres, de façon à provoquer, indépendamment de l'action locale, des effets reflexes ; de là des conséquences d'excitation ou de sédation, que le médecin peut utiliser selon les cas, en graduant la forme et l'intensité des manœuvres. Les vrais épuisés du système nerveux feraient difficilement de l'exercice, mais le massage peut être employé chez tous les neurasthéniques

La *gymnastique suédoise*, qui consiste à provoquer la contraction volontaire de certains muscles, tandis qu'on leur oppose avec la main une résistance graduée, complète le massage. Meding (1) a divisé ces mouvements en mouvements semi-passifs et en mouvements semi-actifs. Les premiers s'exécutent avec résistance de la part du sujet, les seconds avec résistance de la part du gymnaste.

Pour remplacer le professeur, on a recours aujourd'hui à une gymnastique qui tend à juste titre à se répandre de plus en plus, c'est la gymnastique de l'opposant. Elle substitue au professeur qui s'oppose aux mouvements, des chaînes élastiques composées de ressorts à boudins, appelés exerciseurs, ramenant les membres qui y sont appliqués, à leur position primitive. Cette gymnastique de l'opposant a ce grand avantage d'occuper peu de place et de pouvoir même être appliquée au lit du malade ; elle permet aussi de régler l'effort qu'il peut faire.

Comme le massage, ces exercices méthodiques augmentent la respiration, facilitent la digestion, produisent des combustions musculaires et débarrassent l'organisme des produits toxiques. Ils raniment les organes affaiblis, élèvent la température, en général au-dessous de la moyenne chez les neurasthéniques, et contribuent à restaurer le système nerveux. Ils ont l'avantage de per-

---

(1) Meding, *Sur la gymnastique médicale suédoise*, Paris, 1882.

mettre au malade de se soigner seul, sans le concours d'un masseur ou d'un gymnaste.

En résumé, le massage et la gymnastique méthodique contribuent puissamment à désintoxiquer les hypertendus et à tonifier les hypotendus. Ces moyens hygiéniques seront d'autant plus efficaces, qu'ils seront employés avec discernement, sous la direction du médecin, qui se basera, dans ses conseils, sur ses connaissances anatomiques et physiologiques, et sur les particularités que présenteront les malades.

CHAPITRE III

Hydrothérapie.

Les sensations perçues par les centres nerveux du cerveau et de la moëlle épinière, sous l'influence de l'hydrothérapie, sont renvoyées, par l'intermédiaire des nerfs moteurs, à tous les tissus et particulièrement aux nervi-vasorum. Selon la température de l'eau, selon sa force d'impulsion, sa distribution sur la surface cutanée, on peut obtenir, par action reflexe, des effets dynamogènes ou inhibitoires; de là, une action hypertensive ou hypotensive. Aussi, dans le choix des procédés hydrothérapiques, doit-on, avant tout, tenir compte de la tension artérielle.

Hydrothérapie pour les hypertendus. — Nous avons vu que les neurasthéniques à hypertension sont surtout irritables. Il sera donc utile de leur prescrire un traitement hydrothérapique susceptible de produire une sédation du système nerveux. On obtiendra ce résultat par les lotions tièdes, les bains tièdes, les bains tempérés, le drap mouillé

avec frictions, les douches chaudes et les douches tempérées.

Lotions tièdes. — Tous les neurasthéniques à hypertension se trouvent bien de faire, chaque matin, des
lotions tièdes, pratiquées sur tout le corps, soit avec une
serviette-éponge, soit avec une éponge imbibée d'eau, à
une température de 35 à 40 degrés. Elles doivent intéresser toutes les anfractuosités de la peau, les espaces inter-
digitaux des pieds, les parties sexuelles et la marge de
l'anus. Le bien-être ressenti peut durer plusieurs heures.

Bains tièdes de 33 à 36 degrés. — La durée du bain
doit être de 25 à 30 minutes. S'il est prolongé outre
mesure, il produit de l'accablement.

Le bain tiède assouplit la peau, la débarrasse de ses
impuretés, favorise ses fonctions et, par son action sur les
nerfs périphériques, produit une sédation qui se répercute
sur le système nerveux central. Sous son influence, le
sommeil est plus facile, et les soubresauts, si fréquents
chez les neurasthéniques, dès qu'ils sont endormis, disparaissent.

Selon la remarque du Docteur Kisch (1), les bains tièdes
conviennent aux malades chez lesquels il faut obtenir une
vaso-dilatation périphérique, une diminution de la pression artérielle.

Bain tempéré. — Le bain tempéré, de 28 à 32 degrés,
donne une sensation de fraîcheur agréable. On comprend
qu'il doit être de courte durée. Cette durée doit être basée
sur l'impression ressentie par le malade. Dès qu'il se
produit un frissonnement, il doit sortir de la baignoire et
s'envelopper d'un peignoir chaud. Pendant la durée du
bain, il sera prudent de maintenir sur la tête une com-
presse froide.

(1) *Deutsch méd. Zeit*, 27 avril 1903.

Le bain tempéré convient particulièrement à l'hyper-tendu déjà en voie d'amélioration. Son action est à la fois tonique et sédative.

Drap mouillé avec friction. — On se sert d'un drap très dur que l'on trempe dans de l'eau de 25 à 28 degrés et que l'on tord fortement. Quand le drap est ainsi préparé (le malade s'étant dépouillé de tous ses vêtements et se tenant debout), on le déploie et on le jette rapidement sur les épaules et le dos du patient, en ayant soin de ramener les bords en avant, sur la poitrine, l'abdomen et les mem-bres. On pratique ensuite, avec la main appliquée sur le drap, des frictions sur toute l'étendue de la peau, pendant une ou deux minutes. Puis, on enlève le drap et on essuie rapidement le malade avec un autre drap sec, légèrement chauffé, en le frictionnant de nouveau régulièrement. Il s'habille ensuite et fait la réaction en marchant. Les jours suivants, on peut abaisser progressivement la température de l'eau jusqu'à 20 et même 18 degrés, selon l'effet pro-duit antérieurement.

Le drap mouillé avec frictions a pour action de tonifier l'état général, sans exciter les nerfs périphériques.

La *douche chaude,* de 40 à 45 degrés, a une action sédative. Elle agit comme le bain tiède, mais est plus tonique. On l'administre généralement sous la forme de pluie de trois à cinq minutes de durée. On peut aussi la donner en jet, mais il est nécessaire que le jet n'ait qu'une force d'impulsion modérée.

Après la douche chaude, le malade sera frictionné et enveloppé dans un peignoir chaud.

Douches tempérées. — « Le véritable procédé hydrothé-rapique, qui agit avec le plus de sûreté contre l'hyperten-sion des vaisseaux (1), est la douche tempérée.

(1) Beni-Barde, *Journal des Praticiens,* 25 juillet 1903.

« On l'administre avec un appareil spécial, connu sous le nom de mélangeur. L'eau, répandue discrètement sur la peau, ne doit éveiller aucune sensation de chaleur ou de froid. Il faut que sa température puisse convenir aux particularités de chaque individualité morbide, et varier, par conséquent, entre le 33ᶜ et le 37ᵉ degré de l'échelle centigrade, c'est-à-dire, dans les limites qui forment la zone neutre. La projection de cette douche doit avoir une douceur extrême et se traduire par des aspersions lentes, allongées, régulières, dirigées principalement sur les côtés de la colonne vertébrale. Sa durée peut aisément osciller entre 3, 5 ou 8 minutes, selon le degré de résistance du sujet.

« Cette douche, essentiellement sédative, apaise le système nerveux et le système circulatoire, en leur apportant un calme qui les met à l'abri d'une évolution pathologiquement tumultueuse. C'est la douche hypotensive par excellence. Elle convient à tous les malades qui ont une tension artérielle exagérée ».

Les *bains de vapeur* ont un effet très énergique sur la circulation, mais ils doivent être employés avec une extrême prudence, car le premier effet est une augmentation de la pression sanguine ; ce n'est qu'après quinze ou vingt minutes, lorsque la sudation abondante produit, pour ainsi dire, une véritable saignée séreuse, qu'on voit survenir l'hypotension artérielle.

Hydrothérapie pour les hypotendus. — Pour les neurasthéniques à hypotension, les vrais déprimés, généralement affaiblis moralement et physiquement, il s'agit de redonner du tonus au système nerveux, comme à tout l'organisme. On emploiera un genre d'hydrothérapie capable de stimuler les centres nerveux par une excitation périphérique et de rétablir les fonctions languissantes du malade.

On y parviendra par les lotions froides, le drap mouillé ruisselant et les douches froides.

Lotions froides. — Les lotions froides seront pratiquées dans le tub, avec une grosse éponge imbibée d'eau, à une température de quinze à vingt degrés, correspondant en général à celle de la chambre du malade. On pourra l'élever ou la baisser selon la susceptibilité de ce dernier. Il sera nécessaire de bien veiller à la réaction, que l'on activera par des frictions sèches, la marche ou, si le malade est trop faible, par un séjour au lit plus ou moins prolongé.

Drap mouillé ruisselant. — Pour employer ce procédé, on enveloppe le malade dans un drap imbibé d'eau, mais non tordu. On commence par une température de vingt-cinq degrés et on descend progressivement, selon la susceptibilité du patient. On laisse le drap appliqué une ou deux minutes et on fait ensuite des frictions avec un drap sec.

Douches froides. — La douche froide, mobile, en jet brisé, a une action essentiellement stimulante et tonique. Courte et assez énergique, elle détermine toujours par elle-même et par la réaction qu'elle fait naître, une excitation nerveuse qui exagère la contraction musculaire et accélère la circulation du sang. Cet accroissement accidentel, donné à la vitalité des principales fonctions de l'organisme, concorde avec une augmentation de la tension artérielle, dont l'étendue est presque toujours proportionnelle à la vigueur de l'attaque par le froid, à la courte durée de l'application et à l'intensité des phénomènes réactionnels qu'elle provoque. Cette douche froide est essentiellement hypertensive (Beni-Barde).

Le jet brisé doit atteindre d'abord les pieds et les mollets, la surface postérieure du corps, la nuque et la tête étant épargnées. Le malade se retourne aussitôt après, et on douche les parties antérieures. On termine, en dirigeant le jet, sans le briser, sur les pieds pendant quelques secondes. La durée de la douche doit être très courte. Une douche trop courte n'a jamais d'inconvénient ; une douche trop longue est toujours dangereuse (Fleury). La durée est proportionnée à la susceptibilité du neurasthénique et au degré de la température de l'eau. Si l'eau est très froide, d'une température inférieure à dix degrés, sept ou huit secondes suffisent.

Après la douche, il faut essuyer, frictionner le malade et le faire passer dans une salle à air chaud, ou lui recommander une promenade, pour faciliter la réaction.

Il est prudent de surveiller cette réaction, et, d'après sa plus ou moins grande facilité, on pourra, à la douche suivante, modifier la température et la durée.

Il est d'une bonne pratique de mesurer avec le sphygmomanomètre ou par le procédé d'Huchard (*nombre de pulsations dans la position verticale et dans la position horizontale*), la tension artérielle, pour se rendre compte de l'effet obtenu.

Les douches froides, pour produire un effet durable, doivent être continuées un temps assez long : six semaines et plus.

Quelques neurasthéniques ont une grande répugnance pour la douche froide, et il serait imprudent de les soumettre d'emblée à ce mode de traitement, surtout en employant de l'eau à une température de quinze degrés et au-dessous, qui pourrait les rebuter, au point de les priver d'un moyen de thérapeutique très puissant. Aussi, il est préférable de commencer par la douche écossaise, qui est généralement bien supportée. Elle consiste à donner d'abord une douche chaude à une température de trente-six degrés, qu'on élève progressivement et rapidement à quarante ou quarante-cinq. A ce maximum de thermalité, la douche chaude est continuée pendant une ou deux minutes au plus, et, subitement, on abaisse la température de l'eau à huit ou dix degrés, la durée de la douche froide ne devant pas excéder dix à quinze secondes (F. Bottey).

A la *séance de l'Académie de Médecine* du 21 juin 1904, M. le Docteur Huchard a lu un rapport sur le travail de M. Laussedat, relatif aux bains carbo-gazeux et à leur action sur la tension artérielle, qu'ils peuvent élever ou abaisser à volonté, selon la façon dont on les administre.

Les nombreuses observations que M. Laussedat a prises, à Royat, sur les malades à tensions opposées, les méthodes diverses qu'il a employées, lui ont démontré que, si les artères ne sont pas sclérosées, au point d'avoir perdu toute leur élasticité, si le myocarde est suffisamment résistant, si le rein des artériels est entretenu par le régime alimentaire dans un état de perméabilité relative, enfin, si le système vaso-moteur réagit facilement, il est possible de toujours provoquer par les bains carbo-gazeux :

1° Soit de l'*hypertension*, en donnant ces bains d'emblée très gazeux et très courts ; l'hypertension sera d'autant plus accusée que le bain s'éloignera de la température du corps.

2° Soit de l'*hypotension*, en les donnant à la température de la peau, privés de gaz au début et progressivement gazeux ensuite, d'une durée plus prolongée, de façon à entretenir cette hypotension.

L'action du bain est toujours antitoxique et éliminatrice, puisque, sous son influence, la diurèse est notablement augmentée.

Contre certains symptômes prédominants des neurasthénies, il est indiqué d'employer des procédés hydrothérapiques spéciaux.

Contre l'*insomnie persistante*, on aura recours aux bains tièdes de courte durée, en ayant le soin de pratiquer des affusions plus froides sur la tête pendant la durée du bain. On pourra aussi se servir de la douche tempérée de 34 à 38 degrés, à percussion légère.

Les Allemands emploient fréquemment contre l'insomnie le *maillot humide*. Voici comment ils procèdent : on étale sur le lit deux couvertures de laine, et, sur les couvertures, on étend un drap que l'on vient de tordre, après l'avoir trempé dans de l'eau à 10 ou 15 degrés. Le malade se place sur le drap ; on l'asperge rapidement de quelques gouttes d'eau froide, et on l'enveloppe de telle sorte que toute la surface du corps soit en contact avec le drap humide ; après quoi, on replie les couvertures. Pour obtenir les effets toniques et surtout sédatifs que l'on recherche, on laisse le patient ainsi enveloppé pendant dix, quinze ou vingt minutes. Après le léger frisson du début, le pouls, d'abord accéléré, se ralentit ; le malade éprouve un sentiment de bien-être et de calme ; quelquefois, il ressent un engourdissement général, de la somnolence, et, enfin, le besoin de dormir se produit. Il ne faut pas le laisser dans le maillot humide trop longtemps, car on déterminerait une transpiration abondante qui nuirait au sommeil.

Contre la *céphalée* et la *sensation de casque*, il faut éviter de doucher la nuque et la partie supérieure du dos, de peur d'augmenter la douleur, et on commencera par la douche écossaise. On aura le soin de ne diriger le jet, surtout quand on se sert d'eau froide, que sur les membres inférieurs et la moitié inférieure du tronc. Cette méthode sera employée également, si le malade a des vertiges ; on prendra, dans ce cas, d'autant plus de précautions.

Contre les *douleurs thoraciques* et la *rachialgie*, il faut employer la douche chaude ou la douche écossaise, dirigée particulièrement sur les points douloureux.

Contre l'*atonie gastro-intestinale*, on prescrira la douche abdominale en éventail, la douche dorso-lombaire, la douche alternative, localisée sur l'abdomen, d'une durée de deux minutes (Bouveret), ou bien encore la ceinture épigastrique mouillée. Cette dernière application produit une action locale révulsive ou excito-motrice qui est très favorable aux malades affectés de dyspepsie atonique et de constipation. Elle constitue un véritable bain de vapeur local. La ceinture épigastrique ou abdominale consiste en une bande de toile large de vingt à trente-cinq centimètres et assez longue pour faire trois fois le tour du corps. Le premier circulaire seul est mouillé avec de l'eau de vingt à vingt-cinq degrés, les deux autres tiers de la pièce de toile sont secs et recouvrent exactement le premier. On enroule par-dessus une bande de flanelle. La durée de l'application varie de quinze à trente minutes (Proust et Gilbert Ballet). On peut aussi obtenir des effets sédatifs par des applications très chaudes maintenues en permanence sur l'abdomen (serviette trempée dans une infusion de tilleul chaude, exprimée : entourer de taffetas gommé et de coton, maintenir par une bande de flanelle, à garder le soir une heure, deux heures, ou même toute la nuit).

Contre les symptômes *génito-urinaires* (spermatorrhée, impuissance, névralgies, etc.), on dirigera la douche particulièrement sur la colonne vertébrale. Dans la première période, on se servira de douches tempérées à trente-cinq ou trente-six degrés.

Quand les troubles fonctionnels sont arrivés à un état

d'atonie presque complète, les procédés hydrothérapiques employés devront avoir une action essentiellement stimulante. Cependant, les neurasthéniques étant d'une impressionnabilité extrême, il sera prudent, ne serait-ce que pour les habituer à l'hydrothérapie, de commencer par une thermalité tempérée. On prescrira d'abord des bains de siège de trente-quatre, puis de vingt-cinq, et progressivement de quinze et dix degrés, ces derniers étant de très courte durée, une minute au plus ; on aura soin d'appliquer antérieurement des compresses froides sur la tête. On aura recours ensuite aux douches froides sur le périnée et sur la région lombo-sacrée. Les lavements froids, que le malade peut prendre à domicile et dont il peut user plus facilement et plus fréquemment, ont également une action puissante, que Beard avait déjà signalée.

Winternitz a conseillé contre l'atonie des organes génitaux l'emploi du *psycrofore*. C'est une sonde métallique à double courant, ayant pour but de soumettre la région prostatique de l'urèthre à l'action du froid. Cette sonde est fermée à l'extrémité uréthrale. Quand elle est mise en place, on injecte, d'une façon continue, de l'eau à une température de 18 degrés, que l'on abaisse progressivement jusqu'à 12 et même 10 degrés. Dès le début, l'irrigation sera de courte durée, deux ou trois minutes au plus. Peu à peu, le malade s'habitue à la sensation ressentie, et les jours suivants, l'irrigation peut durer de huit à dix minutes. Ce procédé compte de réels succès.

En résumé, l'hydrothérapie, dans les neurasthénies, peut rendre de très grands services. Elle ne suffit pas, seule, à obtenir une guérison radicale, mais, aidée des autres moyens hygiéniques dont nous disposons, elle apporte un puissant concours au traitement. L'effet immé-

diat qu'elle produit réconforte le moral et constitue un
moyen psychothérapique entretenu, dans la suite, par une
action réelle, tonique et sédative. Mais il faut la manier
avec une extrême prudence, avoir recours, avant tout, à
des procédés de douceur et n'arriver à des moyens énergiques que progressivement, en tenant compte de la
susceptibilité et de la tolérance du malade. Aussi, le
médecin doit-il baser ses conseils sur les particularités
que présentent les diverses neurasthénies, scruter par un
examen approfondi, le degré d'irritabilité de son système
nerveux, et tenir compte, avant tout, de la tension
artérielle.

CHAPITRE IV

Electrothérapie.

L'électrothérapie a été surtout employée dans les maladies nerveuses, et est particulièrement indiquée dans les
neurasthénies. Weir Mitchell recommande le massage,
mais il a recours aussi à la faradisation, en se servant, de
préférence, des courants interrompus, à intermittences lentes. L'électrisation faradique des muscles amène des contractions répétées et produit des effets identiques à ceux du
massage. Weir Mitchell fait pratiquer celui-ci le matin et la
faradisation l'après-midi. Beard emprunte à l'énergie électrique le moyen de relever le tonus de l'organisme et
prescrit la faradisation généralisée seule ou associée à la
galvanisation centrale, celle-ci étant plus particulièrement
destinée à combattre certains symptômes : la céphalalgie,
l'insomnie, l'impuissance. En France, M. Vigouroux a
obtenu avec la franklinisation (application de l'électricité
statique) des résultats très satisfaisants, et depuis les ex-

périences de d'Arsonval, on emploie les courants de haute fréquence. Leur action tonique et régulatrice du système nerveux a rendu déjà de grands services et paraît devoir en rendre de plus grands encore.

Sous l'influence de l'électricité, les quantités d'oxygène absorbé et d'acide carbonique exhalé sont accrues, la température centrale est élevée, ainsi que le nombre des pulsations ; en un mot, les combustions intimes des tissus sont plus profondes ; par suite, l'assimilation et la désassimilation plus complètes. Aussi cette méthode de traitement est-elle indiquée contre les maladies caractérisées par le ralentissement de la nutrition, comme l'arthritisme, et nous savons que la plupart des neurasthéniques sont des arthritiques. Elle agit non seulement sur la nutrition générale, mais aussi sur la nutrition locale des tissus, dans les névrites, les névralgies, les douleurs neurasthéniques, etc. C'est un agent protéiforme, dont chaque modalité a des propriétés physiologiques et thérapeutiques qui lui sont propres. Le courant continu, les décharges statiques, l'effluve, les courants de haute fréquence ont leurs indications spéciales. Aussi, dans le choix du mode employé, faut-il tenir compte de la forme de la maladie, des antécédents du malade, de son sexe, des intoxications, des localisations, de l'état de la circulation,

Lorsque la maladie n'a pas frappé plus spécialement un organe et qu'il n'y a pas de contre-indication, on emploie d'abord la *franklinisation* ; elle peut, à elle seule, faire disparaître la céphalée, l'insomnie, l'asthénie cérébrale ou musculaire et même les vertiges ; elle impressionne l'organisme comme un exercice actif énergique ; aussi doit-elle être dosée comme un médicament. Les neurasthéniques étant extrêmement impressionnables, une excitation violente provoque fatalement chez eux un effet opposé au but désiré ; il faut commencer par un faible débit, que l'on pourra augmenter progressivement, selon la susceptibilité du malade.

D'après M. Laquerrière (1), il n'y a aucune raison majeure à faire des séances de très courte durée, sauf toutefois les brûlures de la peau et divers accidents qui pourraient rendre difficile l'application des courants électriques pour les séances suivantes. On arrive à faire des séances de vingt minutes et même d'une durée plus longue. On prend alors des pelotes spéciales très rembourrées, et le courant est plus faible. M. Laquerrière pose, en principe, qu'il n'y a pas de règles exactes pour la durée. Quand on emploie le courant continu, la limite est celle de la résistance de la peau. En général, la séance est de cinq minutes au début, et on augmente la durée progressivement.

La *franklinisation* est utilisée pour le traitement général des neurasthéniques, surtout sous forme de bains statiques, le patient étant placé sur le tabouret relié à l'un des pôles de la machine, en général le positif.

Charcot a constaté que, sous l'influence de ce bain, les fonctions digestives sont accélérées, et que l'appétit augmente considérablement. Chez les personnes très délicates, anémiques, on a obtenu fréquemment, par ce procédé, des guérisons, alors que les préparations ferrugineuses et autres avaient échoué.

Pour beaucoup de médecins, le bain électro-statique est la base du traitement des neurasthénies. Habituellement, on lui associe l'action du souffle électrique; c'est le souffle positif que l'on choisit de préférence, car il agit moins fortement que le négatif; il est, en outre, plus divisé. L'efficacité du souffle est des plus remarquables. Dirigé sur la tête en forme de douche électrique, il débar-

(1) *Société de Médecine de Paris,* 25 juin 1904.

rasse les malades du sentiment habituel qu'ils éprouvent, d'embarras, de lourdeur, de pression, de tension douloureuse, en un mot, de *casque*. On emploie aussi la franklinisation à l'aide d'étincelles, avec la boule de bois d'abord, avec la boule métallique ensuite, sur le trajet de la colonne vertébrale. Comme l'indique M. Vigouroux, les étincelles, par l'excitation du système nerveux, peuvent faire disparaître la sensation si pénible de dépression et de fatigue musculaire que ressentent les neurasthéniques.

La friction électrique exerce une action locale tonique et des actions réflexes dont l'effet est sédatif ; elle développe la sensibilité cutanée et, pratiquée sur une grande étendue de la surface du corps, elle produit une stimulation générale (1).

L'aigrette est également employée, mais on la réserve, en général, pour faire une révulsion modérée sur les régions très sensibles, comme la face.

La *galvanisation* est utilisée pour combattre certaines manifestations des neurasthénies. Les douleurs de tête, de la nuque, du front, les sensations de vide, de lourdeur, sont calmées par le courant galvanique appliqué à la tête. On l'emploie aussi contre les douleurs névralgiformes et particulièrement contre la rachialgie.

La *faradisation* générale peut arriver à produire les mêmes résultats que la franklinisation. Pour la pratiquer, on fait placer les pieds du malade déshabillé sur une électrode ; l'autre électrode, prise sous forme de rouleau, est promenée de chaque côté du cou et de l'épine dorsale, pendant deux minutes. Tous les muscles du cou sont ensuite faradisés, puis on électrise de la même façon la poitrine et l'abdomen ; on passe aux membres, et enfin on termine par le visage et la tête, en employant le procédé

____

(1) Bordier, *Précis d'électrothérapie.*

de la main électrique (main du médecin reliée à l'un des pôles de l'appareil faradique).

D'après M. le Docteur Bordier, cette méthode, quoique préconisée par Beard, ne vaut pas mieux que la franklinisation, et son application est moins commode, moins rapide que le bain statique ou toutes les autres formes de franklinisation.

Lorsque les différents traitements électriques n'ont pas produit l'effet désiré, Hirt conseille la galvano-faradisation intense sur les membres inférieurs. L'ébranlement qui se propage à tout le corps est d'abord mal supporté ; le malade se plaint, proteste. D'après M. Bordier, il ne faut pas se laisser émouvoir, car le résultat thérapeutique est parfois très satisfaisant.

Comme pour tout traitement des neurasthénies, il faut tenir compte de la tension artérielle. Nous avons vu que la médication et le régime indiqués pour les neurasthéniques à hypertension ne peuvent convenir aux neurasthéniques à hypotension, que les procédés hydrothérapiques employés ne sont pas les mêmes, que les climats qui conviennent aux premiers sont contre-indiqués chez les seconds. Il en est de même pour le mode d'électricité à recommander.

La franklinisation a une action vaso-constrictive ; elle augmente la fréquence du pouls et la tension artérielle ; elle ne doit donc pas être employée chez les hypertendus, plus irrités que déprimés, surtout chez les artério-scléreux ou chez ceux qui sont en imminence d'artério-sclérose, *les presclérotiques d'Huchard*.

Le traitement de choix pour les neurasthéniques à hypertension repose sur l'emploi des *courants de haute fréquence*. Avec ces courants, il y a absence d'excitation, en même temps que production de phénomènes inhibitoires. L'inhibition peut être mise en évidence par l'expérience. Les tissus traversés deviennent rapidement moins excitables aux excitants ordinaires. Cette diminution se traduit même par une analgésie remarquable, qui frappe les points par où le courant pénètre dans le corps. La sensation galvanique et la sensation faradique ne sont perçues, dans les points soumis à ces courants, que si l'on emploie des intensités beaucoup plus fortes.

M. le Professeur d'Arsonval a pu faire traverser son corps par des courants de plus de 3,000 milliampères, sans éprouver la moindre douleur, tandis que les courants d'une intensité dix fois moins forte seraient extrêmement dangereux, si la fréquence, au lieu d'être de 500,000 à 1,000,000 par seconde, était abaissée à 100, comme cela a lieu pour les courants industriels.

M. A. Moutier (1) a appliqué les courants de haute fréquence chez dix artério-scléreux de longue date, qui, tous, avaient suivi sans succès les régimes et les traitements les plus divers, en vue d'abaisser leur tension artérielle; or, chez sept de ces malades, il a suffi de quatre à sept séances pour ramener la tension à la normale; chez les trois autres, ce résultat n'a été obtenu qu'au bout de douze à quinze séances. La d'Arsonvalisation est donc indiquée dans les cas d'hypertension.

Sous l'influence des courants de haute fréquence, l'organisme est fortement influencé, au point de vue des échanges nutritifs qui se passent dans les tissus. Le sujet, soumis à l'auto-conduction dans le solénoïde, retire le même profit que s'il effectuait un exercice considérable, comme une course à bicyclette, par exemple ; les déchets augmentent, les combustions intimes dans les tissus deviennent plus profondes, mais il n'éprouve pas la fatigue

(1) *Académie des Sciences*, 30 mai 1904.

qu'entraîne fatalement l'exercice réellement accompli.
(Bordier.)

Une autre considération milite en faveur de l'emploi
de cette méthode : elle est antitoxique. MM. d'Arsonval et Charrin ont communiqué à la Société de biologie
les résultats d'expériences, par simple ébranlement molé-
culaire, sous l'influence des courants de haute fréquence,
et ils ont constaté que les toxines ont été considérablement
atténuées.

M. le Docteur Régnier (1) insiste sur l'emploi de ces
courants chez les neurasthéniques. Il les leur applique
de trois façons : l'auto-conduction dans le grand solénoïde, en forme de cage; la condensation sur le lit
ou l'effluvation d'un résonnateur bipolaire de d'Arsonval.
Il arrive parfois que certains malades, après leur séjour
dans le grand solénoïde, se plaignent de vertiges, d'un
peu de tendance aux éblouissements, état qu'ils comparent, non sans justesse, à celui d'une légère ébriété. Ces
phénomènes sont dus à ce que la séance a été ou trop
longue ou donnée avec une trop grande intensié. Il y a lieu
alors d'abréger l'application ou d'employer un potentiel
plus bas. Chez d'autres malades, les symptômes de réaction sont encore plus accusés; c'est une céphalée persistante, une sensation d'angoisse quelquefois passagère,
mais parfois se renouvelant à chaque séance. Dans ces
cas, il faut renoncer à l'emploi de la cage et lui substituer
le lit condensateur, qui est, en général, mieux supporté.
L'effluvation pratiquée avec le résonnateur bipolaire de
d'Arsonval paraît éviter ces inconvénients.

Chez les neurasthéniques à hypotension, la franklinisation, la galvanisation et la faradisation, dont un des
effets est de relever la tension artérielle, seront employées

____

(1) *Progrès Médical*, 6 juin 1903.

avec succès, les courants de haute fréquence étant plus particulièrement réservés aux hypertendus.

Les femmes supportent, en général, difficilement la franklinisation ; on doit employer de préférence pour elles, soit la faradisation avec la galvanisation centrale, suivant la méthode de Beard, soit la galvanisation généralisée seule ou les courants de haute fréquence.

Les *troubles dyspeptiques* sont avantageusement traités par l'électricité. Quand la sécrétion gastrique est peu modifiée, on a recours à la galvanisation. On place sur l'épigastre une électrode de 8/13 centimètres, reliée au pôle négatif de la batterie, et sur le point d'élection du nerf phrénique, au haut de la poitrine, une seconde électrode de trois centimètres de diamètre, reliée au pôle positif. L'intensité du courant doit être de 8 à 10 milliampères ; la durée de la séance, de 10 à 20 minutes. Pour la faradisation, on se sert de deux tampons de trois centimètres de diamètre, placés sur les mêmes points et reliés aux bornes d'une bobine à gros fil. La durée de l'application sera de trois minutes.

Contre l'*hypochlorhydrie*, accompagnée de dilatation atonique de l'estomac, on emploie la franklinisation médiate. « Le malade étant placé sur le tabouret relié au pôle négatif de la machine statique, l'électrode est appliquée pendant deux minutes dans la ligne axillaire, au niveau du septième espace intercostal, trois minutes dans la gouttière vertébrale, au niveau du cardia (1). »

MM. Albert Robin et Regnier ont montré, par les expériences qu'ils ont faites au Laboratoire thérapeutique de la Pitié, que l'électricité, employée comme nous venons de l'indiquer, augmente rapidement la sécrétion de l'acide chlorhydrique du suc gastrique.

(1) *Gazette Médicale* de Paris, 1898.

La *constipation* est un des symptômes les plus fréquents des neurasthénies; elle est combattue avantageusement par l'électrothérapie. On emploie, soit la faradisation des muscles de l'abdomen et de l'intestin, soit la franklinisation avec étincelles, de préférence sur la région dorso-lombaire, comme le recommande M. Vigouroux, soit les applications monopolaires de haute fréquence. Dans les cas légers, la galvanisation rythmée suffit. Quand il s'agit d'une constipation opiniâtre, on aura recours à la faradisation ou à la franklinisation et surtout au lavement électrique employé d'abord tous les jours, puis tous les trois ou quatre jours. Ces moyens réussissent, quand l'inertie est due au défaut de tonicité des muscles. Si la constipation dépend de contractions spasmodiques, il faut avoir recours à des procédés de douceur. Quand elle est due à l'insuffisance des sécrétions biliaire, pancréatique et intestinale, on emploiera, de préférence, la haute fréquence, dont l'action sur les sécrétions est prédominante.

Sur 41 cas de constipation opiniâtre sans garde-robes spontanées depuis plus d'un an, M. le Docteur Laquerrière a obtenu 36 résultats satisfaisants, 26 malades ont conservé des selles spontanées. Avec la disparition de la constipation, la neurasthénie s'est améliorée.

Contre l'*obstruction intestinale* d'origine neurasthénique, l'électricité est souvent employée avec succès. J'ai décrit un cas de guérison obtenu par ce moyen au chapitre V de la deuxième partie. M. le Docteur Laquerrière (1) en a rapporté plusieurs autres obtenus par le lavement électrique, et il a constaté les heureux effets de l'électrothérapie dans l'entéro-colite, en employant le courant faradique léger.

____

(1) *Société de Médecine de Paris*, 11 et 25 juin 1904.

Nous avons vu qu'au premier degré des *troubles géni-taux urinaires*, il n'y a pas d'asthénie réelle ; ils ne sont que la conséquence d'un état mental ; il s'agit d'une sorte de phobie d'ordre psychique. Dans ces cas, comme nous l'avons déjà dit, la psychothérapie, en donnant au malade une confiance justifiée, amène, en général, la disparition de ces troubles fonctionnels. Pour aider à cette action psychothérapique, si elle est insuffisante, on aura recours à la franklinisation, qui, autant par son action stimulante que par son influence sur le moral du malade, produit des effets très satisfaisants.

A une période plus avancée de l'asthénie génitale, quand il y a un affaiblissement des centres génito-uri-naires, on aura recours à un traitement local, soit avec le courant faradique, soit avec le galvanique.

Les neurasthéniques frappés d'atonie génitale et d'im-puissance réelle, sont dans un désarroi moral absolu. L'humiliation produite par leur déchéance virile peut les porter aux pires extrémités, et il est absolument indiqué de leur redonner un peu de confiance en eux-mêmes. Généralement, il reste même chez les vrais épuisés une tendance à l'érection le matin, au réveil, quand la vessie est pleine, et cette demi-érection donne un peu d'espoir que le médecin doit encourager. Par le traitement électri-que, la spermatorrhée est atténuée, et il ne faut jamais désespérer d'obtenir une amélioration réelle. On peut aider au relèvement du moral des malades en leur prou-vant, comme le conseille M. Ultzmann, qu'ils peuvent même avoir de fortes érections. Le procédé consiste à les provoquer, en appliquant soit le courant continu, soit le courant faradique, suivant la méthode de Duchenne (l'un des pôles étant placé dans le rectum, l'autre étant appliqué sur le bulbe de l'urèthre). Cette expérience suffit souvent à redonner la confiance aux désespérés, et leur état psychi-

que encouragé, rassuré, aidera au succès d'un traitement
électrique longtemps continué. Pour relever la puissance
musculaire réelle de l'appareil génito-urinaire, la galvanisation négative et labile de la région inguinale et du
périnée souvent renouvelée rend de grands services. L'intensité à employer est de 2 milliampères pour une surface
d'électrode de 20 centimètres carrés. L'application de la
cathode sur le pénis, ainsi que les muscles ischio et bulbo-
caverneux complètera le traitement galvanique de l'impuissance (Bordier).

Les grandes *névralgies pelviennes*, d'origine neurasthénique, sans lésion, sont traitées également avec succès par
l'électricité. « La faradisation vaginale très douce et prolongée pendant 3o à 4o minutes réussit quelquefois, mais
le procédé de choix consiste à utiliser la haute fréquence,
sous forme d'effluvation vaginale, avec une électrode à
manchon de verre. » (Régnier.)

Cinq ou six séances suffisent, en général, à débarrasser
ces pauvres malades de leurs horribles souffrances d'une
façon définitive, et quand, par hasard, la douleur reparaît, au bout de quelque temps, on recommence une
seconde fois le traitement. M. Régnier n'a rencontré
aucun cas, où une troisième intervention fût nécessaire.

Comme le massage et l'hydrothérapie, le traitement
électrique peut rendre de grands services dans les neurasthénies, mais on doit le pratiquer avec prudence, en
modifiant, selon les formes de la maladie et les symptômes
particuliers, le mode et l'intensité des procédés employés.

CHAPITRE V

Résumé du Traitement.

Nous avons montré que le médecin est armé de nombreux moyens pour prévenir et combattre les neurasthénies. L'hygiène physique et l'hygiène morale chez l'enfant peuvent modifier, le plus souvent, les prédispositions héréditaires, soit arthritiques, soit névropathiques. Contre les neurasthénies confirmées, dans beaucoup de cas, le traitement des troubles digestifs aide puissamment à la guérison. Chez les hypertendus, la désintoxication et l'élimination des déchets de l'économie ont une action réelle sur le rétablissement de l'équilibre du système nerveux. Chez les hypotendus, les stimulants, les toniques, aidés de la désintoxication des voies digestives, auront une action bienfaisante, quoique moins rapide.

Depuis que j'ai décrit le traitement des neurasthénies, une communication de M. Clément, présentée à l'Académie de Médecine par M. Huchard, a fait connaître la propriété que possède l'acide formique, d'augmenter la force d'une façon remarquable et de diminuer la sensation de fatigue. Cette action se manifeste sur les fibres striées comme sur les fibres lisses. L'acide formique ayant un effet antitoxique, il est probable qu'il agit comme tel, soit en empêchant la production des déchets de l'économie, soit en oxydant les tissus. Les neurasthéniques étant, en général, des intoxiqués, et un des principaux symptômes des neurasthénies étant une sensation de dépression et de fatigue, il y a lieu de leur appliquer cette médication. Comment la formuler? L'acide formique est trop acide pour être absorbé en nature, mais il ne perd aucune de ses propriétés, si on l'associe au bicarbonate de soude. La dose est de 30 à 40 gouttes, prises dans la journée en deux ou trois fois, à n'importe quelle distance des repas. Le plus simple est de verser 10 à 15 gouttes d'acide formique dans un demi-verre d'eau, puis d'ajouter du bicarbonate de soude, jusqu'à ce que la neutralisation de l'acide soit complète et qu'on soit même arrivé à obtenir une réaction alcaline du liquide, puis on boit en une fois... L'acide formique est surtout indiqué contre l'amyosthénie des neurasthéniques.

Un autre médicament, préparé par M. Billon, vient d'être présenté à l'Académie de Médecine par M. Reclus : c'est la stovaïne. Sa toxicité est moindre que celle de la cocaïne, et contrairement à cette dernière, elle est vaso-dilatatrice. M. Huchard s'en sert avec succès et en injections sous-cutanées dans les névralgies rebelles à 2 %, un centimètre cube et au-dessus. Elle peut rendre des services contre les douleurs si fréquentes des neurasthéniques arthritiques à hypertension artérielle. M. Pouchet déclare que « la stovaïne est un agent médicamenteux de premier ordre ; son pouvoir analgésique est considérable. Elle exerce, en outre, une action tonique sur le cœur, et elle possède des propriétés antiseptiques utiles à connaitre. »

La climatothérapie, le massage, l'hydrothérapie et l'électrothérapie, employés avec une modalité appropriée à des indications spéciales, selon les formes des neurasthénies, produisent aussi des résultats très satisfaisants.

Mais l'efficacité de ces moyens hygiéniques et thérapeutiques doit être favorisée par une psychothérapie rationnelle, les neurasthéniques étant des naufragés qui perdent souvent pied avant de retrouver la terre ferme, et ayant besoin fréquemment d'un point d'appui.

Le moral, quoique dépendant en grande partie du

physique, doit être soutenu par la parole persuasive du médecin, convaincu de la noblesse de sa mission, du bien qu'il peut et doit faire. Dans leurs défaillances, les neurasthéniques seront toujours secourus par le souvenir de ses arguments, de ses conseils pratiques, pondérés, qu'ils substitueront à leurs inspirations pessimistes. Ils doivent se répéter souvent les observations, les raisonnements impartiaux que le praticien expérimenté, imbu d'une juste appréciation de la vie humaine, a opposés à leurs réflexions tristes et erronées.

La science la plus utile, la plus pratique, est celle qui consiste à savoir être heureux. Par les efforts de la volonté des malades, par l'intelligence, ressource puissante des neurasthéniques, à qui elle fait rarement défaut, par l'appui moral du médecin, ces infortunés, vrais martyrs de la société, aidés des moyens physico-chimiques que nous avons indiqués, peuvent parvenir à n'attacher aux évènements que l'importance relative qu'ils méritent, conquérir, avec la paix de leur esprit, la disparition de leurs souffrances physiques et morales, et trouver dans l'existence des satisfactions qu'ils ne soupçonnaient pas, leur donnant l'espérance, le bonheur, la joie de vivre.

TABLE DES MATIÈRES.

DEUXIÈME PARTIE.

TROISIÈME PARTIE.

QUATRIÈME PARTIE.

CINQUIÈME PARTIE.

+—✳—+

Sarlat. — Imprimerie MICHELET, rue de la Charité.